识骨

隐秘与露骨的人体传奇

[美]罗伊·米尔斯 著

钟与氏 译

重庆大学出版社

献给苏珊

她的爱、支持、无瑕的品味和温柔引导

充实了我的写作与生活

前　言

日用建材各有短处。黏土干了会碎；花岗岩、混凝土、砖和瓷虽不易碎但很脆，重量体积限制了它们的建筑用途，尤其是要建筑的对象还想动，那就更不好用了。金属造的东西可以更轻，稍微弯折会回弹，这倒挺不错。但弯多了的话，它就会一直这么弯着了，这又不大好。塑料对环境不友好。木头很好，灵活、易连接，相对较轻而且可以生物降解，但它易燃易腐。

其他那些建造材料——活物用的那些——也有自己的短处。贝壳很重，所以蜗牛和蛤蜊跑不快。龙虾很快，甲虫还能飞，但这些轻盈单薄易碎的外部支持系统，需要周期性地把里头腾空，换个大的，因为里面的小家伙在长大。

这就说到骨头了。骨头不仅可以就地制造，还轻盈耐用，能应对不断变化的条件。钢制的桥梁没法让自己的长度或承重加倍，但骨头既能成长，又能响应压力。而且，骨头自己会修复。破碎的砖头或调羹，不管是用金属、塑料还是木头造的，都做不到这一点。骨头不仅是世上最强的结构支撑，也是世间最大的“进出口银行”，是我们赖以为生的重要元素仓库（特别是钙）。

尽管功勋卓著，人们却很少见过（也不想看到）活着的骨头，尤其是自己的骨头。于是骨头虽然才华横溢，却过着隐居生活，没得到应有的尊重。比方说，当你想到骨头的时候，你脑子里会跳出怎样的景象？会不会是乔治娅·欧姬芙的画，骄阳下的牛头骨？那种沙漠感的刻画，干燥、苍白、永恒，可不能算是对骨头的公正评价。而且，当人们试图从羊排或者牛丁骨上撕下最后一块肉的时候，他们对骨头不屑一顾，甚至有些厌弃。急着上饭后甜食的你可能从未暂停片刻，惊叹你火腿排上的骨头圈，试图理解为什么鸡腿骨两头比中间厚，或者思考为什么鱼骨有弹性，许愿骨却比较脆。对“骨头是最好的建造材料”一说抱持怀疑的人可能还会问：“骨头要是那么好，蜗牛和蜜蜂怎么不长？”随着故事的展开，我会回答这些以及其他种种问题。

骨头虽然无所不在、无处不用，但很难看到它活着的样子，所以它有些神秘。等这种神奇奥秘的材料结束工作，不再保护原先的主人，它就会显现出来，在无数地方派上无穷用场，有时甚至在数亿年后。骨头可以告诉我们许多关于地球历史以及其上动物的生命历程。从文明之初，人类就已经开始改造骨头，用于防卫、娱乐和灵感。骨头的耐久和普遍，使它露出来的时候和没露出来时一样有趣。等看完这本书，你会相信它真的是世上最好的建造材料。

第一部分

隐 骨

第1章

骨头的独特成分与多样结构

卓越的古希腊医生和哲学家盖伦写到，骨头是精子做成的（因其苍白的色泽）。千年之后，波斯天文学家、医生和高产的作家阿维森纳认为骨头是土做的，因为它又冷又干。现在又过了一千年，说法又不一样了。不过阿维森纳倒是说对了一点：理解骨头最好的办法，是把它和身体其他部分拆开，直到今天，这仍是个好主意。

为了理解骨头，我们要把它拆解为最基本的化学成分。五个碳原子结合一个氧原子、一个氮原子，以及几个氢原子，一起形成脯氨酸，这是一种氨基酸。氨基酸是生命的基石，人类能从头制造脯氨酸，也能分解它。某些细胞把富含脯氨酸的氨基酸混合物组装成一条链，制成胶原蛋白分子，这是我们身体中最常见的蛋白质。这时，这条链有点像显微镜下的一条意大利面。然后，许多脯氨酸分子上附着了一个额外的氢原子和氧原子，导致链条以一定间隔急剧弯曲，这下它看起来就更像超微型螺旋意面。三个螺旋意面嵌在一起形成一个胶原蛋白分子，即使在这种超微观层面上，它也强大而稳定，因为一条链的凹陷套在相邻两条链的缝隙里。

胶原蛋白分子会在多种类型的细胞里组装，包括制造骨头的细胞，即成骨细胞（这个词由希腊语的“骨头”osteo-和“萌芽”blastos组成）。形成胶原蛋白分子后，成骨细胞将这个化学加机械奇迹通过细胞膜推出去，置于细胞间的微小空间里。在这里，胶原不仅端对端互相连接，侧面也贴在一起，形成多股纤维。数百万个这样的连接索，最终堆叠到能在显微镜下看得见。胶原蛋白分子非常纤薄，如果每秒增加一个分子，需要17个小时才能叠到一页纸的厚度。即使这些分子的长度远超厚度，要跨过一个o型中间的孔，也需要30万个分子头对头连在一起。

胶原纤维通过机械嵌套（凹陷加缝隙）和化学键（如同黏糊糊的意面）彼此牢牢锁在一起。如果你想知道这东西强度如何，可以想象在乐高积木上涂上超级快干胶，然后把三层扣在一起。这能让你对胶原蛋白纤维的强度有所认识。拉伸时，这些氨基酸链强过同样粗细的钢丝。

到目前为止，我们知道这点化学知识就够了。用一分钟想一想，柠檬汁、鞋用皮革、家具胶水和晃荡的明胶甜食有什么共同点？还记得脯氨酸分子上附着的氢-氧吗？

是维生素C催化了这一连接。没有它就没有螺旋意面。维生素C缺失会导致产生错误的胶原，这是坏血病的成因，症状包括牙龈出血以及容易发生淤青。以前海员会在海上漂荡数月，食谱中全无新鲜水果或蔬菜。英国水手学会了在发臭的饮用水里挤进新鲜酸橙汁，如此一来，胶原生产恢复正常，而水手们则偶然地发现了：每天一酸橙，坏血得不成。

另一种胶原蛋白和鞋用皮革（鞣制牛皮）有关。它很硬，因为制革者在桶里加入了化学品，以增加皮料中胶原纤维的接点。而在彩弹外壳、药用胶囊、皮质家具胶水、明胶甜品和小熊糖身上，情形正相反。这些都是用部分解开的胶原制成，来自肉或皮革生产过程中的副产品。这就是“把马送去胶水厂”[1]这句话的来历。友情提示：如果你还想好好吃个棉花糖，不要去搜明胶怎么来的。

胶原蛋白很能抗拉伸。它是肌腱和韧带的主要成分，前者把肌肉收缩转化为关节运动，后者则保持关节排序正确。想象你踮起脚用脚尖站立，如果你的跟腱像橡胶一样好拉，当你收缩小腿肌肉时，它就会像蹦极用的绳子一样伸展，而你的脚跟还留在地板上。这可不好，你就跳不起

1　意为杀死，常指马。——译注

来了。或者想象把你的指尖放在脸颊上，然后把手指朝手背弯折。如果不是韧带足够坚韧，你就能一直把手指往后推，直到指甲碰到手背。那可太难看了。有些人天生拥有非常柔韧的韧带，这些所谓“双关节”的杂技高手老喜欢展示他们惊人的柔韧性，欣赏其他人的一脸害怕。

你可能会想，这段胶原蛋白的描述有什么要紧的？因为胶原很硬、不好拉伸，而我们直觉上，骨头也一样不擅延展。骨头坚硬、不易挤扁。它抗压缩（挤扁的科学说法），因为它由沉积在网状结构（你猜对了，胶原蛋白）上的钙晶体组成，就像板条上的石膏。

你可以自己试试：买一包鸡腿，把其中一些去骨，然后把骨头浸在醋里数周。剩下的给自己搞一顿鸡肉大餐，把吃剩的骨头在250华氏度[1]下烘烤上几个小时。浸在醋里的骨头会变得像橡胶一样可弯折，因为醋溶解掉了胶原蛋白网上的钙；而烤过的这些会变得坚脆易碎，如同粉笔，因为热量破坏了胶原蛋白。

1　约121摄氏度。——译注

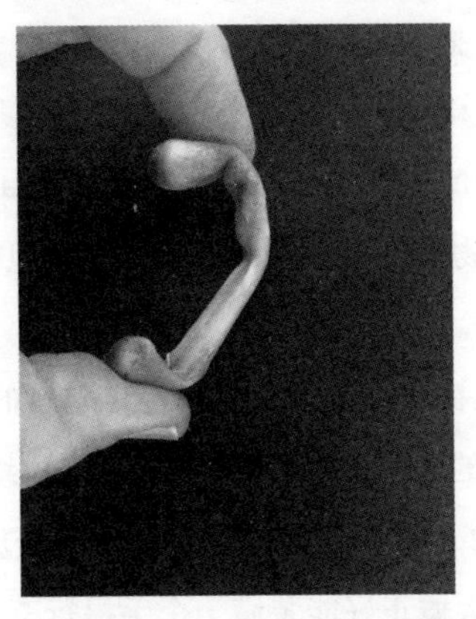

浸在醋里以后这根鸡骨失去了钙晶体，不再坚硬。剩下的是柔性的胶原蛋白框架。

化学书里说，钙晶体有多种形式。这里面包括氯化钙（道路除冰剂）、柠檬酸钙（软水剂、食物补充剂）、碳酸钙（抗酸药、粉笔、珊瑚、蛋壳）、硫酸钙（石膏、熟石膏），以及氢氧化钙（熟石灰）。如果在合适条件下，给氢氧化钙加上磷化合物，你会得到羟基磷灰石（hydroxy-apatite），你可能没见过这个单词。它和Hydrox饼干或者胃口（appetite）没关系；它是骨头最主要的钙晶体。你要是在鸡尾酒派对上说起这个词，别人可能会觉得你怪怪的，不过这就是我们骨头结晶的名字，羟基磷灰石让你支棱着而不是摊在地上，所以我们再多说说关于它的事。

18世纪80年代，一位德国矿物学家发现磷灰石结晶是个独特的矿物，此前它与其他矿物混为一谈，或者老是被鉴定成新的矿物。他以这个矿物具有欺骗性的本质为它命名——apatit（德语）来自希腊语的apatē，意为“欺骗”。这种矿物有多种形态。加上一个氢氧根，它就会变成羟基磷灰石。

要是你正在留意体重，要知道约15%的体重是骨头，而它是由1/3的胶原蛋白和2/3的钙磷晶体组成的。那么，一个160磅[1]的人，有24磅[2]是骨头（8磅胶原蛋白，16磅磷灰石）。这大概正好能装满一个手提行李箱，倒不是说你要推着这个箱子偷偷从美国运输安全局眼皮底下溜过去……就是说你现在对某人的骨量有了概念。

想象在面包模具里飘着一些成骨细胞，周围是水和氧气的营养汤。这些成骨细胞跟随遗传程序，制造和分泌胶原蛋白以及磷灰石分子。好啦，钙晶体自己沉积在了胶原蛋白的网格上，我们得到了骨头。基本上，成骨细胞把自己封在骨头的茧里，在那里变成了骨细胞（osteocyte，包绕在骨基质中的一种成骨细胞）——成熟的骨头细胞。它们维护着骨骼的结构，但不怎么参与进一步的构造或破

1 约72.6公斤。——译注
2 约10.9公斤。——译注

坏。不同的化学信使，主要是来自垂体、甲状腺、睾丸或卵巢的激素，影响着成骨细胞造骨的活力。其他附近细胞生产的化学信号被称为生长因子，同样由氨基酸链组成。有些生长因子还能激发成骨细胞疯狂形成骨骼，甚至在必要的时候能将一些其他类型的细胞转化为形成骨骼的细胞。

当足够多的成骨细胞完成工作，把自己一个接一个封进胶原强化的磷灰石茧里，烤模里的营养汤会变得像石头一样硬。这块砖的密度和强度大约会和土砖差不多。你能想象吗，如果我们祖先的骨头是土坯做的，他们还能成功从狮口逃生吗？啊，不过多想想，那样的话狮子的骨头不也差不多嘛——那一定是场无聊的慢动作追杀。当然了，演化上不是这么回事。要理解发生了什么，我们需要考虑一些机械原理，这将解释为什么大多数扁骨（例如头骨和胸骨）都有两层紧凑的骨质，夹着一个海绵状的内芯，以及为什么手臂和腿的长骨是圆柱体，像自行车架的钢管。

首先考虑薄的扁骨。头骨保护大脑，胸骨和肋骨在直接冲击下保护心脏和肺部。这骨头的内外表面都坚硬、密实而平滑，可以抗弯折和戳刺。海绵状内芯很坚实（想象冻住的海绵），很轻，并增加了强度，结构就像瓦楞纸板。

然后来看管状的骨头。要理解它们的结构之美，你可以想象一块10英尺长、18英寸宽、2英寸厚的木板[1]。我们可以把它架在一个250厘米宽的沟上，然后安全走过去。可能会有点摇晃，但没问题。为了让它不抖，我们可以把它竖起来，然后踮起脚尖从2英寸的那个面上过去。这座桥会窄很多，但变得更结实。在这两种方案里，这块木板没有改变维度或物理性质，但翻转边缘使它有18英寸的材料可垂直排布以抵抗弯折，而不是只有一开始的2英寸。

这就是为什么木结构房屋的地板搁栅都用边来支撑，要不然地板就变蹦床了。你也可以把地板搁栅做得特别厚然后平放，但等你做到足够厚、不会弹来弹去的时候，这地板已经太重又太贵，整个从功能到经济都不划算。

工程师怎样使搁栅、横梁和纵梁效率最大化？换言之，他们是如何用最少的材料和工作来实现最大效果的？他们选择把横梁做成从末端看是工字型的（工字梁）。虽然可以用带有希腊字母的公式来解释背后的原理，但在此仅作（没那么让人难受的）概述。对横梁和搁栅刚度贡献最大的是靠边的部分。例如，可以把一个长方体的梁两侧大部分都去掉，这根横梁仍能保持大部分原始强度，但却大大降低了重量和成本。

1　约300厘米×46厘米×5厘米。——译注

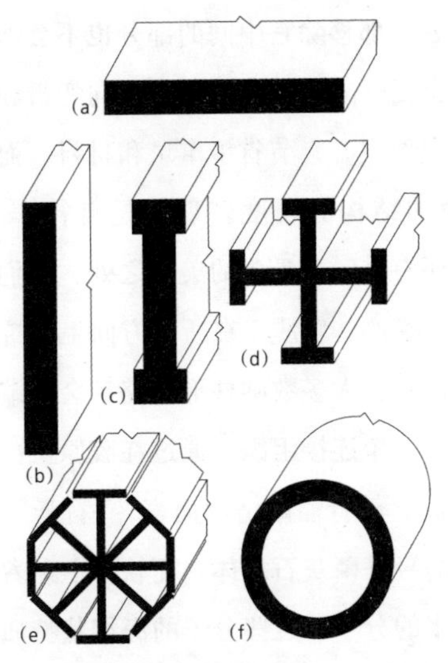

这些形态在同等长度下含有同样多的材料。平板（a）在垂直力下有弹性。换一边（b）能抵抗垂直力。工字梁（c）更坚强。虽然都是想象场景，不过交叉工字梁（d）能同时抵抗垂直和水平弯折力，而由许多工字梁组成的结构（e）则能有效抵抗多个方向的弯折力。圆柱形（f）能抵抗所有方向的弯折力，结构类似骨头。

工字梁的好处是它能有效抵抗自上而下的弯折力，而坏消息是它抗侧向或扭曲力方面不太强。一根可以均等抵抗上下和侧向力的横梁看起来会是个很瘦的铁十字架。但这样的横梁要抵抗从两点、五点、八点或十一点方向斜向施加的力时还是很脆弱。

要抵抗任意方向施加的力，横梁得是由多个工字梁组成的复合体，排成一个圆圈。要是复合梁的每一个外部棱角都连在一起，那移除它中间的部分也不会严重削弱这个结构。那就会是——可以抵抗所有方向弯折和扭曲的一个圆柱形。它内部空心，节省了重量和材料，而同向的硬杆不会极大增加结构的硬度。那就是自行车架、滑雪杆和——猜猜还有谁——骨头的美妙之处。我们的长骨本质上是圆柱体：空心、轻质，在所有方向上都抗弯折。

而且请留意：大多数圆柱形骨骼都会两端隆起，覆以软骨，这是另一个连接组织，通过在胶原蛋白网格上穿插大分子而形成。就骨骼的情形而言，“石膏”分子是一种坚硬、抗压的羟基磷灰石晶体。而软骨上黏着的是一种有弹性、能聚水的分子。这些分子的海绵状特质，让软骨滑溜溜的，使骨骼的关节端能以极低的摩擦滑过彼此。

软骨的结构和功能与骨骼一样令人着迷，不过还是等别人给它立传吧。对骨头爱好者来说，我们只要知道，和紧密的骨骼相比，软骨很软很滑。长骨末端膨大从两个方面保护了软骨。首先，膨大端增加了相邻骨骼末端的接触面积，减少了软骨需要承受的任何一点上的压力；第二，膨大的末端是海绵状的骨头（松质骨），稍有弹性，并为压力敏感的软骨提供了缓冲。

你也许已经注意到，长骨坚硬、紧密的圆柱形中央的空腔并不是完全空心的。这就是两种类型骨头（密质骨和松质骨）的性质与目的：外层坚硬，里面有弹性，就像

Tootsie Pop 的夹心棒棒糖或脆皮法式面包。骨头的外表面具有牢靠的机械性，以承担我们身体的重量；而海绵状的中空骨头（骨髓腔）为坚硬的外表面提供强度和支持，尤其在骨头两端。

骨髓腔里有两种骨髓细胞：红色和黄色。红色出现于生命早期，尤其多见于圆柱状的骨头末端。红色骨髓有丰富的供血，负责制造新的血细胞——一天约 5000 亿个。黄色骨髓大多是胶状的脂肪，随着年龄增长它会越来越充满骨头的内部。有些老饕觉得牛骨中的黄色骨髓很好吃，他们会用尽十八般武艺搞出来吃。这就是亨利 · 大卫 · 梭罗所说的，走进森林，“深深地生活，饮尽个中三昧”[1]。我也是这么对待夹心棒棒糖的。

---

1 to live deep and suck all the marrow out of life，直译为“深刻地生活，吸取生活所有的精髓”。——译注

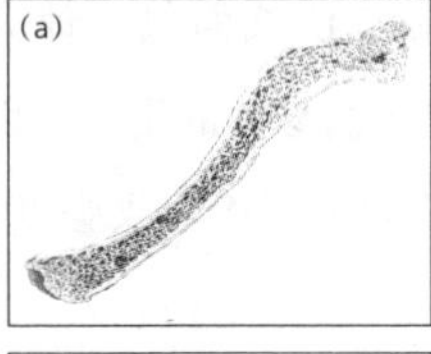

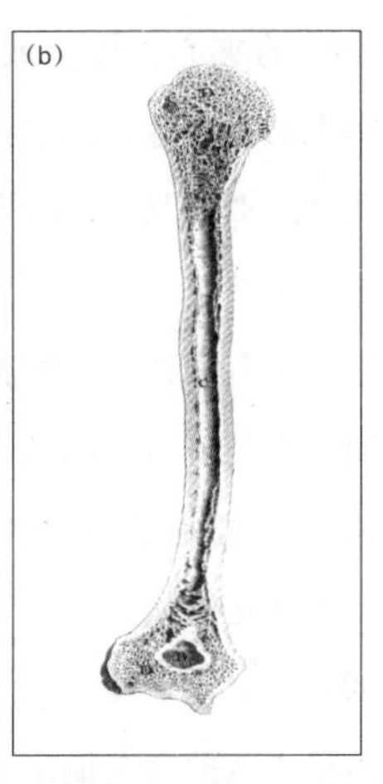

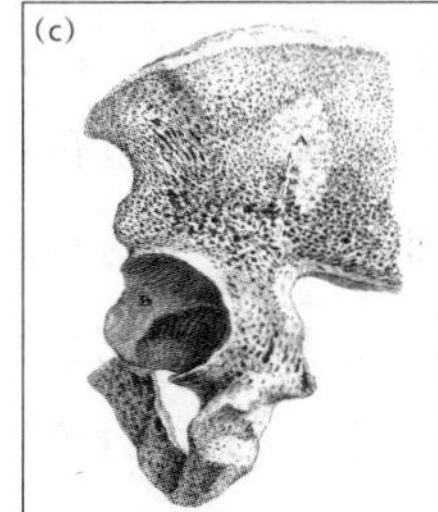

威廉·切塞尔登在 1733 年的图谱《骨解剖学》一书中的这张插图，展示了锁骨（a）、上臂骨（b）和骨盆（c）。“一些骨头被切开以显示其内部的海绵状质地，空腔并不完全干净，内有干涸的骨髓。”骨头海绵状的内部极大地降低了它的重量且增加其强度，尤其是靠近两端处。威廉·切塞尔登，《骨解剖学》（London：W Bowyer，1733）。

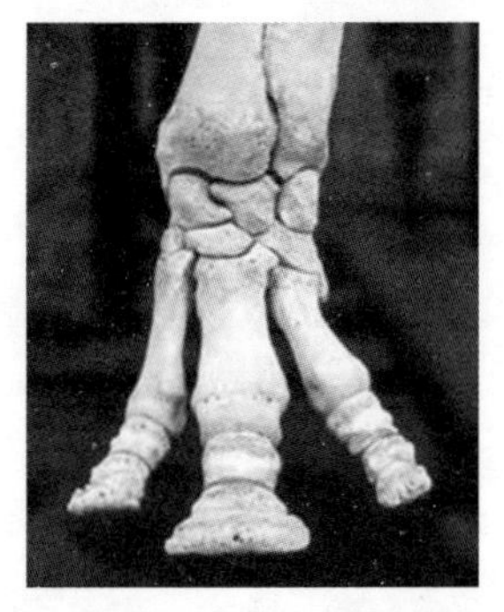

白犀牛前肢骨骼展现出许多小的开口，血管从每根骨头的海绵状内部穿过并提供营养。骨骼：美国，俄克拉荷马市，骨骼博物馆。

有些鸟类的臂骨和股骨完全没有骨髓，这是其呼吸系统的关键。这些空腔可暂时存储吸入的空气，随后经过肺部再回到口中呼出。有些恐龙也有类似的空心骨头，也可能有助于呼吸。这些古代恐龙和现代鸟类共有的空心骨头，加强了鸟类演化自这些远古爬行动物的证据。

好奇的人们现在可能纳闷了，血液是怎么穿过骨骼外面紧密的圆柱部分，滋润到海绵状的内部？如果有个直接穿过骨骼的孔，大到足以容纳相当粗的血管，那会造成问题的。这样的开口会削弱圆柱体的强度，降低其对弯折扭转力的抗性。这样会很容易发生骨折。实际上是这样的：多个小孔隧道，以长长的对角线路径穿过圆柱体壁。每一个都包含一条细微的动脉和静脉血管。有些骨骼的此类营养通道更多些。髋骨，以及手腕及脚踝各有一根骨头，在主区域没有任何此类通道。这使得这些区域的骨折愈合颇为艰难，因为输送建筑材料的供应管道太少了。

更好奇的人可能还想知道骨头最初的目的是什么。你想一下洛杉矶警察局的铭文：“保护并服务。”从骨外科医生的角度来看，警察的顺序反了。我们会说，服务，然后才是保护。神经外科医生和心脏病医生可能有不同看法——你的头骨保护大脑，你的肋骨和胸骨保护其他内脏器官，但别的那些了不起的骨头——骨科医生管的骨头——都是服务供应商：脊椎、骨盆、四肢。每根骨头都有独特形状服务于其功能，某些时候也能提供保护。

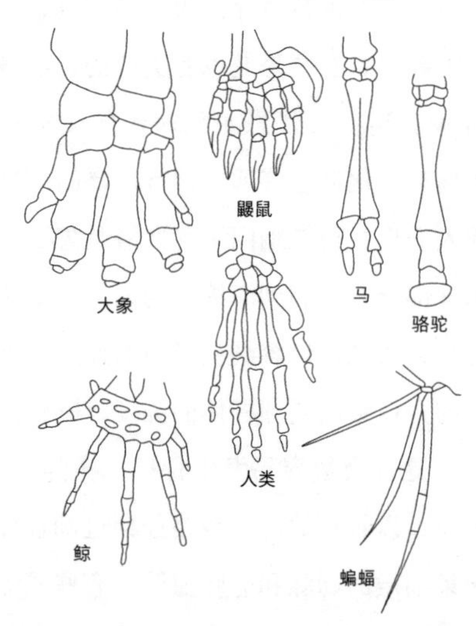

不同动物前肢骨骼结构有所调整，使动物可以高效从事特定活动，例如支撑体重、挖掘、奔跑、游泳和飞行。人类的手虽不擅以上任何活动，但它有个重大的好处——抓握工具的能力。

不谈尺寸的话，大多数哺乳动物、鸟类甚至恐龙的同类骨骼都有明显的相似之处。以象的胫骨和鸡相应的鸡腿骨为例，它们都是中间较窄，两端隆起，以促进膝关节和踝关节活动。较宽的两头能更广泛地分散承重，也为韧带附着提供了足够的表面积，避免关节乱动。

如果有人问你人体里有多少块骨头，可别脱口而出“206 块”。虽然 206 这个数字广为人知，但事实上没那么简单。想想看人类在面部特征、发色、身高和鞋码上有多么多变！表皮之下，也存在着相似的多变性。神经、肌腱、动脉和骨头都有自己独特的安排；它们在我体内的确切位置和尺寸说明不了它们在你体内是什么样。要解决这个数骨头的难题，我们得解决5个关键问题：谁？什么？何时？哪里？为什么？

首先，*谁*来数？一个古生物学家，刷掉长期埋藏的化石上的沙子时，可能会错失一些小小的骨头。包括籽骨：它们是嵌入肌腱内的骨头，和身体内各处关节相连。籽骨（Sesamoids）名字来源于芝麻籽儿（sesame seeds）。不过它们在人体内没那么小，大概和酸豆差不多大。在我们抓握东西或以足部承重的时候，它们有助于平均地分散压力。有些人的手脚完全没有任何籽骨，但他们和有20个籽骨的人活得一样好。结果是我们管这些骨头叫“副骨”。你数的时候可能会想至少把其中一些给数进去。

接下来，什么才算是骨头？膝盖骨是一块超大的籽骨。在206块的说法里，这块通常都算进去。豌豆大的腕骨也算。大多数人有24根肋骨，一边12根，但有些人有26根——但没什么额外的好处。耳朵里那三小根听骨总是被算进去，但脚上的籽骨却被排除在外，臀部、膝部和脚踝上豆大的副骨也不算。

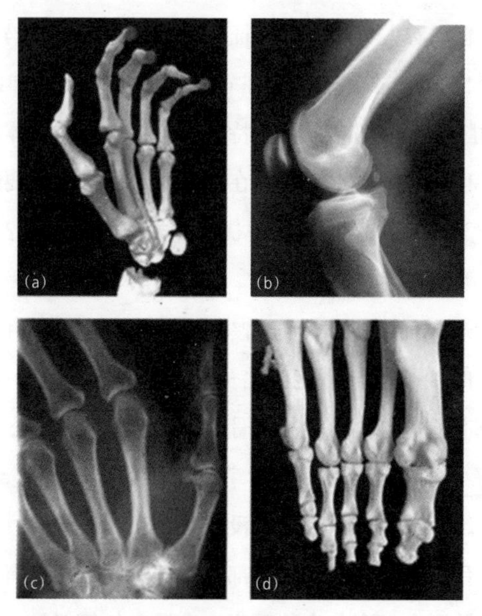

掌根（a）和膝前（b）的籽骨，通常算进人体的 206 块骨头里；但膝盖后、大拇指（c）和跖骨球（d）上的就不算。

什么时候数呢？婴儿生来大概有 270 块骨头，有些会缓慢融合。最开始的时候，板状的头骨可以互相移动、改变头颅形状以利分娩。然后这些骨头自然就融合在了一起，以保护大脑。婴儿很多手腕和脚踝的骨头含有的钙太少，不足以挡住 X 射线，因此无法成像。有些手腕和脚踝的骨头有时候没什么来由地就和附近的骨头融合了，让我们的计数变得更复杂。

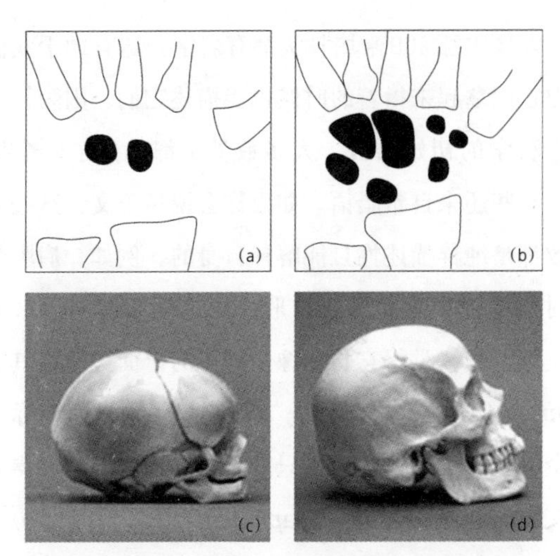

腕骨数量终生保持恒定。但在婴儿时期只有其中两个含有足够的钙质，可以在 X 光下显影（a）。6 年后（b），8 块中的 7 块在同方向的 X 光下都明显可见。相反，头骨的数量从出生后（c）到成熟（d）期间会减少，因为多块较小的骨头互相融合了。—（c）（d）©Bone Clones，www.boneclones.com.

从哪里看？不同书籍对数骨头提出了各种观点。考虑到受众，某本书可能完全不提籽骨，另一本可能把有史以来得到描述的所有骨头都讲一遍。

说到底，为什么要那么麻烦去数呢？出于不同原因，医学生、外科医生和古生物学家都需要知道骨头的数量。到头来，对于骨头数量的问题，最佳答案是没人真的知道——而且你也别为了一探究竟，就去把自己暴露于大量辐射中。

人体中那200来块骨头都有名字，这有助于我们在不能把它们拿起来指着的时候也能描述它们。因为拉丁文是西方科学的初始语言，大多数骨头都得到了一个拉丁文名，有些还来自希腊语。如果你会说拉丁文，这些名字大多数都是纯粹描述性且能解释自身的。例如，肩胛骨大多数时候是一个扁平的三角形。一位早期解剖学家拿起一个，想了想，觉得它长得像个铲子的铲面。他将其命名为*scapula*，拉丁文的“铲子”。8块腕骨则是简明标记的另一个例子。最初这些骨头只能用数字指代，后来得到了拉丁文名，包括手舟骨（*scaphoid*）、月骨（*lunate*）、三角骨（*triquetrum*）和豌豆骨（*pisiform*），这些名字都只是描述了这些骨头的形状：舟、新月、三角和豌豆。

骨头不仅自己有大致描述性的名称，它们所有的隆起、脊状和凹处也有名字。你肩胛骨顶部叫肩峰（*acromion*），来自希腊文*acro*，意为“最高处”（卫城acropolis的acro，高城），以及*omion*，意为“肩”。你胳膊肘尖端叫鹰嘴（*olecranon*），来自希腊文*olene*（肘）加*kranion*（头）。髋关节在骨盆中的深窝是髋臼（*acetabulum*），得名于长得像醋杯，*acetum*是醋，*abulum*是容器。你脚踝两侧的隆起？它们叫外踝窝（*malleoli*），来自*malleus*，“锤子”。(这帮人在想什么?)

今天的医生们遵从希腊语和拉丁语传统，这既是出于必要，也是他们自己心甘情愿。使用统一术语，让医学专家可以看懂全世界的讲座和期刊文章。或许，医生们有意识或无意识地认为倒腾古代术语能让医学奇才和普罗大众区别开来。这使知识享有某种特权，从而显得宝贵。当骨科奇才们聚会的时候，我们谈论自己治疗“跟骨（calcaneus）”“那些髁（condyles）”或“那处喙突（corocoid）”的经验。但读完这本书你就不会云里雾里了。比如 *foramen magnum* 这个令人敬畏的词，这是头骨底部直径1英寸左右的一个孔，脊髓就是从这里出来的——*foramen magnum* 听起来又宏大又重要，没准还有点神秘。但翻译过来它就是“大孔”。[1]

灵歌《枯骨》作曲者詹姆斯·韦尔登·约翰逊并没有把事情搞那么复杂，他的歌词很简单[2]。这要是让解剖学家来写歌，我们就得唱“胫骨连着髌骨，髌骨连着股骨……”了。

这些关联不是人类独有的。在自然历史博物馆里，我惊叹那些千差万别的动物总是有非常相似的骨骼结构。这在动物园里不太明显，大象的前腿看起来和蝙蝠的翼截然

1 该术语中文为“枕骨大孔”。——译注

2 歌词大意为“小腿骨连着膝盖骨，膝盖骨连着大腿骨”等等。——译注

不同。但如果骨头裸露在外，就能看出其组织上的相似性。不同物种的骨骼各有千秋，大象的前足能承受其巨大重量，而蝙蝠翅膀能令它升到空中，然而它们的骨头也显示了它们共同的祖先。

虽然如此，有些动物拥有人类没有的奇趣骨头。我会介绍5种，在人类通常计算的206种当中没有它们的位置。每一种骨头都展示出自己的特殊才华，在其主人的成功中发挥不可忽视的作用。我们会从你熟悉的那些讲到古里古怪的那些。

一些生物学家在吃完感恩节晚餐之后自问："我们知道人们怎么用火鸡的叉骨[1]，但是火鸡自己拿它干吗用?"从结构上说，就算你是切火鸡专家，你可能也不知道：叉骨其实是两根融合在一起的锁骨。但这不足以解释它的功能，于是一些有进取心的生物学家建了个系统，让椋鸟飞过与X光机相连的风洞，从而获取叉骨在运动中的图像。

如你所知，火鸡和鸡的叉骨稍有弹性。椋鸟也是。随着鸟儿翅膀每一次的有力下击，叉骨两端相互远离吸收能量。而在上拍时不需要这么大力，叉骨回弹至其静息形

1　欧美风俗，两人各执Y形叉骨上的两端许愿并拉扯，又称许愿骨。——译注

态，这有助于飞行效率。不过，有些犀鸟或猫头鹰没有叉骨仍能有力飞行。相反，鹤和隼的叉骨很硬，无助于飞行，但有助于呼吸。也许这解释了为什么是火鸡成就了感恩节大餐——毕竟烤过的犀鸟或鹤给不了这么棒的饭后娱乐。有些恐龙也有叉骨，包括霸王龙，但人类生不逢时，烤不着霸王龙，更别说拿它骨头许愿了。

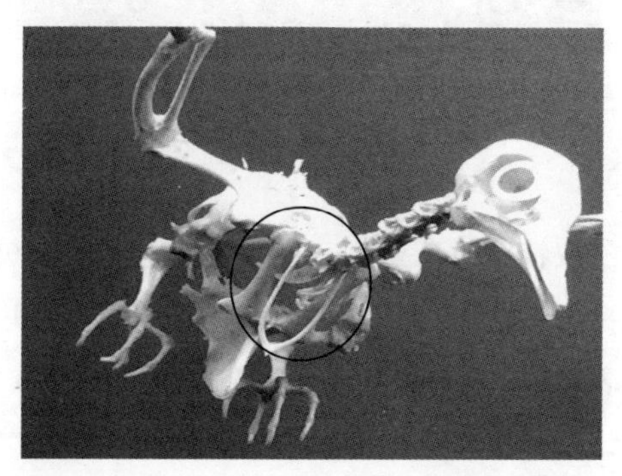

这只鸽子有两块人类没有的骨头：叉骨（圈内）和眼眶中的巩膜环。骨骼博物馆。

第二类适应同样将鸟类和恐龙联系起来：用于呼吸的空心骨头。有些恐龙走得更远，它们用其发声。它们的头骨是含有空洞的骨状突起，向后延伸至头顶。这些空洞会连接鼻孔和喉咙，一口气的来回距离可达6米长。研究者提出这构成了共鸣腔，这些爬行动物以此产生和扩大低沉的呼唤。

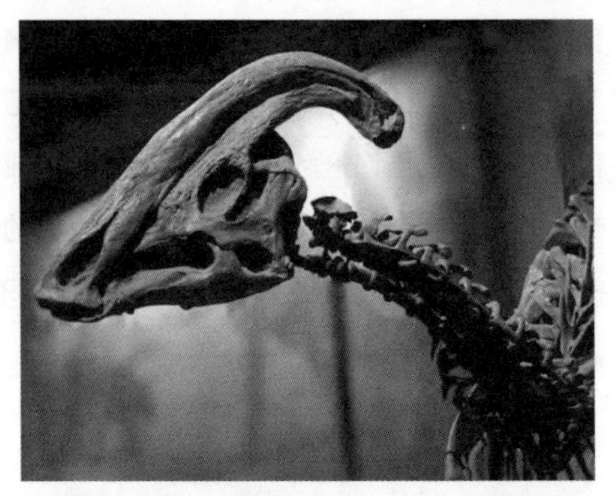

副栉龙长长的骨质头冠与鼻孔和喉咙相连，其作用可能是作为共鸣腔放大它的叫声。医学博士，迈克尔·雅布隆。

第三块特殊的骨头是一些鸟类和爬行动物（包括恐龙）眼白位置的一个平环。它围绕着眼球，让骨头看起来很有学者气息。它可能有助于支持眼睛的形状……没人真的知道。

第四种是一套骨头：腹肋腔，许多史前鸟类和其他爬行动物也有这个结构，包括霸王龙。不过现存仅有的继承者是鳄鱼和一种长得像蜥蜴的新西兰生物。腹肋腔看起来像腹部加了一烤架的肋骨，但它们不与骨骼其他地方相连。腹肋腔对所有者柔软的腹部提供了盾状保护，可能还有助于呼吸和/或飞行。

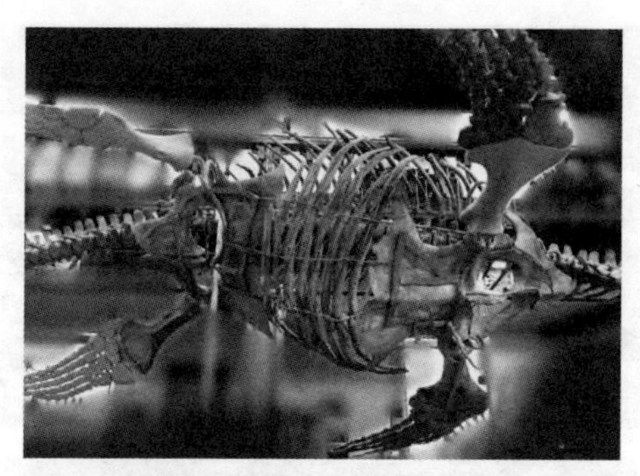

少数古代鸟类和一些别的爬行动物，包括这种已灭绝的海洋爬行动物（图示为身体下方）拥有腹肋。这些从胸骨和骨盆延伸出的骨头彼此相连，但不与骨骼其他地方相连。D.W. 尼文。

对第五处骨头的功能倒是没什么疑义。它在勃起时支持阴茎。许多哺乳动物都有，包括狗、猫、浣熊、海象，甚至大猩猩和黑猩猩，但人类没有。阴茎骨使动物能长时间交配，这在难得遇到合适雌性时，是确保对后代父权的必要策略。阴茎骨什么形状都有，从朴实刚健到天外飞仙。其大小则从小猴子的小不丁点，到海狮和海象的60厘米开外应有尽有。我见过一只从骨干中段断裂后愈合的倒霉孩子！有阴茎骨的物种，雌性一般有阴蒂骨，尽管要小得多。

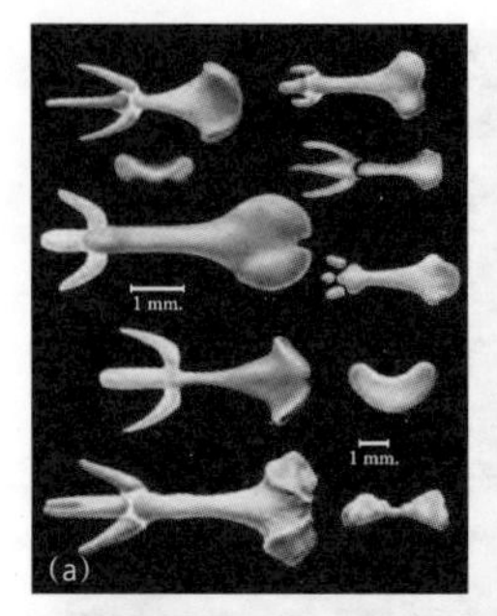

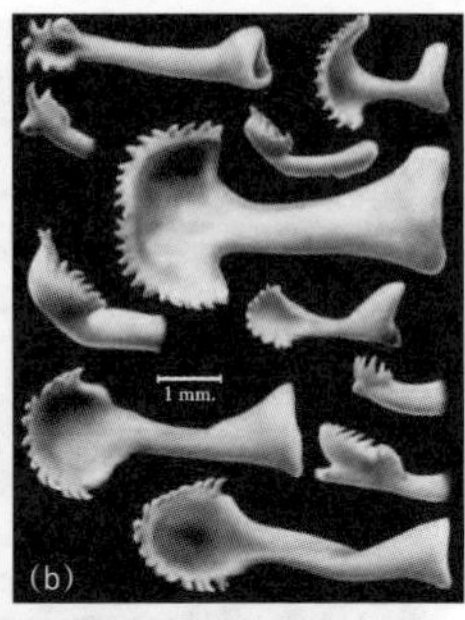

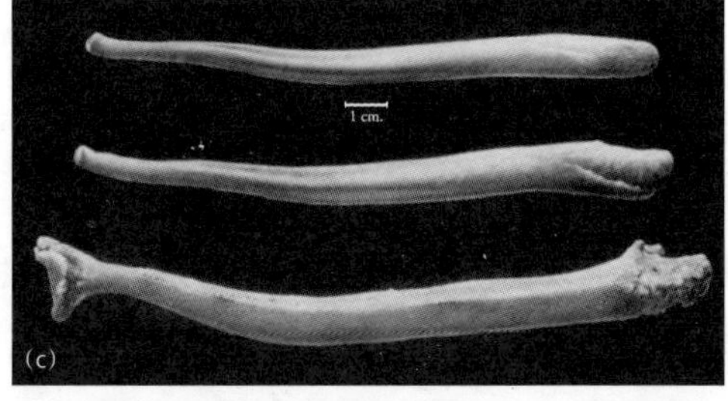

（a）田鼠、棉鼠、麝鼠的阴茎骨大约 1/4 英寸（约 0.6 厘米）长。（b）地松鼠的稍微长一点。（c）熊和海狮的长 6 英寸（约 15 厘米）甚至以上。威廉・亨利・布尔特，《北美哺乳动物的阴茎骨》，插图：威廉・L. 布吕东。©1960 密歇根大学董事。

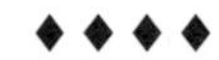

本章涉猎多个领域，始于脯氨酸和钙原子的特定排布——从化学、机械到解剖学的安排。不同的骨头为机体提供独特又多样的支持。为此，它们持续响应着化学和机械上的作用，这么多年下来与其他骨骼支持系统难分轩轾。让我们来看看骨头是怎么管理这些压力的。

第2章

骨头的一生与友邻

婴儿的胫骨大约3英寸[1]长。成人约是他们的6倍，具体情况取决于身高。终其一生，所有的骨骼都会保持自己独特的形状，但从呱呱坠地到青春期结束，这些骨骼在所有方向上都会成长。怎么长？想象一根小小的枝条，它变得越来越长是靠在顶部增加细胞。不过，骨头有软骨覆盖。要是像枝条一样，骨头只会长出越来越厚的软骨，那么少年的胫骨就大多都是软骨了。这种强度可不足以支持站立，跟滑板也只能说再见。

骨骼的生长蔚为奇观。想象把一条滑溜溜的香蕉皮（代表自由滑动的软骨）盖在生长中的枝条末端。随着枝条变长，香蕉皮也被往前推。同样的概念也适用于我们的

---

1 约7.6厘米。——译注

骨头。软骨的盖子保持着相对较薄的状态，一直被后面生长的骨头推在前头。一个人骨头能生长的程度部分来自此人独有的基因组成——比如高个子生的孩子通常也不矮。要是基因出了什么偏差，骨头可能会变得极长或者极短，这就需要骨科医生帮忙了。骨骼生长程度还部分受到营养的控制。美国人如今营养充足，就比200年前高得多。骨骼成长速率还受到激素的影响，它会导致青春期的快速生长。

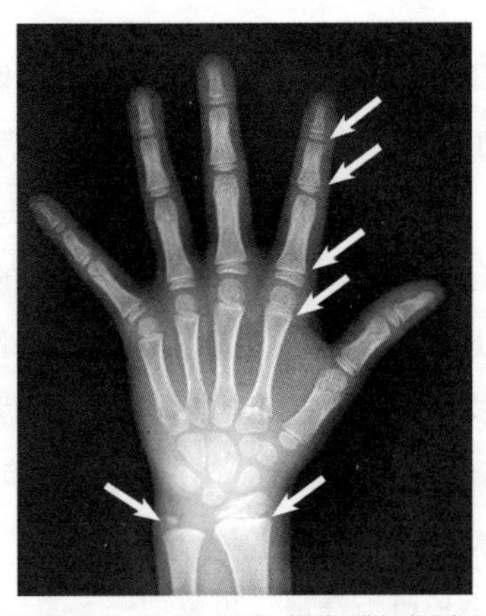

在这个7岁孩子的手上，骨骺生长板（箭头所指）出现在所有长骨末端。骨头从这里长长。青少年时期，纵向生长即将完成，生长板就会与骨头融合。本杰明·普洛特金，医学博士。

骨头末端软骨盖下面的区域称为生长板。在激素刺激下，它在生长过程中迅速产生新的骨细胞，并把软骨盖往前推。生长板最终会在青春期末期耗尽消失，通常女性比男性早些。不同骨骼的生长板在生长期不同时间消退，但有一定的顺序。因此，从一个还在长身体的人手部X射线图像中，骨科医生和放射科医生可以根据哪些生长板仍然活跃，来确定一个人的年龄和骨骼成熟时间（另外，人类学家通过各种骨骼中的生长板是否存在，来确定死亡时的年龄）。

在快速生长期，生长板以极快的速度生产骨质，这些新生的骨头特别脆弱，容易骨折。这些骨折通常总会愈合，但有些伤害可能会对生长板造成不可逆的损害。后果多种多样，取决于受伤的特定骨头以及当事人的年龄。如果一个16岁的武术爱好者，手指从生长板位置骨折了，然后骨头停止生长，后来比正常情况下短了0.16厘米，手部的功能和外观将完全正常。但如果一个8岁孩子玩滑板时摔断了膝盖上方的大腿骨，生长板也受损了，那么到青春期结束的时候，他一条腿会比另一条短10.16厘米，造成严重的功能和形象问题。

比起突发的生长板骨折，反复的冲击伤也会造成问题。想象一位十来岁的女性体操运动员。在进行跳跃和地板练习时，她们需要急速奔跑、跃起，重重落地时用手腕支撑，然后跃起再扭转至脚部着地。随着时间推移，这些反复的冲击可能会导致前臂主要生长板不能正常工作。因为前臂的其他骨头还在继续生长，随之而来的长度不协调可能会导致手腕疼痛，甚至发展成终结职业生涯的畸形。

我们最长的骨头——大腿、小腿、上臂和前臂的那些骨头——两端都有生长板。但对骨头最终能长多长，每根骨头有一端的生长板贡献会比另一端大。上臂和小腿的骨骼大多数是从靠近躯干的那一端生长，前臂和大腿则主要从离身体远的那端开始长。这些生长板多多少少影响骨头最终长度，所以骨科医生有一个小技巧来记住哪些生长板受伤后特别容易产生严重肢体长度差异。想象坐在一个很短、放了一半水的浴缸里，手放在膝盖上。不在水里的生长板——肩膀、膝盖和手腕——是长骨生长的主要功臣。而那些泡在水里的——脚踝和肘关节——则贡献较小。

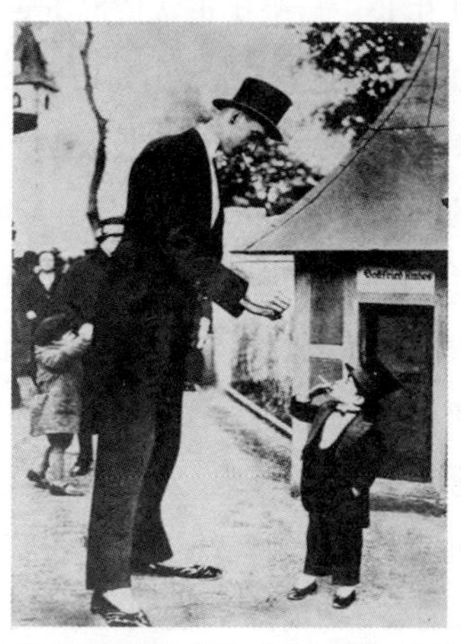

儿童和青少年时期生长激素不均衡可能会导致骨生长的刺激过度或不足，对成年人身高有极大影响。惠康图像资料库。

生长板普遍受到影响以后，发生的巨人症和侏儒症又是怎么回事？哺乳动物的骨骼受遗传决定，会长到一定大小然后停止。控制因素是脑垂体激素：太多激素，会使生长板极为活跃。垂体肿瘤会使生长激素水平飙升，导致过度生长。法国著名摔跤手和演员“巨人安德烈”就是这种情况。相反，生长激素不足会导致身材矮小。患者肢体和躯干比例正常，但相当矮小，比如“拇指将军汤姆”[1]。为身材矮小的儿童提供额外生长激素是一种有争议的做法，但这么做会促进生长板活性，将身材提升至正常范围。

遗传对哺乳动物骨骼生长的约束，也同样发生在鸟类身上。某种麻雀所有的成体都会是差不多大小。但鱼类、两栖类和爬行动物就不是这样。它们的生长板从不融合，骨头终生都在成长，虽然在性成熟之后会慢很多。逻辑上讲你可能会认为，要是在树上发现一条巨型蟒蛇，它想必是爷爷辈的了，不过这也不全对。这些动物最终的体型很大程度上不仅由年龄决定，还取决于早期生活中的食物供应。有充足猎物的话，蟒蛇会在生命早期迅速生长，接下来还会持续长大，但是慢得多。

1　一位 19 世纪美国马戏团演员、侏儒症患者。——译注为了承受身体带来的压力（无论是跑步、滑雪还是提重物），骨头在长长的同时还得长粗，这就没有生长板来帮忙了。这时树枝的比喻仍然成立。细枝的树皮之下木质层层增加，它就增厚成了树枝，每一个生长季都能加一轮。我们的骨骼增厚也是一样，只不过没有明显的年轮。正常情况下，骨骼一年到头持续生长，不会在夏季变快。

不过，骨骼确实需要阳光（但不是说直射在上面）。皮肤保护骨头不直接暴露在外，并通过在日照下制造维生素D给骨骼帮忙。而维生素D反过来促进食物中的钙质转移到血液中。这个系统的运行就好像银行：有货币（钙）、工作人员（维生素D）、调控机构（激素）以及自己的联邦储备（甲状旁腺）。让我来解释一下。

还记得钙是羟基磷灰石的主要成分吗？这是一种使骨骼坚硬的晶体。在溶解状态下，钙对神经和肌肉等其他组织也十分重要。例如，心脏是一种高度特化的肌肉，如果得到的钙量不对，它就要出问题。太多会躁动，太少会痉挛，哪种情况都会威胁生命，所以身体有精细的调节机制，将血钙水平维持在一个狭窄的适当范围。我们血液中的葡萄糖和二氧化碳水平可以有很大起伏，这取决于最近一次进食或呼吸的时间，但钙的水平通常不会波动出1至2个百分点——就像无论路况如何，都以相同速度驾驶汽车。心脏老大说此事没得商量。

那么，让心脏开心的钙是哪儿来的呢？如果饮食摄入充分并且稳定，人体所需的钙就来自我们吃的喝的。但因为我们不可能整天都在吸溜钙奶昔，骨骼就充当了钙银行，会给血液运送钙，随条件变化时再收回。银行职员、调控者、维生素D和一些激素一起工作，让心脏愉快地跳动，即使这意味着我们骨骼中的钙储备可能会随着时间推移耗尽。发生这种事的时候就出现了银行危机，具体形式就是骨折。

主要的钙调控激素来自颈部的四个甲状旁腺。这几个腺体个子小小，能量大大，它们的尺寸、重量和质感都像潮湿的玉米片，粘在下巴和胸骨中间的甲状腺上。你把这四兄弟想成“钙联储”，管钙银行业的。它持续对血液里的钙进行采样，如果发生了不平衡，甲状旁腺就会向肠道、肾脏和骨骼发出激素指令，对血液中的钙含量进行精密增减，使心脏能继续按照自己的节奏高效跳动。

虽然骨骼和心脏是这样对立的关系，心脏从肠道等来源得到的钙越多，它需要问骨骼借贷以满足泵血需求的就少。所以，理解身体这样的自然过程，能激励我们多进行户外活动以补充维生素D。但是晒太阳产生的维生素D在冬季效率较低，而且防晒霜、年龄增大以及色素沉着也有不利影响。有鉴于此，乳品厂在牛奶里添加维生素D，而且医生也可能会建议你服用维生素D补充剂。

成年人的骨骼钙含量大约在25岁达到巅峰，然后随着年龄增长逐渐下降。妇女在绝经之后这种下降会急剧加速。被削弱的脊柱会从起初的短圆柱形塌成楔形，导致驼背、形成“老妇驼背症”。随着情况恶化，平衡、视力和灵活性也衰弱了，可能会导致后果严重的跌倒和摔伤。——但心脏还是在自己的一亩三分地高高兴兴地蹦跶，对它沉重的需求所造成的结构性损伤毫不知情。更糟的是，心脏也不知道，它的安全有赖于自己周围骨架的硬度。没了坚硬的肋骨、脊椎和胸骨，即使拥抱都会对胸腔里的泵血大王造成重击。

在患有钙或者维生素D缺乏症的儿童中，心脏对骨骼银行的索求无度造成了佝偻病，表现为骨质软化、关节疼痛、腿骨弯曲。20世纪初，佝偻病在美国北部和欧洲的工业贫民窟很猖獗。用于取暖和工业能源的燃煤烟尘遮挡了阳光的紫外线，然后又被拥挤城市的狭窄街道上林立的高楼进一步遮盖。调查人员终于发现，可以靠食用黄油、动物脂肪或鱼肝油来预防这种疾病造成的骨骼破坏。1922年，约翰·霍普金斯大学的一名营养学专家鉴别并命名了这些“食物”中能预防和治疗佝偻病的活性化合物——维生素D。

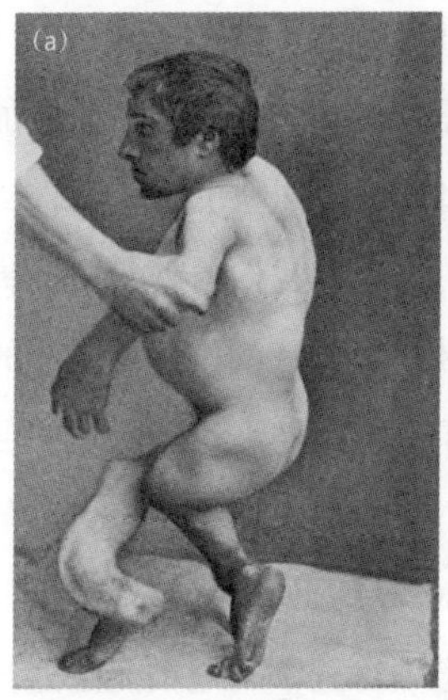

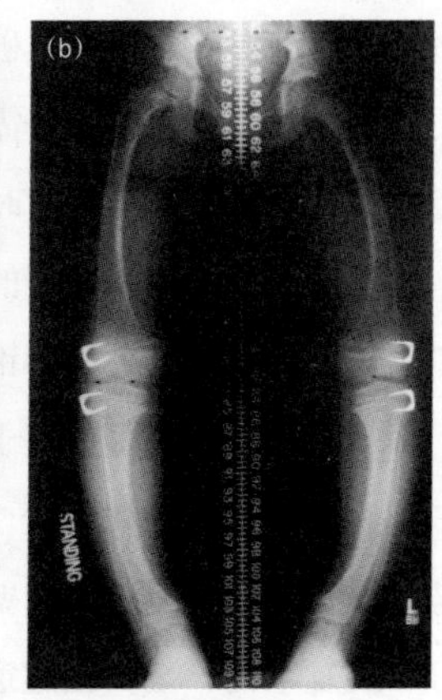

（a）这张 1912 年的照片显示了佝偻病对骨骼强度的影响，特别是承担体重的骨头。（b）在现代，通过纵向穿过生长板的 U 形钉，可以延缓弓形腿的发展。膝盖上没有 U 形钉的一侧会随着时间推移纠正弓形腿。（a）惠康图像资料库；（b）人类博物馆。

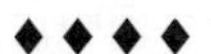

现在该仔细研究一下骨头如何重塑自身了，这种事，只会泵血的心脏是做不来的。如果心脏遭遇一次梗死然后恢复，受损区域会胡乱愈合，留下瘢痕，这可能会损害幸存心肌的功能。骨头的愈合正相反。骨头受到攻击、扭伤甚至破碎时，骨骼会完全愈合，不留瘢痕。

前面提过，桥梁一旦落成之后就不能增加承载能力，但骨头可以。如此奇妙又方便，它是如何实现这种丰功伟绩的？我曾经介绍过组成骨头的骨细胞。它们伴随着破骨细胞（osteoclasts）。Osteo 意为“骨”，而 clast 则是“破开”。简单来说，破骨细胞破坏骨头。在银行的比喻里，它们就是小偷，在元凶心脏需要钙补充的时候它们就加班加点。而且骨头遭受压力的时候破骨细胞也会干活。

让我们来看看这个神奇的过程。我们的骨头里，骨细胞和破骨细胞组成一种称为锥状切面（或称切割锥）的组合。每一个在概念上都类似于在城市地下挖掘隧道的巨型机械，后面跟着材料和装置，用混凝土铺设隧道，这一过程既支撑又封闭了隧道的墙壁。后面如果发生了骨折，隧道可以反复重铺，至少在隧道填得过窄、地铁无法通行之前可以重复填补。你的骨头里有上百万微观隧道建筑师，每一个都在努力工作使骨头强韧、能抵抗我们加诸于自己骨骼的机械压力。锥状切面的顶端是能溶解骨质的破骨细胞，它们不断在骨头上挖出细小的隧道。破骨细胞后面拖着骨细胞，用含有纵横交错胶原细胞的同心圆铺设隧道壁，领先胶合板数百万年。

等到骨头隧道的层压板完成后，留下的是小小的中央隧道。这些通道中终身含有细小的血管，为困在层中的细胞提供营养。这些通道首次发现是在1691年，英国内科医师克洛普顿·哈弗斯用放大镜观察了这些通道，并在他标题超长的《新骨学，或对骨骼及其组成部分的新观察，以及其增殖和营养方式》一书中进行了描述。我们合情合理地将这些通道称为哈弗斯（骨）管。

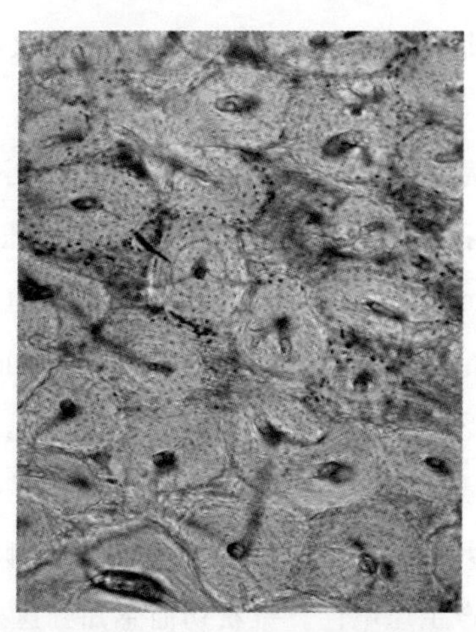

在显微镜下，密实的骨头由许多圆柱体组成，这里看到的是端部。每个圆柱体的直径大约是人类头发的 3 倍，由同心骨层围绕一个中央管构成。每个中央管中有血管穿过，为包裹的骨细胞（图中小黑点）提供营养。凯文·麦肯齐，阿伯丁大学；惠康图像资料库。

锥状切面不仅产生新的骨层，而且其运作中也不断更新和重建较老的骨头。想象把一块烧红的石头丢进结冰的池塘里，它会一边融出一个洞一边下沉。填补这个洞的水随后又冻上形成新的冰塞。在池塘上一个接一个地撒滚烫的石子，最终所有的冰都会被换掉。在这个过程中，一些新形成的冰塞会部分或完全被替代数次，取决于石头掉在哪儿。微观层面上，我们的骨头上持续发生着这一重塑过程，这都是锥状切面的功劳。搞个洞，填掉它。搞很多洞，全填掉。烫石子儿掉在冰上是随机的，但锥状切面不是。它们会前往骨头需要强化的部位。它们又是怎么知道的呢?

到目前为止，我还没有用太多行话来分享我的热情。不幸的是，我不知道怎么绕过这个术语：压电（*piezo-electric*）。Piezo是希腊语里的“挤”或“压”（为帮助记忆它的发音和含义，你可以把它想成“squeez-o-electric”）[1]。当某些晶体受压时会产生一个电荷，这就是压电性，而羟基磷灰石正是这类晶体。当骨头受压时，羟基磷灰石会微弱带电。事实上你每走一步路，你骨骼中抵御了重力的那些部分都会产生压电性。锥状切面感知到这些电场并奔赴现场。想象一下，比方说，一个人在打网球。每当击打网球时，你挥拍的手臂都会经历一下震动。每一次冲击，都产生了压电电荷，它提醒锥状切面去“震区”工作，制造新骨骼来对抗这些奇怪的力。当然，另一个手臂骨上的压电电荷要少得多了，那里的锥状切面更多是在原地待命。慢慢地，锥状切面充分地重塑了你打球那个手臂的骨骼，使它比另一个手臂的骨头更密实、更厚。一位敏锐的德国外科医生朱利叶斯·沃尔夫在19世纪末观察到了这一点，那时还没有X射线能看到这一切。这

1 与 *piezoelectric* 谐音。——译注

一现象被称为沃尔夫定律，内容很简单：骨骼会响应应力。有了锥状切面，压力多就强壮，压力小就弱。怎样，想打网球不?

我们总叫人们多运动来维持骨量，其实就是因为体育活动能产生大量压电力。即使是轻缓的散步也会激发下肢、骨盆和脊柱的压电荷。锥状切面感知到电信号，知道骨骼要抵抗行走产生的机械力，强化了经历重复负荷的骨头。站起来单脚蹦一会儿，然后欣赏你的锥状切面闻讯而来打造更强骨骼吧。羟基磷灰石需要一些颠簸来产生压电力，通过适度冲击的活动如慢跑或快走就很容易触发。游泳和骑车也很健康，但它们的颠簸不足以激发锥状切面。

对那些不愿或不能通过走路来激发压电力的人来说，站在皮卡后座，驶过石子路有用吗？也许吧，但石子路上的皮卡没那么容易搞到。更容易的选择也是有的，比如点两下就能在网上买到的振动台。这些站立振动设施的生产商宣称定期使用有各种各样的健康益处，包括增加骨密度。有些科学研究支持这种说法，但不同的台子在振动率、强度和方向上天差地远，建议的治疗频率和时长也莫衷一是。有些研究没发现有证据表明这些台子能影响骨密度。我还是坚持走路，但振动台对不能正常行走和抵抗重力的人来说也许能起到保护骨质的作用，比如患有严重脑痪的儿童和宇航员。

正如骨骼会在微观上响应应力，生长中的骨头也会因弯折力而改变形状。小孩第一次走路时，他们往往都是罗圈腿，像小小牛仔一样摇摇摆摆。在接下来的几年里，膝盖周围生长板在膝盖的内侧会比外侧稍微长长一点点，从而矫正了姿势。这种生长差异能拉直腿部，甚至会略微过度矫正。所以大多数成年人会有轻微的膝外翻。到生长末期，如果还存在弓形腿或者过度膝外翻，骨外科医生可以通过手术延缓或者停止过度生长的一侧，让长得较短那侧有机会赶上来并矫正角度。

从4.5万年前开始，在每片有人居住的大陆上，人们都曾特地给小婴儿和小宝宝的头骨塑形。人类学家只能推测为什么多种文化都有此类仪式，也许是为了标识精英阶层或者种族身份，但有多少个这么做的文化，可能就有多少个不同的理由。有些美洲原住民部落通过把婴儿的头固定在摇篮板上，使其后脑扁平。婴儿的头骨和其间连接处很柔软，所以这么做能使他们的头骨靠着床板那面慢慢变平。到了三岁时，这个形状就固定下来了。其他的文化中，比如匈奴人、玛雅人和太平洋岛屿上的居民，则喜欢拉长的头骨。他们用绳索绑着婴儿的头部，从眼睛上方绕到后颈位置。这一压力会持续改变柔软的骨骼和其间连接处，将其塑造成想要的形状。

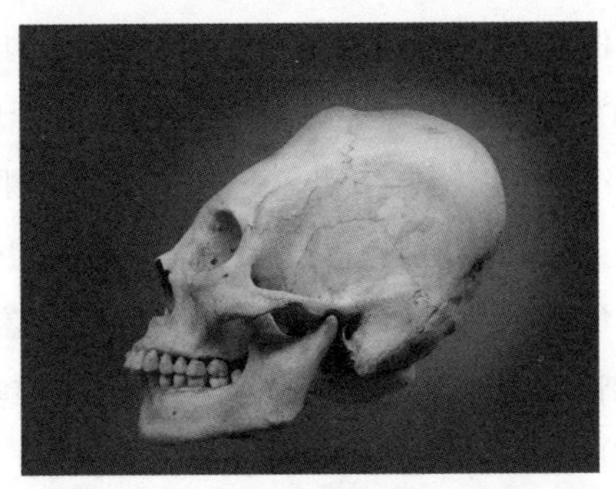

这一来自秘鲁的头骨有2000年历史。在每个有人居住的大陆上，各个文化都对头骨进行塑形，原因目前还不清楚。这一风俗展现了生长中骨骼的可塑性。骨骼博物馆。

和塑造头部相对的还有曾经在中国出现的裹足风俗，对象为4至9岁的女孩。结合骨折和持续扭曲关节才能实现想要的外形。

个人来说我不会喜欢缠足或者头部塑形的过程，但它们很好地说明了骨头的多功能和适应性，让它们有望与其他神奇物质一同竞选世间最佳建材之名。想想其他那些坚硬之物——突起于大多数脊椎动物的牙床或有蹄动物脚掌之外的东西，它们是骨头吗？牙齿的话，不是。虽然牙齿和骨骼都坚硬、钙密度高，它们的化学成分和结构却截然不同。所以数那206块骨头的时候不要把牙齿加进去。象牙也是同样的情况，它是持续生长的门牙。

那蹄、爪和指甲呢？它们是潜在的危险武器，很有保护作用，但也不是骨骼。相反，它们是由角蛋白构成的，这是和胶原蛋白有些类似的另一种纤维蛋白。由于角蛋白网络中没有沉积钙晶体，它比骨头更灵活、更轻。例如，我们皮肤上有一层细密的角蛋白网络，它成了我们宝贵骨骼的坚强卫士。龟壳、鸟喙和牛角则是更厚的角蛋白覆盖着骨头。

“鲸骨”这个词有点令人迷惑。它可以指鲸类的真骨头，也可以指鲸须，这是某些鲸类物种用于滤食一大口海水中磷虾的东西。鲸须是由角蛋白组成的，在19世纪，它被制成长而柔软的集束，用来制作衣领、胸衣撑、马鞭，以及伞骨。今天，我们用钢丝、塑料和簧片来强化和塑形束腹、裙撑和戏服，但这些条状物和所需缝纫过程仍被称为“鱼骨”(boning)。

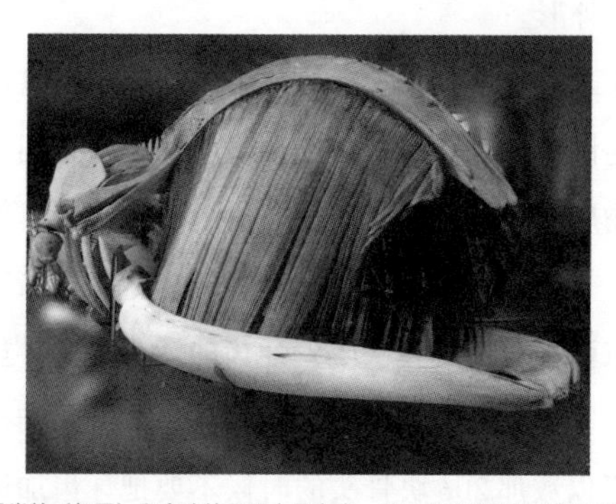

露脊鲸（如图）和座头鲸吞下大量海水，然后用鲸须过滤出其中的食物。虽然人们有时称之为“鲸骨”，鲸须其实是由角蛋白形成的，角蛋白也是我们头发和指甲的组成成分。因纽特人使用露脊鲸的下颌骨建造住所。法国自然历史博物馆。

角质层通常露在外面能被人瞧见，活着的骨头可不这样。不过有两个例外。最显而易见的是鹿角。雄性驼鹿、驯鹿和鹿科诸多成员的鹿角会生长、脱落，一般以年为周期。它们从头骨中长出来，比其他哺乳动物骨骼长得都快。通常鹿茸自顶端的软骨面下长出来。在生长时，会有一层毛茸茸的柔和皮肤覆盖着鹿角，里面有丰富的血管给它提供快速生长所需的营养。一旦生长完成，鹿就会把这层皮蹭掉；没有供血和营养，骨头就死去了。然后，裸露的鹿角就在那儿耀武扬威，直到破骨细胞使它从头骨上脱落。丢在地上的鹿角是地球上其他小生物的优秀钙质来源，啃到了鹿角，小家伙们的心脏开心了。

骨骼自然暴露于外的另一个例子，是某些蜥蜴、蛙类和少数哺乳动物的盾状皮肤。这种特化皮肤被称为皮骨(osteoderm，由骨和皮二词组合而成)。它提供了灵活的防御性甲胄，它解释了剑龙的庞大骨板、毒蜥坑坑洼洼的皮肤，以及犰狳的奇妙外壳。鳄鱼拿皮骨派了两个额外的用场。当鳄鱼在寒冷的日子里离开水，它的骨状皮肤（拥有良好血供）是一个太阳能收集器，能温暖这种动物的内脏。而在炎热的日子里，热量可以反过来通过皮骨散发。而当这种动物打算没入水中、完全屏住呼吸时，它的皮骨能通过将存储的好离子和血液中的坏离子交换，来延缓二氧化碳累积和血液酸化。

这里提到皮骨是出于全面计。它能提供保护，对鳄鱼来说还能调节体温，但皮骨并不能提供任何骨骼支撑。所以我们回到支撑的问题上。

你有没有见过哪条蠕虫直径有2英寸[1]？显然没有，因为没有这样的毛毛虫。蠕虫和蛇一般都是圆柱形的，但蛇能长到5厘米粗。于是问题来了，蛇为啥能长得那么大那么吓人，蠕虫就不行？不是说我建议你这么做啊——但你要是踩到一条肥虫，你会听到吧唧一声；如果你踩到的是蛇，你会听到无数肋骨断裂的噼啪声（同时会被咬）。蛇的骨架能支撑其体重，使其能快速移动。在很久很久以前，骨骼甚至还能支撑半个足球场那么长、四层楼高的恐龙横行于世。而虫子则没有任何刚性内部骨架。它在很大程度上难以抵抗重力，移动速度就很慢。当然，水母等没有骨头的水生生物可以长到很大，但那是因为海水帮助它们抵抗重力压制。其他还有一些成功的骨骼支撑策略不像恐龙那么大，但也颇令人敬佩。

蜗牛、蛤蜊和牡蛎从碳酸钙外壳获得刚性支撑，这是一种外骨骼。它们都会在壳的边缘不断添加碳酸钙，这样它们就能不断长大，同时持续提供保护和支撑。但这个壳

1 约5厘米。——译注

很重。砗磲的壳可以长到600磅[1]，几乎全由碳酸钙构成。

珊瑚虫终生体型不变（大约一粒米那么大），它们会和蜗牛一样分泌碳酸钙形成外骨骼。个体的珊瑚虫把力量集合起来，形成共有的珊瑚礁——能提供保护但不能移动。它们也不能追踪猎物或逃避捕食者。其他动物能干得好一点吗？

昆虫和它们的表亲——蜘蛛、螃蟹、虾和龙虾——有各种各样的外骨骼。它们嘎嘣脆的外骨骼是由甲壳素构成的，这是来自葡萄糖的长链分子。甲壳素外骨骼为动物提供盾牌般的防护。它比皮肤防水，这个优点对水体之外的生活尤其有用。甲壳素外骨骼对小体型生物比较好用，比如蚊蝇螨虫之类的。相比之下，最小的脊椎动物——有骨质内骨骼的那些动物——是一种雨林蛙类，从鼻端到尾端只有1/4英寸[2]。如果进化的目标是小巧并受保护，那还是甲壳素赢了。

甲壳素外骨骼还非常轻，所以受其保护的生物能比蜗牛跑得快，有些还能飞。这个设计显然大获成功，所以地球上昆虫的数量是其他所有物种总和的十倍之多。但甲壳

1 约200公斤。——译注
2 约0.6厘米。——译注

素骨骼有两个问题。其一是它不能变大，所以持有者得定期拱出壳外，在捕食者（包括某些爱吃软壳蟹三明治的人）面前毫无还手之力，直到它能分泌出一个更大更新的外壳。第二个问题是它能承受的体重有限，特别是在陆地上。你可能见过4磅重[1]的龙虾，但（幸好）不会有4磅重的蜘蛛爬来爬去。你可以用手托起世上最大的昆虫（哇你真好运）。与之相对的是最大的陆地恐龙，估计重达50吨，等于八到九头大象。所以如果你想要长很大而且生活在陆地上，不仅你的内脏需要一些坚韧的支撑，而且这种支撑还得是体内的，并且由骨头组成（也没别的选）。

这里得离题一会儿以确保生物学正确。脊椎动物的定义是拥有脊椎，包括了鱼、两栖动物、爬行动物、鸟类和哺乳动物。大多数情况下，这些内含脊髓的脊椎是骨质的。有几个例外：鲨鱼、灰鳐和鳐。它们的骨骼是软骨，比（硬）骨更轻、更灵活，就像你的鼻子和外耳那样。有了这些特性，软骨鱼游泳十分高效。鲨鱼吃东西也很高效，因为钙沉积使它们的颌软骨很硬，这样就能产生有力的咬合。乍一看可能挺像的，但这种钙化软骨还不是骨。假如这种奇妙生物游到旁边了，这一点兴许比较能

1 约2公斤。——译注

让人放心。

话说回来，脊椎动物的骨骼大多是骨质的。不仅某些脊椎动物在体型上能乱长一气，而且因为骨头是中空的、相对较轻，所有者因而能较快速地移动。内骨骼和外骨骼各有所长。我对自己的内骨骼没什么意见，而且绝不羡慕蜗牛或虫子的支撑和保护手段。我不需要定期蜕壳，而且除非遭受重击，否则我的骨骼不会断裂。当然世上没有十全十美的事，骨头也有不行的时候。

第3章

骨头断了

如果你想要增加骨密度之心过于热切，每天携带40磅负重[1]徒步10英里[2]，会发生什么？你可能会疲劳性骨折，又称应力性骨折（或者在军事招募中叫行军骨折）。以下是发生了什么：

把金属衣架弯折一次，什么也没发生。把它在同一个点上反复弯折，首先是油漆剥落，然后闪亮的金属颜色变闷，最后它会变热然后断裂。骨头也会发生一样的事。锥状切面的工作速度只有那么一点。如果你重复给骨头施压的速度快过锥状切面对它的强化，骨骼就会逐渐衰弱。出现微小的裂缝，导致局部疼痛和敏感，尤其是在令人不适

1 约18公斤。——译注
2 约16公里。——译注

的活动当中更为严重。起初的骨裂很微小，X光下显示正常，但磁共振成像（MRI）会在受伤区域显示出额外液体。

疲劳骨折会发生在士兵的足部、跑者的胫骨、舞者的髋部和体操运动员的腕部。避免有伤害的活动数周，通常能让锥状切面赶上来，而且接下来逐渐增加活动强度，也不会超过它的修复速度。相反，忽视疼痛、继续对骨头施压则会导致彻底受损——咯嘣，就像衣架一样。如果不加焊接，衣架就这么断着了。但神奇的骨头有能力治愈自己，很可能不会留下任何受过伤的痕迹。

那完全骨折又是怎么恢复的呢？让我们先搞清一些术语。对骨科医生来说，骨折（fracture）和断裂（break）是一回事。我经常听到人家这么说："什么，你说我骨头断了。急诊医生说的是骨折。"或者反过来。我不知道有些人是不是觉得骨折比断裂更严重（或反之），或者他们认为的两者间可能的区别源自何处，但请将这二者视为同义词。

既然解释过了，让我们来假定一个场景：你被一根停车桩绊倒，本能地把手朝前撑去，以避免脸着地。坐起来的时候你发现手腕剧痛，手和手臂各自指着不同方向。骨头断裂，碎片倾斜，这是活骨头遇到的大地震。如果你回到家，抓起一本杂志绕在变形的手腕周围，并用领带缠好，接下来会怎样？你没有急诊室或骨科医生，而是打算顺其自然。这种场景在今天看来不太可能，至少在工业化国家很不可思议，但动物在没有专业帮助的情况下让骨折愈合已经有几百万年了。有化石和阴茎骨作证。如果让折断的手腕自行恢复会发生什么？

像发生疲劳性骨折的时候一样，那些奇妙的锥状切面会忙起来，但这次情况大为不同。断裂参差的骨头裂缝对锥状切面来说太大了——就像慌里慌张的沙漠陆龟跳不过圣安德烈亚斯断层一样。但如果我们暂时用某些半固体物质（比如泥浆）填满裂隙，那么即使地面不稳，龟也可以爬到另一边去。

断骨事实上发生的情况一直令我惊叹。当锥状切面原地等待时，从撕裂的毛细血管中渗出的血液很快填补起了断裂处。大约在2周的时间里，新的毛细血管和胶原网络在凝块中形成。而且在创伤发生后不久，各种化学塞壬就开始唱响警报，这些尖叫唤醒邻近细胞开始生产质地类似油灰的软骨。这一区域的成骨细胞贡献了一些原始状态的骨骼硬化这些油灰。根据骨骼和裂缝的大小，3~6周后，地震结束了。好啦，碎片暂时与新的骨头粘在了一起。

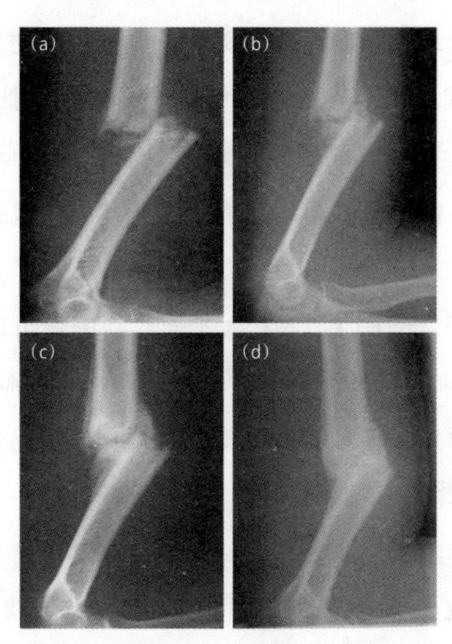

上臂骨折的依序侧视图显示了一次骨折的渐进愈合和重塑，从发生时（a），至 4 周后（b）、8 周后（c）和 16 周后，其时骨折已经完全愈合（d）。破骨细胞使尖角变钝，同时成骨细胞形成新骨以稳定骨折处。骨形成和骨破坏细胞一起工作，渐渐恢复了骨头的对齐和外形。

现在锥状切面开始行动。它们跟着原始骨产生的压电信号，钻上上千个小洞，在里头安进结实成熟的骨质。对于手部大多数骨折而言，骨强度会在4~6周后充分恢复到可以进行运动和体力劳动。因为需要愈合到承担体重压力，下肢骨折得等上12~16周后才能再挑战下一个停车路障。锥状切面会在数月里持续重塑骨骼，甚至在大骨骼中持续数年，慢慢替换掉断裂碎片。最初受伤的痕迹慢慢减少，随着锥状切面完成重建而几乎消失殆尽。

其他组织都不会这样。例如，你儿童时期皮肤上留下的疤痕，或许几十年后仍然可见。而如果心脏遇到梗死，受损心肌会完全变成疤痕，永远影响着其余心肌的跳动。唯一愈合不留痕迹的组织是骨头和角膜，不过角膜的事这里就不说了。

患者经常问医生，“怎么才能让我的骨折恢复得快一点?”简单来说，就让你的破骨细胞和成骨细胞开心一点。它们夜以继日地在骨折处工作，制造重塑新的骨质。如果得不到必要的建筑材料，就会拖慢重建进程。

有三类因素影响骨折愈合，第一类是患者多少能控制的：营养（健康均衡的饮食）、吸烟（不要吸），糖尿病（加以控制）和感染（不要感染；如果已经发生了，进行积极治疗）。营养不良会影响所有类型的创伤愈合，因为整个身体都缺乏必要的营养，当然也没有多余材料可以运往施工现场。尼古丁会收缩血管，所以即使现场有足够的营养，狭窄的血管也没法通畅运货。糖尿病也会限制血管输送材料的能力。而且未得到良好治疗的糖尿病患者血糖会胡乱波动，先是高糖分激发了修复细胞，再把这份激励夺走，细胞会陷入混乱。最后，如果发生了感染，细菌会与成骨细胞和破骨细胞争夺营养。骨折感染在适当管理下可以愈合，患者遵循医生关于创伤护理和抗生素治疗的指导，能最小化感染造成的破坏。

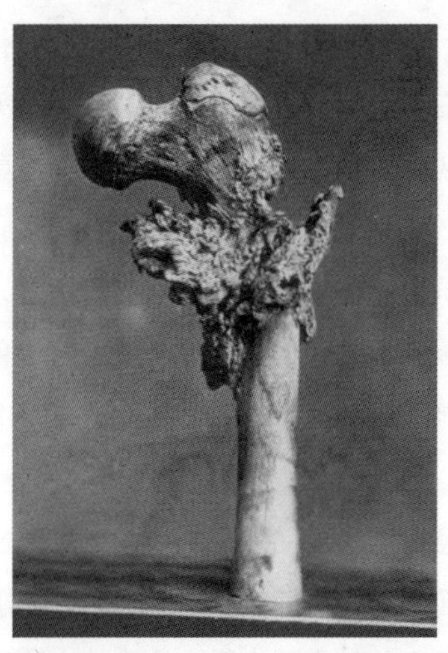

1863 年的葛底斯堡，一名 18 岁的士兵大腿骨被火枪子弹击碎，虽然 10 周以后他因感染失控而死，但这一创伤产生了蓬勃的新骨质来试图愈合创伤。国家健康医学博物馆 Otis 历史文献，照片 ID NCP 1603。

第二类影响愈合的因素，是医生们多少能控制的。包括骨折部分的移动、糖尿病和动脉硬化（会限制血流）。如果脆弱的毛细血管尝试在骨折处生长和递送营养，但却因为骨头两端的移动而破裂分离，那营养物质就无法到位了。医生可以通过治疗手段对糖尿病加以控制、扩张老迈的血管，以及增进心脏泵血效率，这些都是为了促进运送营养。甾类是有效的抗炎治疗方式，而炎症是骨折愈合的必要部分。因此为了促进尽快愈合，要避免使用这类药物。对，异丁苯丙酸（艾德威、布洛芬）、萘普生

（Aleve）、塞来昔布（Celebrex）和阿司匹林通常也是抗炎药，但没有甾类化合物那么强大。在某些实验中，这些非甾体抗炎药也对创伤愈合有反作用，但在真实世界的骨折愈合中其效果可以忽略不计。因此在骨伤愈合中，适度使用非甾体抗炎药镇痛要好过吞麻醉药片。

第三类因素则是任何人都无法控制的：衰老。老年人不可能像年轻人一样活力四射，他们的成骨细胞和破骨细胞也一样。

以上任意因素导致的愈合缓慢，可以通过参加“骨头摇滚音乐会”来改善。就像滚雷的巨响有时能让茶杯晃动，摇滚音乐会的扩音器有时会让你的内脏颤抖，声波也可以让你的成骨细胞摇晃起来。不过这些声波的频率太高，人耳是听不见的：它们是超声波。骨折的人可以在骨折处皮肤上放一个超声装置（大约和一叠牌的大小相近），让局部成骨细胞来一场只有它们能听到的摇滚音乐会。每天10~20分钟，声波网络对羟基磷灰石造成的压电力近似于走路。为了响应这种震颤，造骨细胞们的工作节奏就会从华尔兹变成摇滚——对机械刺激的生物响应。为了改进超声波对骨折愈合的效果，避免先入为主的观念对结果的影响，研究者们进行了“双盲”研究，意思是研究者或患者在研究结束前不知道谁接受了真正的治疗，谁用的是假货。获得超声治疗的患者骨折愈合速度，显著高于拿到

“糖丸”[1]的患者。因此虽然我们看不见、听不见也感觉不到超声波，愈合中的骨头知道，并且很享受现场。

骨头的这种响应类似于电或磁刺激吗？理论上存在一些应用的可行性，因为我们已经知道挤压羟基磷灰石会产生压电力，波动的磁场也会产生电流。研究者、企业家和江湖医生（三者不一定不重合）曾尝试用磁场和各种来源的电刺激来刺激骨骼愈合。在很久很久以前，比较野的人还用过电鳗和磁石。近年来能用的专利设备通常有骨折部位附近的体表装置或者植入电极。但这些装置的鼓吹者常避免使用双盲研究来测试这些装置的效果。效果没得到证明，这些设备激不起太大水花。但必须承认，这些东西还是比袖子上缠条电鳗让人好接受得多。

在严重骨折或肿瘤手术后失去了大块骨骼之后，会发生什么？像普通骨折一样，身体尝试用新骨头填满裂缝，但无论骨头多么努力修复自己，可能都无法弥补空隙、避免移动。最后空隙处可能填满软骨状的纤维组织，骨骼仍不稳定并形成假关节。骨科医生可以用别处的骨组织来填补空隙。要理解骨移植，可以用借钱来类比。

---

1 双盲研究中常将对照组的药物称为“糖丸”，此处指对照组获得的治疗方式。——译注

如果你缺点小钱，挖挖沙发后面，摇摇扑满没准就够了。没人缺这点钱，也不用贷款。如果你需要的是一大笔钱，那你可以从自己的退休账户或者孩子的教育基金里借。这样能解燃眉之急，但会在别的地方造成一笔亏空，随着时间推移也许能弥补，但也可能不行。最后，如果你自己无法周转，你可以去银行请求一笔捐赠——没错，是捐赠。

这就和骨移植差不多了。如果外科医生只是需要少量强健细胞来刺激新骨骼的形成，比方说在脊椎融合过程中补充局部骨质，那他们可以暂时切开骨盆坚硬的外表，从内部刮取一些骨松质。几小勺骨质即可，也不会改变骨盆形状。这些松脆的骨移植物提供不了机械稳定性，但它充满了形成骨骼的成骨细胞，能快速填补接收方欠的债。与此同时，捐赠方会填充新骨，以后有需要还可以再次捐赠。

有时候外科医生会需要一小段结构完整的骨骼来填补不愈合的骨折点，或者在移除骨肿瘤后填补空缺。在这些情况下，一段来自患者自己骨盆的完整厚度的骨骼就会很好用。除非本人非常瘦或者这块骨骼大于一平方英寸[1]，这样对本人没大坏处，而且也看不出来。

1　约 6.5 平方厘米。——译注

假如需要的是一段长而直的骨骼移植，人们通常求诸腿骨。膝盖到脚踝之间这两段骨骼支撑着体重，这正是我们强壮的胫骨。外侧的是腓骨，直径半英寸[1]。除了靠近脚踝的一小段，腓骨只是踝关节和脚趾肌肉的连接点，就算没有腓骨这些也一样能保持功能。因此在骨科医生的“长骨伐木场”里，腓骨是骨干选手。根据患者身高不同，可能会取走6~10英寸[2]的腓骨来填补某处重要骨骼的空隙。腓骨段比大多数它要替换的骨骼细，因此它需要强健的内部骨板和外部支架提供至少一年的支撑。这类桥状移植就是“种子基金”，能生长得更强壮，经过数年，逐渐变得能完全抵抗弯折、扭曲和压力。

骨科医生有几种方式诱导腓骨进入角色。如果需要架桥的裂缝不到腓骨一半长，腓骨段可以一分为二。虽然要生长到提供足够支撑力还需好几个月，这样比用单段要省时。换句话说，它让贷款再生产的速度加倍，但没有增加债务。

不管大小如何，借来的部件如能快速投入生产，会让它更有吸引力。有一种骨科手术可以连骨头带支持它的毛

1 约1.3厘米。——译注

2 15~25厘米。——译注

细血管一起精心收集，让移植骨快速进入状态。在安放好移植物之后，手术医师把腓骨的动脉和静脉与附近的血管相连。血液会像骨移除之前那样从腓骨中流过。随着循环快速恢复，移植腓骨会很快愈合和增大，开始偿付借贷。

目前提到的骨借贷都是来自患者自体，所以不会引起免疫系统警觉、造成排异风险。但有些时候需要大量骨骼片段，患者自身提供不了这笔借贷。此时，外科医生会转向一名新近亡故的捐赠者提供的馈赠。在移除心脏、肝脏和肾脏后，人们会取走骨骼，前面这些脏器需要用冰保存并快速移植到感恩的受赠者身上，并且终身使用强大而危险的抗排异药物加以保护。相反，骨骼经过了从容的清洗，移除内含的所有血液和蛋白，然后干燥、密封进塑料袋，经过灭菌和编目存储起来，直到有人需要它。没有了蛋白，骨头植入异体就不会造成免疫反应，因此它们能提供任何形状大小的移植物而无须担心排异。这是个了不起的馈赠，但也有一些附带条件。因为移植尸体的骨骼没有血供和细胞，这需要受移植处自行供应，它确实能供应但速度很慢。同时，尸体的骨移植易碎或易分解。因此一般不会轻易进行这种移植。

如果你恰好有一个同卵双胞胎，你可以从他/她那里借用富含活细胞的活骨，也没有排异之虞，因为你们的免疫系统是一样的。但也要谨慎为之——也许你的双胞胎什么时候会需要你的某个肾。

就像借钱之前需要再三权衡，骨科医生在骨移植之前也会和病人讨论各种骨移植的优缺点，平衡每一种的相对优势。松质骨是现成的，不会导致永久性骨骼缺陷，而且愈合比密质骨要快；但密质骨的当前强度高于松质骨。移动骨骼并立即恢复血供的手术很长且困难，但愈合时间可以短很多。尸体来源的骨骼能选择任意大小形状，但恢复时间要久得多。有时候使用两种骨移植来弥补同一“欠债”处，可以少做一些取舍——在本体借贷的同时接受一笔独特的馈赠。

一位普通骨科医师的工作很大一部分是在修补创伤。目标在于，促进骨折良好快速愈合。在历史上，只要多少对齐后愈合就算胜利，而邪恶的敌人——吸烟、营养不良、糖尿病和高龄，则始终并且仍将被视作洪水猛兽。不过，即使面对如此敌手，新的骨折固定方法和刺激成骨细胞的方法也一直在改变结局。

现今，如果骨折在碎片没有充分对齐时愈合，会被视为虚假的胜利。例如，孩子（和其父母）不会容忍骨折愈合后大腿骨是直的但角度偏转，导致她的足尖指向侧面。但某些不那么明显的不对齐可能需要数年乃至数十年才会显现出来。比如说，假如有一处断裂贯穿了关节，使接触面不再平滑。——就好像高速车道有一条比旁边的高了

2英寸[1]。车辆仍然可以通过，但最终会出事。如果某个骨折愈合时在关节上有这么一段不平整，最终会破坏软骨。当坚硬的支撑骨开始彼此摩擦，会造成疼痛、肿胀和活动受限，甚至造成嘎吱作响及骨裂。

不是每种骨折的前景都这么惨淡。其实有时外行人觉得看起来好像没对齐，结果却十分理想。想象某个孩子大腿骨中间骨折了。他的愈合响应非常强韧，增加的循环不仅在骨折处促进愈合，还刺激了骨头端部的生长板。如果这样的骨折良好对齐并愈合了，X光看起来很壮，父母很高兴——就这一会儿。到了第二年，因为骨折带来更多营养和循环，受伤腿骨会比另一条长出多达1英寸[2]。双腿如果有半寸的差异，成年之后孩子和父母可能不会注意到，他行动完全不受影响。（即使没有受过伤，双腿也经常不一样长，没人注意或者在意这个。）但差一英寸就会导致人偏向一侧，然后他会通过无意识弯曲脊柱、朝向较长的腿那侧来纠正姿势，确保体躯竖直。这样有用，但也就一会儿。最终，下背部肌肉会因过度使用而劳损，产生疼痛。用特制鞋底和鞋跟的鞋子也许能补偿肢体长度差异，

1 约5厘米。——译注

2 约2.54厘米。——译注

让脊柱高兴起来，但人就不一定高兴了。

后面会谈到，遇到骨头太长或太短骨科医生能做点什么，无论是因为受伤还是遗传造成的（这是能影响到骨骼的两大类疾病）。还有哪些类型的疾病能伤害到世上最好的建筑材料？

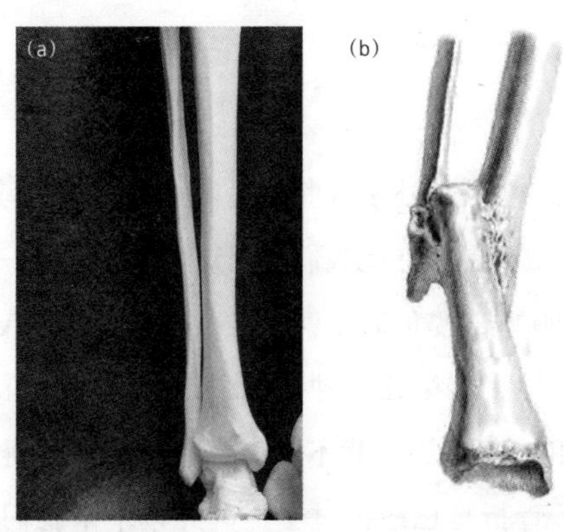

正常腿骨的排列和形状（a）和断骨明显不同（b），过去人们曾经认为骨折愈合就万事大吉，即使腿骨变短、发生畸形和导致跛行。（b）威廉·切塞尔登，《骨解剖学》。

第4章
骨头的其他故障，以及找谁帮忙

在前两章中我描述了骨骼的生长不良和骨折问题。那此外还有哪些问题？在此我们分门别类地讨论——医学生在综合考虑疾病类型的时候就是这么做的，一共八类：先天性、创伤性、传染性、肿瘤性、退行性、血管性、代谢/免疫性和心理性的。我不知道有什么心理障碍能直接影响骨骼，骨折也已经提过了，因此接下来我们会谈到一些别的实例，涉及影响骨骼并且已经有治疗方法的疾病类型。

出生时就带有的疾病可能有遗传基础。一个例子是脆骨症，仅在床上翻滚或打喷嚏这样的举动就会令患儿反复骨折。这是因为一种遗传变异导致了胶原蛋白生产不足或错误。失去了好的框架，骨头就像粉笔一样，极小的力就能使其断裂。脆骨症有几种形式，最严重的类型会在分娩中致使头骨、肋骨和四肢多处骨折，从而导致死亡。不那么严重的情形不易致命，但也很麻烦。小儿骨科医师在患儿长骨的中心管插入杆子，在骨折发生前就提供支撑，并且就算骨折了也能加以稳固。随着孩子长大，得用更长的杆子替换，不过也有新的精细设备可以用外部磁铁来使其加长。

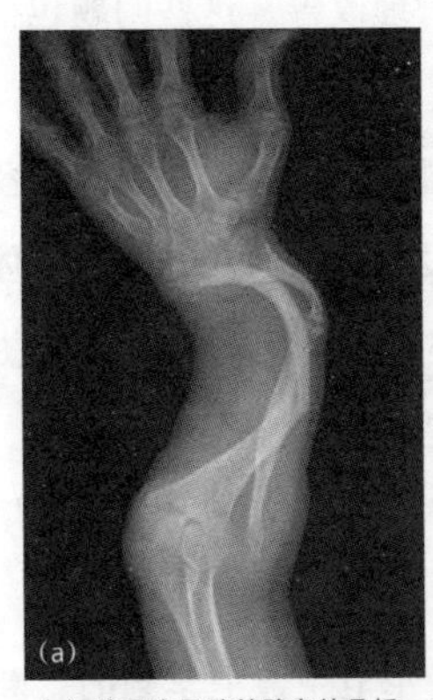

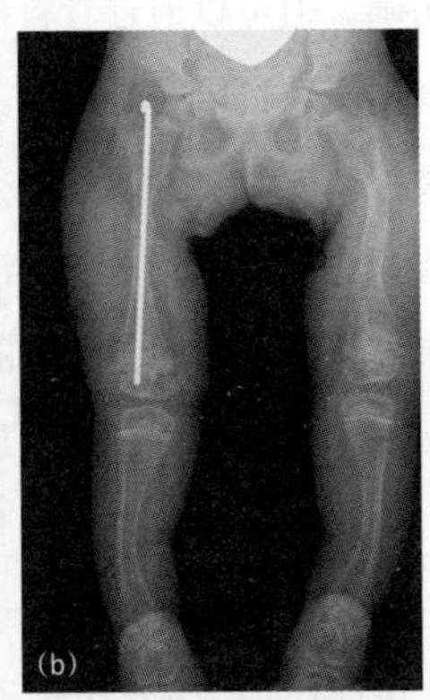

（a）脆骨症导致前臂多处骨折，愈合后明显变形。（b）在骨骼中央管插入金属杆以降低骨折风险；而一旦骨折后，它可以维持骨骼对齐。（a）本杰明·普洛特金，医学博士；（b）理查德·E. 鲍文，医学博士。

另一种遗传疾病的骨骼强度正常，但就是短，而矮个至少有200种形式。最常见的一种是骨骼在生长期未能伸长。这意味着头和躯干都是正常大小，但四肢短小。（柯基和腊肠犬也是受到类似影响。）你可能不信，其实骨科医生对患有此类常见类型矮小症的儿童是有治疗方法的，我后面会提到。

有些出生时就有的疾病不是出于遗传，而是对孕期损害（例如酒精）的反应。母亲在孕期摄入的酒精很容易穿过胎盘，对胎儿造成全方位的严重损害。酒精摄入可能会造成四肢的骨骼融合，但这相比起心理迟滞和行为问题来说已经算小麻烦了。孕期发生的许多其他骨骼异常的原因尚不明确，但可以通过骨科护理改善。这些问题包括併指端、大拇指缺失以及畸形足。

接下来一类疾病是微生物感染引起的。骨骼容易感染，因为它相对缺乏血流，没有足够的白细胞、抗体和抗生素来对抗这种场面。完好的皮肤就不一样了，它提供良好的保护。简单来讲，身体是一袋子有点咸的液体，这个袋子（皮肤）保护我们不干涸，也让我们对各种环境风险有所防御，包括微生物。

你可能还记得8年级童子军卫生课上学到的，断骨末端有时会穿破皮肤，称为开放性骨折。这需要医疗急救，因为尽管骨头有很多美德，对抗感染却非其所长。

是的，骨头很硬，十分抗压，这是本书的核心，但是这些了不起的特质都是牺牲了丰富血供换来的。强化营养意味着在骨头上需要许许多多不小的洞，好让动脉和静脉穿过。在任何组织受伤之后，血液会运送白细胞和抗体对抗感染。循环系统也会运送氧气和其他营养物质来增进创口愈合。抗体也是这么来的。因此，良好的血液供应能促进所有组织有效愈合。

皮肤在这方面独领风骚。它有极好的血液供应，还有对细菌的各种防御。因此皮肤裂口会良好愈合。但如果骨头在皮肤上戳了个洞，细菌接触到了骨骼，就能奋力感染它。

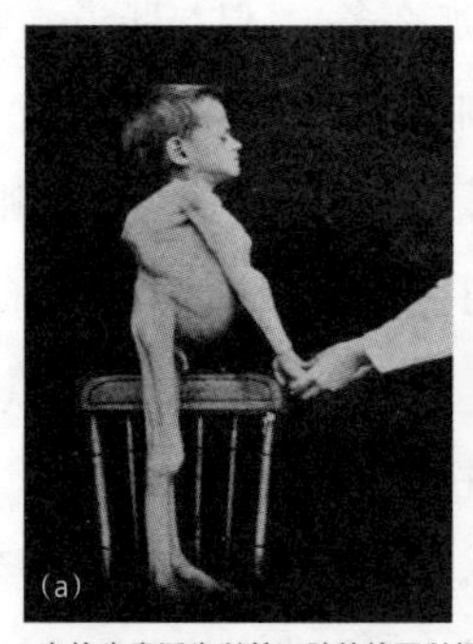

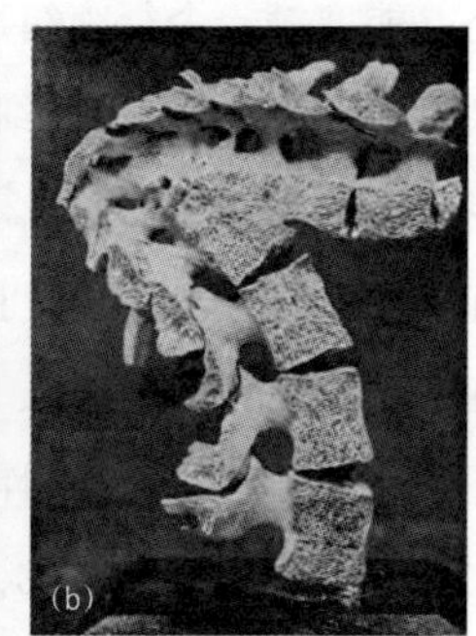

在抗生素诞生以前，肺结核可以轻易从肺部转移，前去蹂躏骨骼和关节。抵达脊椎的细菌会将其破坏变形，如这些 20 世纪初的图片所示。(a) 罗伯特·T. 泰勒，《面向学生和全科医师的骨外科手术》 原插图（Baltimore：Williams & Wil kins，1907）(b) 华伦解剖学博物馆。

悲伤的是，骨头并不是只有直接暴露于体外才会感染细菌。远方经过的血流也会送来这些掠夺者。比如，肺部的结核菌会进入血液，抵达骨骼，在其上作威作福。丢人啊心脏，你竟好意思让这种事发生在你忠诚的钙质银行家身上。

软骨面对感染也很脆弱，因为那里完全没有血供，依靠关节液给细胞提供营养。关节里的微生物可能是通过皮肤上的创口或血流抵达的，它们会快速摧毁软骨，让底下的骨骼彼此摩擦。

你现在已经知道，骨头基本上是骨细胞、成骨细胞和破骨细胞组成的，和身体其他细胞一样，骨细胞也可能变异形成肿瘤。不过骨肿瘤相对罕见，虽然体重很大一部分是骨骼（能塞满一个行李箱那么多），但与肠道、乳房、前列腺和皮肤细胞相比，骨细胞更新速度相对较低。所以骨细胞分裂机会较少，没那么容易走上歧途。但骨肿瘤确实偶有发生，可能是良性也可能是恶性的。良性肿瘤源自骨骼自身，只有在导致疼痛、影响骨强度或隆起并影响功能或外观时才需要治疗。恶性肿瘤可能来自骨细胞，也可能是来自身体别处的骨转移。为了记忆常见骨转移的癌症，医学生用“培根、生菜、土豆做犹太腌菜”来记忆它们：乳房、肺、甲状腺、肾脏、前列腺（breast，lung，thyroid，kidney，prostate）[1]。

下一类是退行性疾病。随着人们寿命变长，称为退行性关节炎或骨关节炎的磨损关节改变这类问题会越来越严重。如果除了直立行走以外没有别的过度活动，这一疾病

1 用“培根、生菜、土豆做犹太腌菜”缩写为 BLTKP，与上述器官缩写相同。——译注

会在40岁开始导致脊椎疼痛和僵硬。随着时间推移，覆盖关节表面的软骨会逐渐磨损，最终让底下的骨头互相摩擦。然后在关节边缘形成骨刺，发生在手指上的话，是可以从表面看出来的，可能会非常难看。但更糟的是它们会挤压颈部和后背的脊柱神经。然后很痛。在没做好随访的关节，或者出于任何原因不再平滑的关节表面，骨关节炎的发生进展都会加速。

有些时候，这个问题会发生是因为关节一开始就形成不良。可能在婴儿时期，股骨大转子就没能完全着落进髋关节窝。等到这个人30岁的时候，会开始痛苦地跛行。另一些情形则是由于韧带太松，导致原本正常的关节摇晃不稳，造成软骨过度磨损。这经常发生于膝盖处。一个类比：开车的时候，它的前轮没有对齐。车还是能开，但轮胎会提早磨损。

显然，骨头的血液供应不多，正常情况下，它那点需求很容易满足。心脏么，就算再喜欢，也没办法把血液泵到没有必需的静脉和动脉的地方。骨骼短缺这些必要血管有两种形式——一种显而易见，对另一种我们目前则了解得很少。

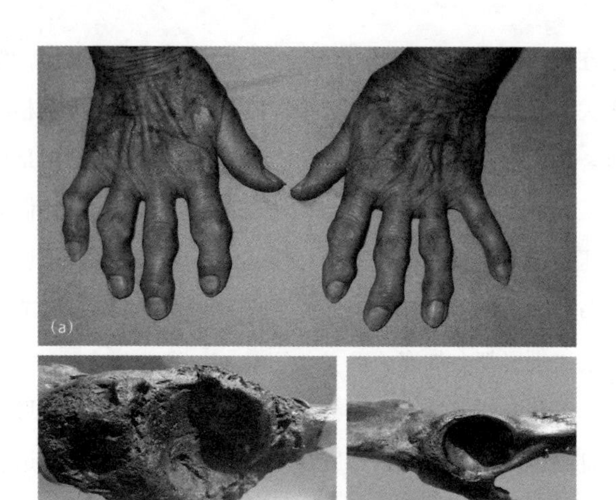

(a) 骨关节炎造成手指关节周围的骨刺，并造成这种疙疙瘩瘩的外观。(b) 骨关节炎不独为人类所有，这只剑齿虎的髋关节也呈现这一现象。它形状浅而不规则，边缘明显增厚。(c) 和同一物种的正常髋臼相比就很明显。(b)(c) 洛杉矶自然历史博物馆。

骨折会让连接的血管破裂，把它们从骨头两端扯下来。如果发生了一次严重伤害导致大范围骨头碎片位移，这会严重损害血液供应。骨头碎成许多块，其中有些会完全失去血供。骨折修复的艺术则意味着在不损害原本脆弱血供的条件下固定好骨骼。

有些时候，对某处骨骼的部分或全部血液供应会出现原因不明的失常。术语是“缺血性坏死”。失去营养会让锥状切面消失，导致骨骼脆弱，进一步导致崩溃或畸形，直至造成关节炎。髋关节在这方面尤为脆弱。这种球臼形的关节支撑着体重，顶部坍塌会让人痛苦地跛行，通常这种痛苦得把全髋关节置换掉才能缓解。另一些由血供不足造成的问题没有那么常见，但同样恼人，发生在腕部、肩部和踝部。有时候发生的缺血性坏死完全是意料不到的。另一些时候则是患者由于严重哮喘而摄入了高剂量类固醇，但其中机制尚未得到彻底阐明。

下一类骨骼疾病需要你回忆一下前面提到的：骨骼是心脏的钙质银行。心脏搏动稍有不对，骨头就要上来捐一笔。女性在更年期以后雌激素水平下降，骨骼的付出会变得更大，从而削弱骨骼，令髋部和脊柱更易骨折。

虽然所有太空探索者年龄都不到更年期，或者不是女性，但宇航员的钙支出非常大。在国际空间站的几个月里，宇航员飘浮在空中，没法让骨头抵抗重力。没了压电力的刺激，锥状切面就去休假了。因此宇航员们流失钙质的速度是地球上更年期后妇女的十倍之多。无论位于地球还是地球轨道上，这种程度的钙质流失都会导致骨质疏松症（osteoporosis），意为多孔的骨头。耗竭殆尽的骨头变得脆弱易折。“没关系，心脏，请在你严防死守的胸腔里尽情享用宝贵的钙质，而这胸腔它完全是骨头打造的。”

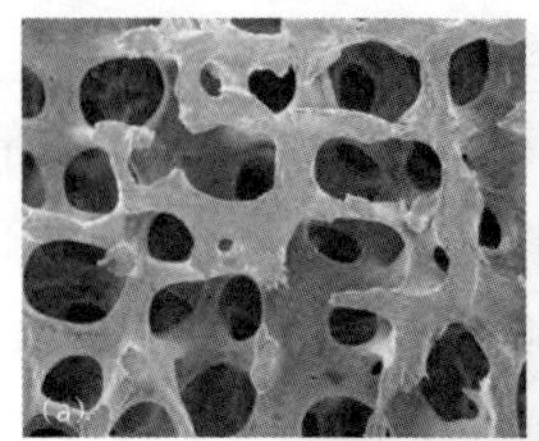

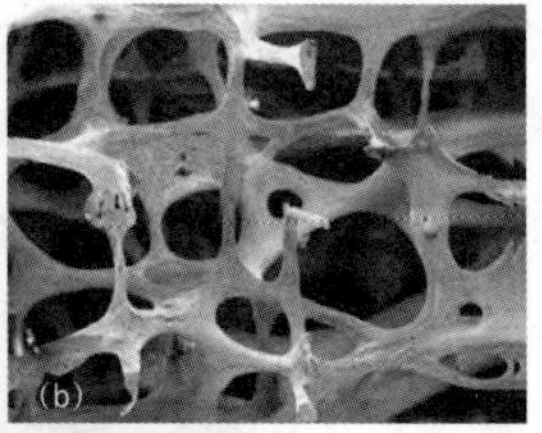

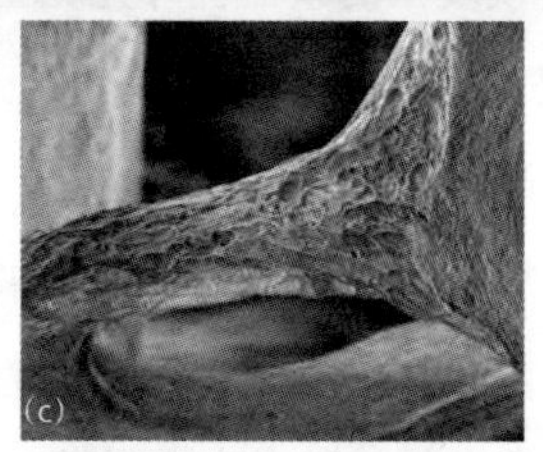

这些扫描电子显微镜图像显示了下背部的松质骨。(a) 正常骨结构有结实规律的网格。(b) 激素改变和机械压力缺乏会导致松质骨变薄和脆弱，说明出现骨质疏松。(c) 骨质疏松的骨骼放大图片，可见破骨细胞造成的坑坑洼洼。蒂姆·阿内特教授，伦敦大学学院。

在地球上频繁走路产生压电力，能刺激锥状切面维持骨密度，或至少延缓髋部和脊柱的衰败。在轨道上，宇航员定期进行弹性阻力带训练来模拟重力、刺激压电以引导锥状切面。虽然骑车对心肺很好，但无论在地球还是轨道上对骨密度都于事无补。那些磷灰石晶体就非要感觉到冲击不可。

在机械刺激之外，维生素D和甲状旁腺产生的一种激素对保持钙平衡和骨健康意义重大。维生素D缺乏是一种代谢性骨病，缺乏这种维生素可能是因为皮肤日照不够，或者营养不足。激素不均衡也会让骨头不好过。例如，假如在甲状腺手术中疏忽大意切除了甲状旁腺，会导致甲状腺激素缺乏。吸烟甚至空气污染也会造成骨骼脆弱。

在后续章节中，我会讲述属于先天性、创伤性、感染性、肿瘤性、退行性和血管性疾病范畴的各种治疗。不过，本章正好可以讲讲各类预防和治疗骨质疏松的方法，它是目前代谢领域最常见的骨病。注意：下述内容只是对日新月异的治疗方法蜻蜓点水式的介绍，这些疗法与骨质生成与周转之间复杂的化学平衡作用有关。这些简介能让你更了解骨头，但并不意味着推荐任何疗法；实际治疗只能通过与医生的完整评估和讨论才能得出。

骨质疏松的治疗遵循一两种策略。首先，有一些药物能延缓破骨细胞的活动以及骨质的吸收。最大的一类是双磷酸盐类（bisphosphonate）药物。不要被这个词吓退了，它的前缀bis-意为“二”，这些相对简单的化合物含有两个磷原子。这些药物的商品名是利塞膦酸钠（Actonel）、伊班膦酸钠（Boniva）、福善美（Fosamax）和唑来膦酸（Reclast），前三个是每周或每月口服，唑来膦酸是每年血管注射。双磷酸盐类药物可通过口服经肠道吸收或静脉注射，对羟基磷灰石有亲和性。在那里，双磷酸盐能抑制破骨细胞消融骨头。破骨细胞较不活跃就意味着能留下更多骨头。另一种药物普罗力（Prolia）的作用方式类似于减少破骨细胞活动，但它是一种完全不同、远为复杂的分子。它是用蛋白质制作的抗体，所以价格更高。

老年女性可采用雌激素疗法模拟绝经前期的生活状态，降低骨转换速率，不过这会增加乳腺和子宫癌症的风险，以此预防骨质疏松症通常不是最佳选择。有一种叫Evista（钙稳锭）的药物是雌激素的人工表亲，维持骨质量的作用方式类似雌激素，但不会明显增加癌症风险。但它有别的问题，比如血栓和潮热。

另一个策略是促进骨生成。骨稳（Forteo）和Tymlos[1]是合成甲状腺旁素。每日皮下注射可促进膳食钙质吸收，从而改善骨质量，保证小心脏跳得开心。

对废用性骨质疏松的研究，奇妙地涉及了山洞。熊整个冬天都在冬眠，这么长时间不活动会让人类的骨骼全是洞洞，但熊看起来好得很。勇敢的研究者拿飞镖射灰熊等物种，获取其冬眠前、中、后极短时间内的血样和骨样本。他们发现熊的骨代谢和其他身体机能一样，在冬眠期间本质上是休止的。正常造骨的成骨细胞通常会给破骨细胞发信号进行重建。当成骨细胞不活跃的时候，破骨细胞也一样。人们发现，冬眠是一种高度复杂、多系统的过

1 一名阿巴洛肽。——译注

程，影响大脑、心脏、肾脏、肌肉和骨骼。研究者对其理解尚不充分，所以将来也许熊熊还能告诉人们更多预防骨质疏松的知识。

另一些研究者求助于口腔，想知道少量氟化物能否预防骨质疏松。饮用水里的氟化物（百万分之一含量）能牢固牙齿，预防蛀牙。同样的浓度似乎可以强化某些骨骼，也会稍微削弱另一些。稍高浓度的氟（百万分之四）能增加骨密度，但会削弱其强度和韧性。百万分之五十则是某些地方地下水自然就有的浓度，尤其在火山附近，这种水没人看得上，因为它会让牙齿产生斑点，导致骨刺和脊柱僵硬。这表明了骨代谢的复杂性，而且告诉我们：喝远离火山的自来水不要紧，但吞下含氟牙膏（百万分之一千）不大行。

考虑到骨头出问题的那么多方式——从基因编码错误，到氟太多太少，显然一组医学专家是管不过来的。我们骨科医生通常认为自己是管骨头的大夫，其他专家有更综合的工作，有些根据身体区域来分，有些根据疾病类型来分。下面我们就来看看。考虑到那些鳞毛飞羽的朋友，要知道人医的专业分科在兽医工作中也多有应用。

初级护理医师包括内科医生、家庭医生和妇科医生，是预防和治疗骨质疏松的第一道防线。其他医生则会参与到非手术性治疗的骨疾病中，包括风湿病学家、内分泌医生和康复医生。

风湿病学家学习内科医学，然后花两年时间读研究生，学习从头到脚趾头、影响关节疾病的诊断和非手术治疗。如果你有关节持续肿胀发热，但又没有受过伤，那你的家庭医生可能会推荐你去找风湿病学家。

内分泌学是内科的另一个子专业，它也需要多年研习来了解诊断和治疗所有那些内分泌腺的疾病，包括垂体、甲状腺、甲状旁腺、胰腺和肾上腺，以及卵巢和睾丸。在某种程度上，所有这些腺体对骨骼生长和维护都有其作用。最有可能让患者去找内分泌医师的骨骼疾病可能是钙失衡，尤其是骨质疏松或甲状旁腺紊乱。

物理治疗与康复专家又称康复医生，是受过专门训练，为肌肉、骨骼和关节的机械问题提供非手术性管理的专家。他们的专业领域包括背痛、中风后和某些烧伤后恢复。风湿科和内分泌医生通常依赖药物（药片或针剂）来帮助机体恢复正常，而康复医生会用支架、手杖、助行器等身体支撑物来促进功能恢复。通常，他们会制定康复计划，由非医学博士的专门人员，如理疗师或职业治疗师、心理咨询师和社工等，提供每日照护。

肿瘤学家是癌症专家，有三种形式。一种是专门的血液学（hematology）内科专家。化疗是他们的强项。他们可能会完全使用药物治疗血液癌症如白血病，或监管骨髓移植。血液-肿瘤专家也会和放射肿瘤专家和外科肿瘤专家合作，对骨癌进行三重痛击。放射肿瘤专家用X射线和放射性化合物治疗癌症。骨科肿瘤学家做骨肿瘤手术。

“病理学”（pathology）这个词，结合了希腊单词“受苦”和“研究”，由此可见，病理学家研究疾病。虽然病理学家不直接治疗疾病，他们仍然是治疗团队的重要成员，提供基于显微镜和化学分析的诊断。一些病理学家长于诊断骨疾病。这需要额外的耐心，因为骨骼活检和外科样本特别难切薄片、染色以及进行显微镜检验。每个样本都需要准备数日乃至数周才能开始进行检查。

放射诊断科医生可以间接检查骨骼，方法有X射线、超声波、放射性同位素扫描、计算机断层扫描和磁共振成像等。介入放射科医师通常要完成5年诊断放射科住院医师实习，然后再花1~2年进修。他们可以用荧光透视导引把针置于骨骼患处，比如骨质疏松导致的痛苦的椎体塌陷。介入放射学家能把液态亚克力注入塌陷处。液体硬化后可以缓和疼痛，预防未来的骨塌陷。在注射之前，还能往椎体内注入一个小气球缓和或纠正塌陷，改善脊柱有严重骨质疏松的患者特有的弯腰姿势。对于某些骨癌，介入放射学家可以置入特殊的针，应用冷、热、电磁波、激光或辐射，来杀死恶性肿瘤细胞，这些都无须医生直接看到骨头。

有没有医生能有幸看到或接触到活的骨头？可能比你

想得更多。从头部开始：整形外科和耳鼻喉科，还有神经外科，都会跟头骨打交道。第一例骨外科手术可能是由史前神外医生操刀的，因为人们发现了一系列头骨，大约可追溯到8500年前，上面有1~2英寸[1]直径的孔。这些开口的边缘惊人地平滑圆钝，表明“患者”在钻孔之后生存了下来，所以他们的破骨细胞和成骨细胞曾试图愈合开口。这些活动曾经在千差万别的文化中发生过，比书写和信息记录的出现更早。因此这些孔的目的仍只能停留在推测之中。可能是仪式性行为，也可能是为凹陷型颅骨骨折减压，这种骨折如果放着不管会导致痉挛或昏迷。史前医生（或医女）也许意识到了这个问题，并开始钻孔。当代的神经外科医生仍然会通过钻孔和开窗来接触大脑，不过他们不再用削尖的石头就是了。

中耳的三块骨头是耳鼻喉科医生的专长（也称ENTs或耳鼻喉专科医师）。虽然这些骨头也算在全身206块骨头之内，但它们太小了，就算不小心一块儿吞下去也不会有什么感觉，所以对它们的专业归属权，外科专家不会产生什么大争论。

颜面骨（包括颧骨、眼眶、鼻骨和颌骨）是整形医师

1　2.5~5厘米。——译注

和耳鼻喉科专家的领域。口腔外科则是受过专门训练的齿科医生，他们也负责含有牙齿的骨骼。

心脏和胸外科医生管胸腔和肋骨，通常只是为了穿过这些骨头去治疗心肺部疾病。如果你不幸弄碎了胸骨或肋骨，比如遭遇坠落或车祸，就需要一位普通外科医生或胸外科医生来帮忙。这些伤害可能很难处理，不是因为骨折，而是因为胸腔里那些精细黏软、直接贴着骨头的部件，可能也受到了伤害。

脊柱外科属于神经外科和骨科范畴。根据所在区域和住院医师训练程序，这两组的相关重点有所差异。其中一组可能会说他们都能做——神经和骨头关节问题都管。如果我面临着脊柱外科治疗（已经穷尽了物理治疗的所有非手术手段），我会想要同时寻求骨科脊柱和神经外科脊柱专家的意见。然后我会希望（尤其是如果问题很复杂的话）他们愿意合作，缓解神经的任何压力，并稳定骨骼以防进一步刺激。

在骨外科之外，某些整形手术也会处理手和手腕的问题，而足科医师也会与骨科一起处理足和足踝问题。但涉及手臂、腿和骨盆的时候，骨外科就要挑大梁了。有人说骨科医生很难独自"啃"下这一大摊骨头。这让骨科医生听起来有点野蛮，不过考虑到这个专业的历史，这种刻板印象倒也不是毫无缘由——容后细述。

第5章
历代骨科手术

以下为信息透明披露：

我的名字是罗伊，一个骨外科医生。我从业已有40年了。我热爱跟骨头有关的工作和话题。我的同行，以及我们的前辈也一样，他们在文字发明以后没多久就开始描述骨病、进行治疗。这是一段丰富有趣的历史，下面将依序谈及亮点。

想象在一次激烈的史前篮球赛里，皮皮队和毛毛队用一个充气的猛犸膀胱当球。一个队员怼到了手指，发现它错位了。他本能地一拽，把错位对齐了。过了一周，又一个队员受了同样的伤，有了经验的人帮忙做了同样的恢复操作。随着时间推移，他不断从经验中学习，在当地有了接骨高手的声誉。这些技艺被他的孩子继承了下去，这些接骨者和萨满、助产士和草药师一起，在许多文化中都有传承，包括古埃及和早期夏威夷居民。考古学家发现了断臂的埃及木乃伊，接骨者们先用树皮夹板夹住，然后用亚麻布包裹。公元前2900年的纸莎草纸记录中说，可用石膏和蜂蜜加固夹板。约公元前500年，印度的妙闻仙人和古希腊的希波克拉底描述了用木条、竹子或铅板，用猪油、蜡、沥青或蛋清硬化的绳子或亚麻布条包裹。沾满血的变硬的绷带也够用。

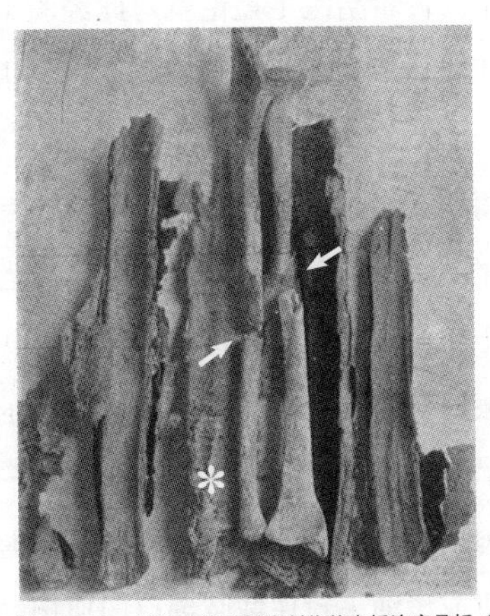

早在公元前 2450 年，埃及人就用树皮制作的夹板治疗骨折（箭头）。染血的植物质（*）表明骨头戳破了皮肤，导致了局部出血。G. 埃利奥特 · 史密斯，《最古老的夹板》，英国医学期刊。

约公元前250年，埃及的亚历山大城成为了科学知识的文明中心，学者不远万里前来此地学习进修。亚历山大人保持其知识的领先地位很有一套：在访客进入城市时收走他们的著作。官员让抄写员复制卷轴，把原件存在本地图书馆，在旅行者离去时给他们提供原件的副本。亚历山大人进行了第一次系统的人体解剖。用细线精准固定、垂挂着的人体骨架令访客啧啧称奇，这一景象今日常见，而在当时又是一个首创之举。

从古时候开始，战斗创伤就为医生提供了短时间内健康人大量的受创实例。这增进了对创伤愈合的理解。生活在公元150年的古希腊医生盖伦就对此经验丰富。他在罗马为角斗士工作，职位相当于现在的队医，因此有机会处理各种刺伤，他对创伤愈合与管理做了许多原创性观察，其中一些错得明明白白（还记得吗，他就是那个认为骨头是精子做的的人）。尽管如此，他的作品被当作教条在欧洲盛行了一千年——真是医学进步的黑暗时代。

然后启蒙时代来临了。与文艺复兴时期的艺术家和解剖学家同时代的16世纪医生，安布鲁瓦兹 · 帕雷，他曾为数位法国国王和他们受伤的士兵服务。当时，外科医生用烧红的火钳或滚油来封住截肢创口的血肉，这种疗法既痛苦不堪，在防止失血和感染上也并不特别有用。有一天因为热油短缺，帕雷用衣服下摆扯下的线绑住了出血血管末端，然后用松节油和纱布常规包扎。这促进了愈合，那以后的士兵们将永远对战地措施带来的外科进步感激不尽。帕雷是当之无愧的现代外科学之父。

同样是在文艺复兴时期，在大学里受训的医生们认为外科配不上他们的身份。他们把手术（主要是放血和截肢）派给理发师去做，因为这些人虽然只受过学徒的训练，但他们有最快的刀。帕雷也是这批理发外科医师中的一员。这就意味着直到16世纪中期，某人理论上可以由同一个执刀者一次性完成刮胡子和截肢。在那以后，外科从理发师行业中分出来，成了独立工种。不过他们的工作还是很受轻视。

理发师外科医生时代有两件事留存至今。理发杆上的红白条纹，代表了理发的外科医师们遭遇的血和绷带；而在英格兰，外科医生的称呼是先生（Mister），而医师的称呼是医生（Doctor），虽然他们受的大学医学教育核心是一样的。英国外科医生似乎对这种区别挺自豪，也喜欢巧妙地炫耀他们丰富多彩的历史。而在全世界，其他医学专家有时候觉得外科医生比较冲动。我们外科医生觉得自己只是果决。批评者甚至描述说：外科医师有时对有时错，但从不犹豫。

矫形骨科（orthopedic）这个词是1741年由尼古拉斯·安德里创造的，这是一位法国医师，首次以此为主题写了一本书：《矫形外科》（*Orthopédie*）。Ortho-是希腊语的“直”或“正”，比如正教（orthodoxy）或正牙术（orthodontics）；pédie则来自希腊语的“孩子”。在书里，安德里描述了家庭和医生如何预防和纠正儿童骨骼畸形。

当然，那个时候的这些方法都是非手术性的。一百年以后才有了全麻和选择性手术。安德里为他的书选择的封面插图试图阐明他关于矫正儿童的想法，这幅画现在已经成了标志性图案。

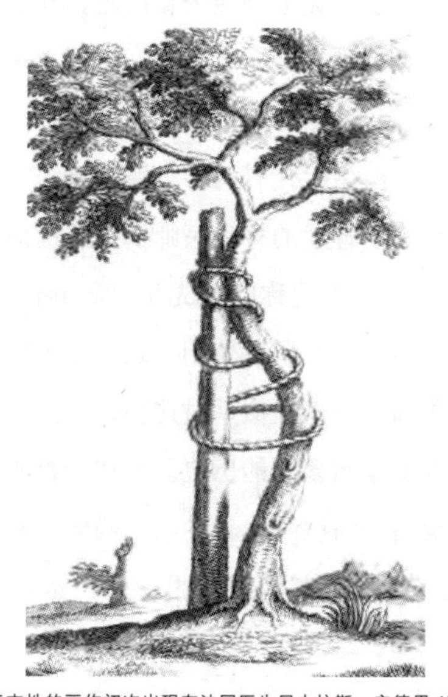

这幅标志性的画作初次出现在法国医生尼古拉斯·安德里 1741 年的著作《矫形外科》封面上。正如一棵弯曲的树能在生长中得到改善，安德里宣称，支架也可以类似地预防和矫正儿童的骨骼畸形。

让我们往后跨越近百年，飞跃过大西洋，在1828年，诺亚·韦伯斯特出版了他的不朽巨作《美国英语词典》。他的目标是简化旧世界的拼写，比如colour（颜色）、

cheque（支票）和encyclopaedia（百科全书）。[1]虽然这位博学的词典学者做了很大努力，我们现在对骨科手术还是有两种拼法：orthopedic和orthopaedic。有些人不愿意放弃orthopaedic里那个a，他们说因为pedo还有“足”的意思，而纯粹主义者们坚持认为orthopaedic意为“矫正孩子”，说这才是安德里的本意，而orthopedic的意思会是“矫正足”。不知怎的，美国的儿科医生（paediatricians）很久以前就当上了没有a的儿科医生（pediatricians），并没有蒙受什么专业立场损失。在我看来，维基百科已经终结了这个争论。它说，pedo-这个词根意为（1）孩子，（2）足，（3）土，（4）胀气（flatulence）。没准应该是有e的胀气（flaetulence）？

尼古拉斯·安德里出版的《矫形外科》使骨外科成了一个独特专业；后来到了18世纪，让-安德烈·维内尔则使安德里对儿童足部和脊柱畸形的许多非手术治疗有了实际应用。

在安德里和维内尔的时代，手术没有亚专业一说，因为这行业压根没有专业到有人能强过其他人。到19世纪

1　均为英式英语拼写。在美式英语中分别为color、check和encyclopedia。——译注

事情发生了很大的变化，有了全身麻醉，而巴斯德关于细菌是感染源头的说法也逐渐得到接受。在那之前，外科医生没理由要在术前洗手，他们在把手术工具放回工具箱之前经常用衣角擦拭。到19世纪，全身麻醉使外科医生更有条理地操作、治疗更复杂的问题。（在那之前，人们更注重速度，有一次，外科医生在给病人的腿截肢时连旁边助手的手指一起截了。）

荷兰军医安东尼乌斯·马蒂森实现了19世纪中期的另一项突破，让断肢上打石膏的负担大减。他把石膏灰泥涂在长条湿纱布上然后卷起来。在需要打石膏的时候，就把一卷这样的纱布快速浸入水中，激活上面的石膏，然后把它和绷带一块在患肢上绕几圈，它们会迅速变硬。无疑，凝固的石膏肯定比过去推荐使用的猪油、蛋清或一坨老血的味道好闻。几年后，马蒂森的发明在克里米亚战争中受到了锤炼。传言说军队的外科医生无水可用，他们用来打湿纱布的是尿液。弗洛伦斯·南丁格尔也是在克里米亚战争中声名远播，她成功组织起了对伤患士兵的护理，其中兴许也包括那些裹着恶臭石膏的士兵。

大约同一时期，人们越来越认识到并接受了细菌致病的理论，这慢慢带来了无菌技术的进展，以及橡胶手套和手术帘的使用。此后，手术可以持续数小时，而且病人不但有望从这严峻考验中幸存下来，还很有可能不受感染、最终痊愈。

所有这些先锋人士都是医学博士（MD），这个学科的根源可以追溯到2500年前的希波克拉底。它的某个分支学科则晚得多，在密苏里州才发扬光大。DO是骨科医生（doctor of osteopathic medicine）的缩写，Osteo当然是“骨头”，pathy意为“病”。密苏里的医生安德鲁·斯蒂尔在19世纪末引入了骨科医学。他通过研究和观察认为，肌肉骨骼系统是全身健康和疾病的核心。他相信使用人工技术（现在称为整骨医学）改进身体结构，将促进多种器官系统的正常机能及自愈，包括消化和呼吸系统。当时，许多传统疗法都不特别有效，因此整骨疗法很快有了第一批追随者。1892年，斯蒂尔医生开办了第一所骨科学校。

与斯蒂尔医生的整体哲学相呼应，许多骨科医生（DO）传统上倾向于初级保健——家庭医生、普通内科和儿科。尽管如此，骨科医学的毕业生现在可以选择更专业化，继续深造骨科或医学博士住院医培训。大多数地方的MD数量远多于DO，但作为实习生和医师，MD和DO经常并肩协作，共享对骨骼的医疗管辖权。

当斯蒂尔医生开发骨科学的时候，一些MD外科医生已经开始专门化地治疗大脑、眼睛或其他身体部位。但骨折治疗在城市里仍属于全科医生的领域，在乡村和贫困地区则由接骨师照料。这种情况随着工业革命发生了改变，特别是由于曼彻斯特运河的修建——它至今仍跻身世界最长通航运河之一，长36英里[1]。这和战争期间发生的创伤医疗快速进步不同，运河是一个和平时期的项目，动用了数百台起重机、机车和挖掘机，数千辆卡车和货车，以及17000名建筑工人。在施工的6年间，这些资源的组合带来了大量骨骼损伤。

在这之前十多年，由于在家乡伦敦的生计艰难，十几岁的罗伯特·琼斯搬到了利物浦，和舅舅休·欧文·托马斯一起生活。托马斯是一名骨科医生。他的父亲、祖父和曾祖父都当过接骨师。托马斯对骨骼疾病的管理贡献颇丰，包括出版关于肺结核和腿骨骨折的论文。他鼓励外甥罗伯特上医学院并加入医生行列，罗伯特也确实这么做了。他俩对骨折管理产生了浓厚兴趣，而当时大多数骨科医生主要处理的是儿童骨骼畸形。

在1888年，出于偶然，琼斯成了曼彻斯特运河项目的外科主任，利用这个机会发展了世界上第一个综合事故服务体系。他在运河沿岸间隔设立了三家医院，并穿插设置了急救站。琼斯为医院配备了精于骨折管理的人员，并亲自为许多受伤工人进行了手术。大量手术和非手术的骨

1 约58公里。——译注

折管理经验，改善了骨折护理的技术。很快，这些新知识的宝贵价值为第一次世界大战所验证，琼斯被任命为军事骨科督察员，负责一个拥有30000个床位的机构。

托马斯发明了一种用于临时固定断腿的夹板，琼斯则设计了一种膝盖手术后使用的大块绷带。这两项进步都被以发明者命名，今天仍在使用。然而这两位骨科医生在医学上留下的长青印记在于，他们定义了骨科这一专业。运河建设和随后的战争——集中和广泛的骨骼创伤经验，结束了数十年来关于骨科专业本质的讨论。它是否应该包括外科手术，还是专注于用石膏夹板来矫正儿童？从1920年以后，每个人都恰如其分地将这一领域称为了骨外科。

20世纪初，所有骨外科医生都是男性，通常是拥有大手的高大男人。他们自有其优势，因为复位髋关节、用手捶、锯、钻进坚硬的骨头，对体力有很高要求。有些人可能被早期骨科医生的体型吓到了，曾如此形容我们："他们体壮如牛，但比牛聪明一倍。"

骨外科这个激情领域吸引的都是怎样的医学生？所有医学专业都有刻板印象，当然也有例外，但许多医学生被吸引到骨科专业是因为自己在运动场上受过伤。骨科医生的帮助让他们回归运动场，这让他们觉得，"嘿，我要干这行"，其中一些运动员就成了骨科医生。有些人作为奥林匹克运动员或职业运动员很出名，包括马克·阿迪克斯

（足球）、埃里克·海登（速滑）、亚历克·凯斯勒（篮球）、多特·理查森（垒球）和杰森·史密斯（冰球）。

其他的医学生，包括我自己，是在车库或工作间里使用着工具长大的。当我们发现可以在手术室里使用许多相同工具的无菌版本时，就很兴奋地接着干了。

也许还有一个原因是，医学生会发现：很少会有病人死于肌肉骨骼疾病。此外，骨科医生通常处理的是生活质量问题，不是生死交关问题。这一点的吸引力因人而异。有些想要“掌握命运”的人可能会选择成为神经外科医生或心脏外科医生。骨科医生还是想要开开心心把病人送回自己的生活里，既包括让运动员重返赛场，也包括让老人能舒适地从椅子上站起来。

然后会有些别的事情发生，无论医学生有没有意识到。在医学院的第三年，每个学生都会成为各种治疗小组的初级成员。他们会每天在医院里度过儿科医生、精神科医生、内科专家、外科医生和妇产科医生的日常生活。在外科轮转时，他们会体验普通外科和一些专门外科，包括骨外科、整形外科、泌尿外科和神经外科。他们可能会发现自己热爱或讨厌这早起查房、熬夜晚归和半夜站在手术台前的生活。医学生会直觉地发现自己喜欢哪一组专家。这会包括他们的思维方式、遇到的问题、使用的治疗方式、如何与团队成员互动、笑点在哪儿，以及闲暇时光如何度过。也许是无意识地，医学生会选择一门觉得自己能够做出成绩、有所贡献并心满意足的专业。

我知道概括不说明什么问题，不过这里还是要描述一下你们友善的骨科医生们都有什么特点：快乐、乐观、结果导向、精力充沛、高效率、苦干、果断以及合群。而且，骨科医生精通三维关系的任务。比如修复髋部骨折的时候，我们通过术中透视观察髋部骨折的前后和左右图像，然后通过一个小窗口窥视大腿骨外缘，在腿骨的圆头处钻一个4英寸[1]深的孔，并插入一个长螺钉。这就好像站在某人家大门口，只看平面图，朝楼上浴室的灯射箭。善于将平面图像解读为三维现实的人或许会受骨科和介入放射学吸引。不擅长看地图，或者在黑暗中无法在家安全走来走去的人，也许会喜欢不那么需要专精空间关系的专业，比如儿科或内科医学。（不是贬低其他专业，它们需要我不具备的那些特质。）而且，许多研究表明左撇子比右撇子更擅长空间方向。根据我（完全未经证实）的印象，好像有20%的骨外科医生是左撇子（人群中的左利手比例大约是10%）。也许，骨科学对空间能力和左利手的吸引力相辅相成。

1　10厘米。——译注

骨外科生活的另一面既暖心，又很有压力。身体某侧的关节移动、肢体对齐和长度很容易跟另一边比较，没出问题的时候，病人会因功能和外观恢复无恙而充满感激；但如果稍微出点问题，随便哪个人都可能一眼看出来。像肺或者膀胱，就算治疗结束以后没有精准修复，主治医生也许得不到热烈赞美，但结果别人也看不到，她也不太会受到严厉谴责。

说到“她”，现在体力要求已不再妨碍女性从事骨外科行业了。这年头骨科医生已经不再被叫作“匈奴大帝阿提拉的后代”了。机械钻锯，以及帮助安置患者的助手及装置，已经承担了这工作当中的蛮力部分。剩余的问题是急诊覆盖率决定的不规律工作时间；这种生活方式可能会让一些人却步，男女都一样，女性目前约占执业医师的7%。不过这种情况正在慢慢改变，因为近年女性骨科教师数量已占约18%，还有14%的住院骨科医师是女性。

各类专家都喜欢某种减压医院笑话，我们都可能互相取笑。这句谚语就是这么一种范围攻击：“内科医生什么都知道，啥都不干；外科医生啥都不知道，什么都干；精神病医生啥都不知道，啥都不干；病理学家什么都知道，什么都干，但迟到一个星期。”外科医生不会完全反对这种概括，他们可能会重复这句箴言：“切开看看，没准能治。”有人说骨科医生（记得吗，那些处理“难啃”的大摊骨头的人）在手术室里处理（或无视）问题时会说，“没听到就不算出血”，“搞不定，下大力”。

骨科医生真的像这些段子里说的那么野蛮吗？或者其他专家只是出于嫉妒在说酸话？如果是外科医生，他们可能是嫉妒骨头愈合后不会留疤，而脑、肝、肺、膀胱和他们专长的种种组织切割以后都会留下永久的疤痕。如果那些嘲讽的人不是搞外科的，那他们可能是嫉妒肌肉骨骼方面出问题的病患通常都会好转并继续生活，骨科的治疗或许能完全恢复患者的生活质量。那些糖尿病、肺气肿或者银屑病患者的情况就不一样了。对这些疾病，医生能做的可能只有缓解问题。有专家能处理这些慢性病固然是件好事，不过我更喜欢彻底解决问题。

既然说骨外科医生不再是长着蒲扇般大手的巨汉，今天要怎样加入这个群体呢？新手首先需要一个本科学位，加上至少9年时间，以及一定程度的聪明才智。在医学院的前两年，所有美国医学生都要参加美国医学执业考试（USMLE），会考察他们在解剖学、行为科学、生物化学、微生物学、病理学、药理学和生理学方面的知识，并涉及营养学、遗传和老龄化。你可能会把USMLE读作“你微笑”（you smile），但二年级医学生更愿意把它看成“大溃疡”（Big Ulcer），因为这个考试的成绩会很大程度上决定医学职业之门是否对他们开放。

住院医主任用USMLE分数筛选申请者，决定详细考虑哪些人的申请及面试。成绩平平的学生只能申请竞争不那么激烈的专业。近年来，耳鼻喉科、皮肤科、骨外科和整形外科是21类住院医列表中竞争最激烈的。虽然也有高分学生选择不那么热门的住院医，但踩在平均线上的学生一般进不了管皮肤、喉咙或骨头的方向。

从医学院一毕业，学生马上就要进行医考的第二步（USMLE Step Two），测试外科、内科、儿科和其他临床专业的知识。第三步是在住院医的第一年，检验前两步考察的书本知识的临床应用。如果受训者通过了第三步，完成了住院医的第一年也就是实习时期，他们就能拿到执照并挂牌执业了。在很久以前，挂牌就是很多新医生的第一步——他们的执业字面意思上就是从练习开始的。[1]

现在的医学生大多选择住院医培训并发展特定专业方向。这些正规项目开始于19世纪末。为了便于工作，以及减少机构财政和自己的经济负担，这些新晋医生住在医院里，条件相当艰苦。他们是字面意义上的“住院”医生，有时会持续数年，直到上级主管宣布他们已经得到充分训练并放他们走。

---

1 原文 practice 意为“执业”或“练习”。——译注

今天，骨外科住院医项目持续5年。在这段时间里，受训者会接触骨外科的所有亚专业。随着知识技能和判断力的增长，他们会承担越来越多的患者管理责任。一开始他们会有一种无意识的能力不足。（“嗨我从没做过这个，但看起来挺容易的。”）有了一些屈辱的经验以后，他们会变得有意识地能力不足。（“它没有看起来那么容易。”）随之产生有意识的胜任。（“非常小心地一步步做，我可以的。”）然后，或许是通过多年实践，他们终于变得无意识地胜任了。（“很容易的，做就是了。”）

住院医互相之间能学到很多，尤其是那些只高一级的受训者，因为在这些有意识胜任的老师们的脑子里，掌握新技能所需的每个必要步骤还是新鲜出炉的。我们有时会过度简化住院医的经验，开玩笑说它是“看一遍，做一遍，教一遍”。

并非所有看、做和教都只发生在手术室里——知道这一点可能能让你放点心。在外科技能实验室里，住院医会在高度模拟真实生活条件的塑料骨骼模型上锻炼技术。对解剖学的透彻理解是所有外科的支柱，因此学员们也会花时间解剖尸体，巩固他们的肌肉骨骼解剖知识，强化解剖技能。我们所有人都深深地感激那些将遗体赠予医学院的人们。

此外，住院医项目还需要所有学员在这些年里做一些研究工作。这有助于推动专业的发展，也让学员们充分接触实验方法和严密的批判性思维。就算他们以后再也不发表什么论文，这些接触研究的亲身经验也使他们能更容易掌握其他研究的价值所在。

住院医培训每年都会有另一个标准化考试，即骨科培训考试（OITE），这是一个综合多选题考试，其结果会将每一个考生在同年700名住院医中作百分比排名。住院医主任用OITE结果来确定每个学员的进展令人满意，否则则需采取补救措施，乃至解雇。

近年来，几乎所有骨科住院医研究生都要延长一年训练时间以获得亚专业研究员资历。这经常需要他们转到其他机构。骨科学研究包括手、肩和肘、足和足踝、脊柱、肿瘤、儿科、运动医学、创伤和全关节重建。这一年里，研究人员得和该领域的一位或多位能人一起工作，理解这一亚专业所管理的最复杂疾病所需的知识和技能。

要成为得到专科认证（大多数医院要求的认证）的医生，年轻的骨科医生要参加美国矫形外科委员会举办的两部分考试。第一部分是另一套多选题测试，而另一部分在执业两年后进行，包括4场25分钟的口试，每一次都是在两名考官面前，他们会深入研究申请人所治疗的12名病患的详细记录。申请人要带着所有医疗和账单记录以及影像研究供考官审查。如果成功了，这个重重围困之下的年轻骨科医生此时已经从大学毕业十一年，并通过了至少十次考试。

那这就考完了吗？没有。每执业十年，专科认证的骨外科医生（和大部分其他专家）得向委员会证明，他们仍对自己的工作保持胜任。这是好事，因为骨科医生们喜欢自己的工作，也很可能跟得上学界进展、一直能够胜任工作。通过这些检查能向公众证明这一点。

住院医师总会想等他们完成训练以后要在哪里挂牌执业。各种研究表明，一个骨科医生能管理17000至20000人的肌肉骨骼疾病需求，在医师助理和执业护士帮助下还能帮助更多人。换个角度想，就是一个20000人的区域能支持一个骨科医生。相比之下，这个区域需要十倍于此的初级保健医生。不是每个年轻医生都会遵循“去需要你的地方”这句箴言。圣地亚哥和其他可爱的城市挤满各种专家，而不那么热门的地方则往往人手不足。不过这种不均匀的分布趋势最终会经过试验和错误而趋于平缓。一半的年轻骨科医生会在完成培训两年内改变工作地点。有时候即使是在偏远之地，也有人会享誉国际，成为业内名家。

第6章
骨科学巨人

本章我将介绍六位骨科学家，他们前往需要他们的地方，适逢其会，对治疗骨科疾病做出了不朽的原创贡献。前面已经提到过休·欧文·托马斯和他的侄子罗伯特·琼斯，他们在19世纪末的工作拓展了矫形骨科的传统范围，覆盖到受伤及感染肢体的截肢，以及治疗佝偻病和脊髓灰质炎造成的畸形及缺陷。琼斯因其贡献被授予了爵位。

同样在英国，还有一位医生后来也被授予了爵位：约翰·查恩雷在20世纪中期开拓了髋关节置换方法。在人类历史上直至此时，许多六七十岁的人会患上磨损性的退行关节病：骨性关节炎（osteoarthritis）。该病症发生在手指上会导致关节僵硬、疙疙瘩瘩，有时会很疼。当只有几个指关节受影响时，人还可以用其他手指来处理任务。但当它影响到的是髋部、磨损了髋部平滑的软骨以后，情形就不一样了。这会使骨表面互相摩擦。走路都会变得很疼。爬楼梯或从椅子上站起来更难受。千年以来，除了原始且效果有限的手术以外，手杖、拐杖和轮椅是仅有的补救措施。

这种原始的手术其实就是在大腿骨和骨盆摩擦的地方，把疙疙瘩瘩的地方切掉一截。这能缓解疼痛，但会让肢体变短且不稳。今天兽医会对患有髋关节炎的狗做同样的手术，但犬科的小伙伴用四肢承担体重和行走，它们这样感觉还行。

在1840年有了全麻之后，外科医生开始在髋部磨损的表面插入各种材料。他们才智无限，而且也不受任何知情同意的约束——这个概念直到20世纪才有。当然，医生们听从希波克拉底的教诲："不伤害为先"，但除非试过，否则谁知道不同材料植入患关节炎的关节表面以后会发生什么事？于是他们也尽力尝试了脂肪、肌肉、猪膀胱、赛璐珞、蜡、玻璃、橡胶，以及锌、镁和银片。曼彻斯特运河畔的罗伯特·琼斯还试了金箔。

将某种薄片材料放置在关节炎表面，有几个问题。首先，身体得能容忍植入物，不加以排斥；然后，这么做得至少能恢复一些运动能力，并缓解患者痛楚。所有早期的置换工作都失败了，这让研究人员开始尝试置换关节，而非重新镶嵌。首先他们试了橡胶，然后是象牙，再后来是各种金属球窝组件，但全关节置换带来了一个新的问题。

人工关节组件需要良好固定在患者的骨盆和大腿骨上，以防植入物和所在骨骼区域间出现摇晃位移。1891年，贝林那·格卢克首次尝试将象牙植入物用金属螺钉固定，然后转向使用石膏、浮石粉和树脂混合物进行固定。这些都失败了。

20世纪上半叶，许多欧美骨科创新人士尝试了不同固定技术，以及不同金属合金制成的各类全髋关节组件。使全髋关节置换成为现实并得到了广泛应用的，是英国人约翰·查恩雷。在医学生涯的早期，查恩雷受到曼彻斯特地区罗伯特·琼斯训练的骨科医生影响。当时，骨科还被认为是一个次要的专业，起初并没有吸引查恩雷充满丰富创意的心灵。他二战期间在皇家陆军医疗队服役，在埃及与工程师合作开发了多种骨科支架和手术器械。复员后他专注于研究骨移植和骨折愈合，最终转向了全髋关节置换这个重大问题。20世纪50年代，一次不经意的谈话成了契机：一个装了人工关节的患者对查恩雷说，每次他在餐桌上探身时，这个髋关节就会发出很响的嘎吱声，这总让他的妻子心烦意乱地离开房间。这让查恩雷开始终生寻找低摩擦的全髋关节置换材料——不会嘎吱响，也就是说能够顺滑移动并且不会磨损。

在这条道路上，他的好奇心和创造力令他两度用自己做实验，第一次是让一名同事在自己的腿上置入了实验性骨移植物。继发的感染使他又做了几次手术才痊愈。后来查恩雷又把一个全髋关节设计的磨损碎片注入自己的大腿，观察由此产生的炎症反应。

查恩雷在家里用一台车床加工一些早期组件，这是他用过去发明所获专利费购买的。到50年代后期，他开始尝试各种硬塑料，最后决定用PTFE（特氟龙）作为关节臼。PTFE没有噪声，在它的缺点暴露前，查恩雷热情地为300名病人做了移植。怎么这么多？PTFE第一年非常耐用，第二年稍逊，第三年开始不好用，磨损的碎片开始出现问题。身体识别到了髋关节活动产生的磨损颗粒，并以炎症对抗这些外来异物——产生疼痛、发热、肿胀发红。唯一的办法就是移除人工关节。查恩雷很难过，但他的病人倒不那么伤心。他们盛赞这个手术让他们缓解了数年的痛苦。

1962年，一个推销员来医院推销德国的塑料装置，当时纺织业已经开始接受这种产品。他留下了一大块这种知名度不高的专门聚乙烯，又硬又密实，医院供应人员把它转交给了查恩雷的实验室主任。研究者很快开始调查它的磨损性质，尽管查恩雷用拇指抠了抠以后第一反应是实验室主任在浪费时间。但在三周的密集测试后，这种材料显示出比PTFE材料一天的磨损更小。后来查恩雷提到，“这就对了”。

还有两个问题。首先是格卢克几十年前就在面对的问题——如何保证人工组件固定在骨头上，使植入物不会松动。胶水无法黏附在湿表面上。但牙医已经解决了一个类似的问题，他们能用丙烯酸骨水泥把牙科植入物固定在颌骨上，查恩雷意识到了这种材料在全髋关节置换中的潜力。在手术中，技术员将粉末和液态丙烯酸调成糊状，查恩雷将其覆盖在骨表面，然后放上全关节组件。丙烯酸填补了骨骼和植入物之间的不平顺处，并在数分钟内硬化。这种“水泥”使组件和骨骼之间接触面可以均匀广泛地来回受力。它确实能用，而且今天还在用。顺便说一句，应用在各种制品中同样的丙烯酸材料商品名叫亚克力（Plexiglas）或合成树脂（Lucite）。

困扰查恩雷的另一个问题是细菌。经过一个大创口，植入这么大的金属和聚乙烯部件，极大地增加了伤口感染的风险，那样的话必须再移除这些部件，而病人的状况还不如当初就切除掉大腿骨的病变处。细菌难免会漂浮在手术室里或者黏附在手术器械上，然后被转移进伤口。查恩雷对此三管齐下。他设计了一种“太空服”，所有手术室工作人员都要穿。每一件有一个通风系统，让使用者虽然从头到脚都与手术室空气循环隔开，但仍能保持舒适。然后查恩雷为手术室通风系统装了高效过滤器，让进入手术室的空气能过滤掉大多数细菌和灰尘颗粒。此外，过滤后的空气还被导向“层流”模式，这样手术切口附近总是房间里最干净的空气。

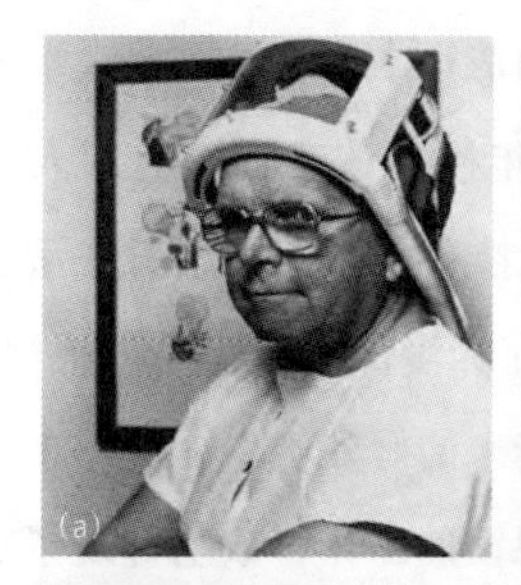

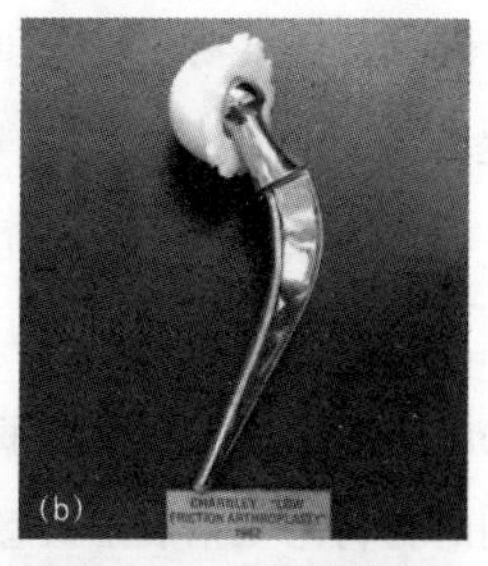

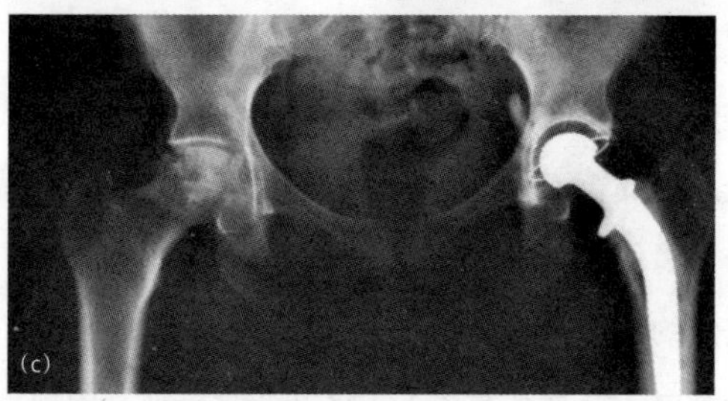

（a）约翰·查恩雷爵士在手术间隙掀起了他防感染的“太空服”帽子。（b）人工髋部由一个固定在骨盆上的聚乙烯杯和一个插入腿骨的金属球-柄组成。（c）这张X光片显示了新髋部组件，钢丝标记了臼杯的位置。图中植入物是根据查恩雷成功的初始设计改进的诸多设计之一。（a）国家医学博物馆；（b）汤姆·施马尔泽里德，医学博士；（c）国家关节炎、糖尿病、消化和肾病研究所。

到60年代末，查恩雷已经解决了上述问题，而且全髋关节置换术也变得安全实用了。世界各地的骨科医生纷至沓来，向他学习手术过程。在带上一套查恩雷器械回家之前，他坚持要他们上一个为期两天半的课程，涵盖了他的工作方法，不仅能重复查恩雷的外科技术和结果，而且还要复制他的细致记录，以供未来分析之用。

全髋关节植入物的成分和形状不断完善，植入手术的技术也不断改进。今天，每年接受该手术的美国人超过30万，近1%的美国人至少置换了一遍。在改善生活质量方面，它与高血压的药物治疗、慢性肾衰竭的透析治疗、冠状动脉疾病的支架和搭桥带来的好处不相上下。

别的骨科医生拓展了查恩雷的工作，成功开发了膝关节和肩关节的类似替换物。当其他方面都很健康时，严重的关节炎和疼痛的大关节是非常磨人的疾病，每一次活动都会让患者痛苦不堪。查恩雷对现代医学的不朽贡献使他被授予了爵位。

虽然约翰爵士的贡献在生前得到了承认和嘉奖，其他骨科先锋就未必那么幸运了，这并非骨科独有的现象。纵观历史，时人往往忽视贬损原创思想家。伽利略就曾因提出地球不是宇宙中心而遭软禁。我不知道有没有骨科先驱遭到过软禁，不过我将介绍几位先驱，他们的荣耀之路曲折而坎坷，或者压根没能走上这条路。

第一位是波兰人加夫里尔·伊里扎洛夫。二战期间，他在克里米亚和哈萨克斯坦上过医学院，然后在没有任何实践经验的情况下接受了位于西伯利亚库尔干的一个职位。这个饱受战争创伤的地区距离莫斯科近2000公里，远离所有设施完善、医学先进的中心地区。这个地方充斥着骨折感染无法痊愈的伤兵。在需求巨大、资源匮乏而且没有先入之见的情况下，伊里扎洛夫开发了一种外部固定装置，可以在愈合期间支撑骨折的胫骨或大腿骨。就像过去别人做过的那样，他把针垂直于骨折处两侧，针头远远突出皮肤。他将这些针连接在围绕肢体的金属环上，环有些高于、有些低于骨折处。随后伊里扎洛夫用纵向金属条把所有环固定起来，完成了外部固定器。他的装置与此前不同，因为伊里扎洛夫用螺纹杆作为纵向支柱。

1955年，伊里扎洛夫成了西伯利亚前线的创伤和骨科主任。稀缺的资源意味着随机应变。他用自行车辐条来做穿过骨骼的针。伊里扎洛夫把这个结构比作自行车轮，骨头两端是轮毂，用穿过轮毂到轮圈的辐条完全稳定住。

通过固定器让骨头断端避免移动、彼此接触，成骨细胞最终能够愈合骨折。但骨骼的间隙是个问题，因为成骨细胞只能跨越一点儿距离，它们没法飞跃峡谷。为了弥合缝隙，伊里扎洛夫用扳手缓慢调整环绕螺纹杆的金属环，使其彼此靠近。

伊里扎洛夫向骨折后出现缝隙的患者演示了如何在家进行这些连续调整。这会持续数周。一个糊涂了的病人调反了方向，一直在拉开断骨间的间隙而不是合拢它。令伊里扎洛夫意外的是扩大的缝隙形成极为缓慢，结果骨头还是愈合了。骨头以常规的成骨细胞生产胶原蛋白和羟基磷灰石的方式愈合。这些微型劳动者忙着自己的活儿，没发现它们的工作量正在膨胀。

其他外科医生也曾通过外部牵拉来延长肢体，但他们一直使用病人身体其他地方的骨移植物，填充延长后的骨骼缺口。这需要额外的手术来获取移植物，可能会造成供体部位的疼痛、变形或失能。福至心灵的伊里扎洛夫意识到，通过将断骨两端极为缓慢地分开——每天调整六次，总共移动少于 1/16 英寸[1]的距离——新的骨头会自行缓慢填充空缺。（就好像猛拉甘草棒会断，慢慢拉，它就会延长。）此外，伊里扎洛夫认识到这个技术还可以用来矫正缩短、旋转或成角度愈合的骨骼。（慢慢弯扭甘草棒，它就会扭转或弯曲。）

伊里扎洛夫广泛应用这种方法，他的病人称他是“库尔干的魔法师”。尽管如此，莫斯科的医疗机构认为他是个江湖郎中，对他鹊起的声名不屑一顾。直到 1965 年，俄国跳高运动员瓦列里 · 布鲁梅尔在一次摩托车事故中摔断了腿，情况才发生了变化。当时是他拿到奥运金牌的一年以后。在莫斯科花了三年，经历了多次不成功的手术以后，布鲁梅尔来到库尔干，让伊里扎洛夫接手治疗。这个

1 约 0.16 厘米。——译注

运动员恢复得很好，在跳高时达到了6英尺9英寸[1]的高度，虽然比他创造的世界纪录少7英寸[2]，但对一个因伤病多年不良于行的人来说可说令人敬佩。

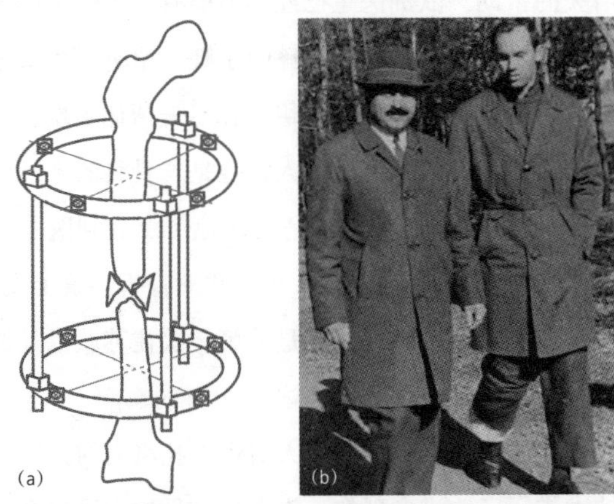

（a）这种外框最初用自行车辐条固定在严重受损的骨头上，这种对复合体骨折治疗方法的革新，解决了传统疗法做不到的问题。（b）发明者加夫里尔·伊里扎洛夫医生（左）与他的著名患者、奥运会金牌跳高运动员瓦列里·布鲁梅尔。布鲁梅尔右腿有一个伊里扎洛夫装置。（b）医学博士，斯维特兰娜·伊里扎洛夫。

即使成功治疗了布鲁梅尔，伊里扎洛夫的贡献仍然没有得到应得的认可——尽管他的中心在20世纪70年代已

1 约2米。——译注

2 约0.18米。——译注

经扩展到了有24个手术室、168名医生和大约1000个床位，成为当时世界上最大的骨科中心。

接下来到了1980年，一名意大利冒险家前来寻求伊里扎洛夫的帮助，欧洲医生已经对他能有一条健全的腿放弃了希望。这位登山者十年前摔断了腿，留下了久未愈合的骨折，还缩短了1英寸[1]。在伊里扎洛夫帮他实现了骨折愈合和增长后，心怀感激的病人称他是“骨科的米开朗琪罗”。回到欧洲以后，病人的情况震惊了意大利医生，他们随后邀请伊里扎洛夫在1981年的欧洲骨折会议上发言。伊里扎洛夫做了三次讲座，这是他第一次在苏联以外的地方介绍他的工作。他获得了长达10分钟的掌声。

在接下去的几年里，其他人对伊里扎洛夫的外固定硬件和技术进行了改进。现在，许多患有骨折无法愈合（骨不连）、长度不足、成角或旋转移位畸形的肢体，都可以免于截肢，这要归功于那个把扳手转错方向的病人。虽然这样的事谁都有可能做得出来，但需要一个天才认识到其中的意义，并理解逆境只是另一种机遇。

在介绍下一位骨科巨人渡边正毅之前，先介绍一些背景。也许，原始人刚开始直立行走以后没多久，就因为能

1 约2.5厘米。——译注

看得更远而增长了好奇心。好奇心使他们凝望洞穴，趴在地上窥视獾洞。然后打量研究家人的嘴巴和耳朵眼儿。许多代以后，他们的后人开发了金属管，能通过人类的天然窍穴窥见内部构造。一个最开始的问题是光线：火炬虽能照亮洞穴，但在肛肠科诊所里可用不了。

1879年，爱迪生发明的灯泡改变了局面。仅仅7年以后，两个德国医生就用钢管头上的小灯泡照亮了膀胱内部。但是灯泡仍然有发热和破碎的问题。尽管如此，充满进取心的医生们仍开始在皮肤上开孔，用灯管探索腹部和胸部。1912年，丹麦医生塞韦林·诺登托夫将之拓展到关节，并发明了关节镜（arthroscopy）这个术语。世界各地的很多研究者随后一直在改进这个技术，尤其是针对容易出现问题的膝关节。

在抗生素出现之前，结核病占据了骨科医生大量时间。在文化上需要经常蹲和跪的日本尤其如此。1918年，高木宪次开始使用膀胱镜来检查膝关节结核病。他的想法是开发一种早期疗法，避免膝关节最后完全僵硬。在接下来20年里，他设计并测试了12个版本的关节镜，其直径一直在缩小，并用上了更好的光学系统，但没有一个能完全投入使用。

第二次世界大战以后，高木的学生渡边正毅接过这项任务，继续改进设计。1957年，渡边制作了一个描述自己工作的影片，首次展示是在西班牙的一次国际骨科学会议上，然后在返回日本的路上，又向欧洲和北美的主要骨科学团体做了展示。反响只能说平平。

渡边并未由此气馁。他的第21个版本最终提供了足够的视野和良好对焦，尽管这需要他自己手磨每个镜片。1958年，这个版本成为了世界首个关节镜产品。但管尖的白炽灯泡易破裂问题尚未解决。开始有国际访客前来向渡边学习这一技术；但他们回国以后开始使用并报告结果时，来自同行的批评和嘲笑不绝于耳。

1967年，第22个版本首次采用了一种新型光缆。现在，发热脆弱的灯泡可以离术野十尺远，由数千根小玻璃线的集束把“冷光”传递进膝关节。

渡边后来又开发了至少三个版本，以进一步解决视域和照明更好、同时尺寸更小以深入小关节之间的矛盾。他最后的版本直径小于1/12英寸[1]，大概和细铁丝衣架差不多粗。后来又出现了连接在关节镜上的微型电视摄影机。电视监控能显示图像，让房间里的住院医师、护士和学生都能看到外科医生看到的东西。他们再也不用在外科医生眯着眼睛看狭窄管线末端目镜的时候干瞪他的后脑勺了。患者清醒以后也可以看，家属甚至能以后在视频回放中得

1 约0.2厘米。——译注

到无尽观赏乐趣。好吧也不算无尽，可能几分钟吧。

关节镜和观测设备设计的进步引发了国际关注。起初的每个手术都是为了诊断，紧接着外科医生开始对关节进行开放探索，直接观看并治疗关节镜揭示的病变。微小的镊子和刨削刀，从手动发展为电动，使关节镜可以像做诊断一样提供治疗。现有技术和器械甚至允许外科医生在关节内进行缝合。这些微创手术让康复更快、更成功。因为膝关节很大，创新就从这里开始发展，但现在的骨科医生已经常把这些技术应用在肩、肘、腕、髋和踝关节。毫无疑问，我们拿着火把和棍棒的穴居人祖先，想必会为他们开创的这一事业感到高兴。

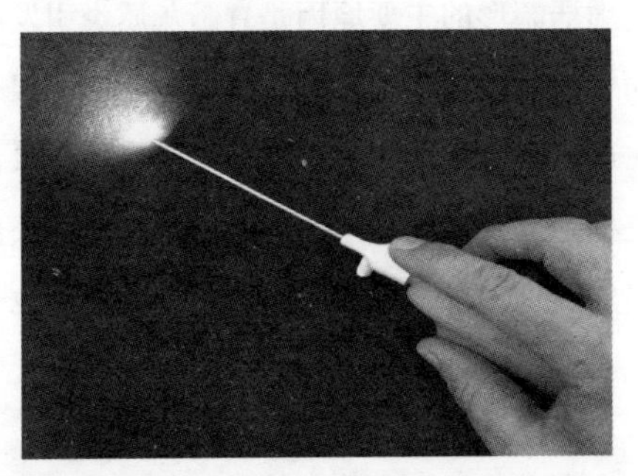

自渡边正毅的开创性工作以后，关节镜经过长足发展。这个现代样本直径小于 1/8 英寸[1]能进入手足部的小关节。NanoScope。

1　约 0.3 厘米。——译注

20世纪50年代，大约是在约翰·查恩雷在英国完善全关节置换的同时，美国人保罗·哈林顿也在处理一个麻烦的脊柱问题。简单介绍一下：蛇的脊柱能反复侧向扭动滑行。相比之下，人类的脊柱就没那么灵活。它可以左右弯一点点，但通常当人站直的时候它就是直的。如果人类脊柱发生侧弯，在刻意站直时也不会消失，这种弯曲就是不平衡的，并且有可能会继续发展，导致身体变矮、出现难看的驼背，并造成肋骨扭曲挤压到内部的心肺器官。

这一疾病危及血液循环和呼吸之后，可能会缓慢导致死亡。这种侧向的脊柱弯曲称为脊柱侧弯。20世纪中期，导致这种虚弱畸形的主要原因是脊髓灰质炎引发的肌肉不平衡，而骨科医生想了很多脊柱拉伸运动和支架来矫正这种畸形，或者至少阻止它的进展。你或许能想象，他们用的金属支柱、皮带和马鬃垫，最终都没法维持头部与骨盆对齐。当然更别提舒适性了。手术矫正的尝试也一样令人痛苦。

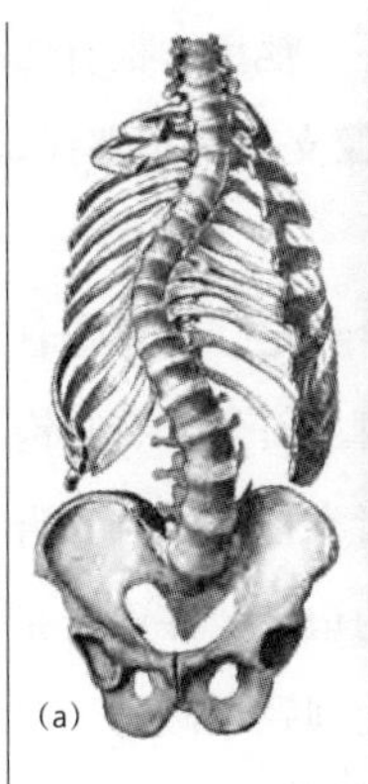

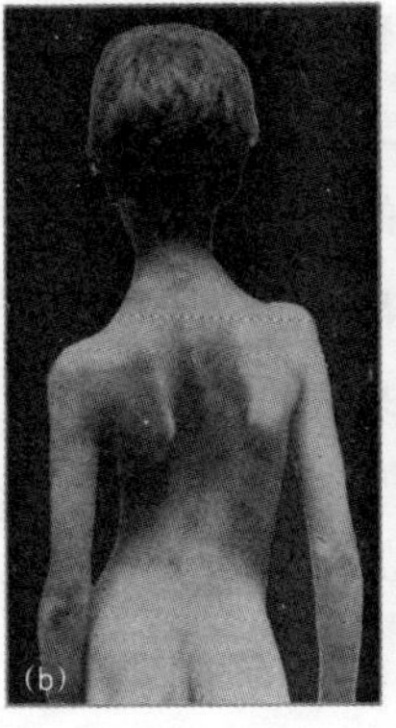

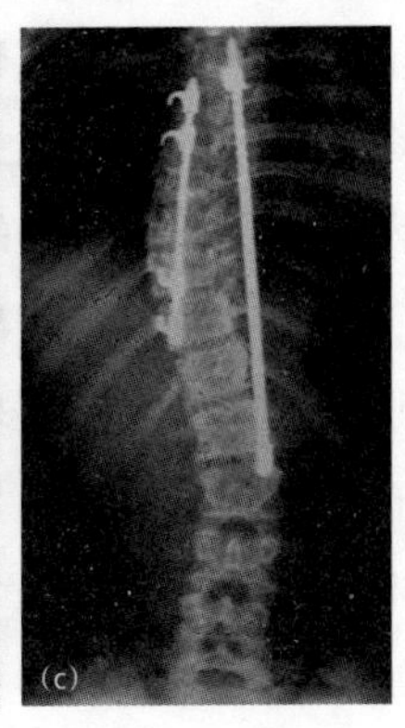

（a）（b）脊柱侧向很难看，会扭曲肋骨，压迫心脏和肺部。（c）哈林顿矫正棒撑住凹处、挤压凸处的脊柱，从而稳定脊柱，改善其功能和外观。（a）罗伊尔·惠特曼，《骨科手术论文》，1903；（b）约翰·里德隆，休·欧文·托马斯和罗伯特·琼斯，《骨科手术讲义》，1899；（c）保罗·R. 哈林顿文献，堪萨斯大学医学中心。

虽然不是刻意为之，但保罗·哈林顿恰好在正确的时间地点改变了历史。他在堪萨斯州长大，在堪萨斯大学参加三连冠篮球队，然后加入了医学院并在堪萨斯城完成了骨外科住院医师培训。“二战”时他在海外服役，归来后工作机会非常少，最后在休斯敦找到了一个别人都不想要的工作——脊髓灰质炎诊所的外科医生。

脊髓灰质炎当时是流行病，其病毒成因当时还不为世人所知，预防性的索尔克疫苗要等十年后才会问世。哈林顿遇到了许许多多患有脊髓灰质炎后脊柱侧弯的儿童和青少年，他和诊所的支架供应商联手制造了不锈钢钩子，哈林顿将其手术固定在脊柱的侧弯区域上下。他用一根有凹刻的杆子连接钩子，把脊柱拉直，就好像支起汽车那样。然后让这些器械涵盖的区域融合起来。

手术后病人一直都不能动，直到融合稳定。这意味着卧床休息数月，接下来从下巴到臀部都打上石膏。有时钩子会脱落，杆子会断，感染会发生，或者脊柱不融合。哈林顿毫不气馁，为每个病人都做了细致的记录，并逐渐完善了器械、手术技术和术后护理方案。他细致入微的工作最终将数百名患者的并发症概率从77%降到了0。

1958年，他在美国骨外科学会年会上介绍了他的成果，这些标新立异的做法遭到了人们的惊讶、怀疑和嘲笑。但有些骨科医生选择试一试。哈林顿坚持要这些人先来拜访他并观察这个过程。人们逐渐开始接受他的工作。1960年，《时代》杂志报告称："有些疾病本身可能还比不上治疗它的痛苦。脊柱侧弯就是一个典型的例子……治疗太过于折磨，以至于就算为了能让孩子不必陷于永久畸形，也无法说服（父母）进行治疗。上周，休斯敦外科医生保罗-哈林顿博士那种新的、快乐些的方式正在转变人们的想法。"

和大多数创新一样，哈林顿那一套已经被更先进的系统替代了。现在的器械能提供即时稳定，术后不再需要卧床休息和支撑。新器械还能在保留脊柱前后自然曲线的同时，矫正可怕的侧向弯曲。尽管小儿麻痹症在工业化国家已几近消失，但哈林顿的开创性工作对脊柱损伤和其他原因引起的脊柱侧弯仍有意义。哈林顿有意无意地去了需要他的地方，而他的勤奋产生了回报。因为从未为这些大胆而巧妙的设计申请过专利，他个人并未获利，但社会从中受益匪浅。

查恩雷、伊里扎诺夫、渡边和哈林顿这些人，通过不断在工作室改进设备、在手术室改进手术技术，推动了骨外科的发展。另外两位先驱者则是在研究实验室中取得的成就。

马歇尔·乌里斯特在“二战”中服完兵役，然后在波士顿完成了骨外科住院医培训，回到了家乡伊利诺伊州，在芝加哥大学任教。在那里，他与一位生理学家合作，将实验室研究重点放在骨生长和骨移植上。乌里斯特注意到，新骨不仅会在移植物周围形成，而且有时也会在一些距离之外的肌肉组织中形成。他推测，一定有某种化学信号在刺激局部细胞开始生产骨质。那以后他就把研究方向转向分离和鉴定这种信使。20世纪50年代中期，乌里斯特搬到了洛杉矶，并在加州大学洛杉矶分校度过了接下来的职业生涯。

乌里斯特的研究助理定期去屠宰场，搬回来数百磅牛骨。乌里斯特会指导他们将骨头粉碎后加工，首先去除钙质，然后分离蛋白质。一次次重复这个费劲的过程，最后乌里斯特终于成功把山一样多的骨头缩成试管底部的一小点骨刺激蛋白。当被注射到肌腱、大脑和脂肪中时，这些称为生长因子的氨基酸链将诱导局部细胞形成骨骼。

乌里斯特将这种生长因子称为骨形态发生蛋白，如今全世界称之为BMP。然而描述和测试BMP有效性的工作进展缓慢，因为数量太少而且分离和提纯需要数周之久。有一位研究人员误打误撞，发现了一条捷径。此前，分离步骤都是在室温下进行的。这位助手想在完全处理好一批骨头之前出去一个周末参加露营，于是将混合物冷藏后离开了。到了下周，这堆东西产生了远超以往的BMP产出量。

过了段时间，乌里斯特、他以前的研究员，以及另一些人，确定了BMP的具体化学特性，结果发现这是一个紧密关联的生长因子家族，所有成员都能刺激骨形成。研究人员目前正在迫使细菌生产BMP，如今BMP已经可以买到，并被批准用于临床。它能加速顽固性骨折愈合，并在治疗下背部和颈部疼痛时加强脊柱的完全融合。在脊柱融合中，外科医生现在结合了专门设计的、将椎体牢牢固定在下一个椎体上的硬件，与BMP预混的异体骨移植物。这些进步大大提高了这类通常风险不小的手术的成功率。我想知道，要是实验室助理那个周末待在家里，我们的今天会变成什么样?

同样在20世纪中叶，也是上述骨科巨头进行创新的同一时代，杰奎琳·佩里患上了其他外科医生也许觉得能终结职业生涯的残疾。但她并未气馁，改变了工作重点，最终帮助了数不清的跛行人士；而且在这个过程中，她还激励了许多女性走上骨科医生或理疗师的道路。

佩里10岁的时候就知道自己想成为一名医生，但她走上了一条迂回的道路，在加州大学洛杉矶分校学习体育。第二次世界大战爆发后她加入军队，接受了理疗师培训并在一家康复医院工作。这不太适合她，因为她感到有些治疗指令并不正确，希望可以做出自己的决定。在这种不安驱动下，她去读了医学院并于1950年毕业，接着是骨外科住院医的培训。她是获得美国骨外科委员会认证的首批10名女性之一。

佩里医生接受了南加州兰乔·洛斯·阿米戈斯康复医院的职位，并在那儿工作到了她94岁去世的前一周，即使在晚年，她因帕金森病而不得不坐轮椅。在她刚开始工作时，脊髓灰质炎很猖獗，因疾病虚弱到呼吸都困难的孩子被放在铁肺里。他们显然过于脆弱，因此无法经受任何有望让他们坐起来、并缓解呼吸障碍的脊柱稳定手术。弗农·尼克尔医生和他的新同事佩里医生开发了一种奇怪的装置支撑这些脆弱的颈部，使用一种外部钢条，它从拧在头骨上的金属环延伸到贴身穿在胸前的背心。（尽管看起来很可怕，这些螺丝是在局麻下安装的，它们并未完全穿透头骨，后来也不疼。）

稳定了颈部以后，尼克尔和佩里就可以安全进行手术，用骨移植物连接不稳定的脊椎。这个进步是革命性的，但佩里医生的外科手术生涯却结束于她自己的颈部问题：她开始经历每次转头就严重头晕的症状。

她没有放弃，转而关注兰乔另一个非常普遍的问题——因脊髓灰质炎、脑瘫、中风或其他神经肌肉疾病引起的跛行。在余下的漫长职业生涯中，她是个不屈不挠的问题解决者，不断往返于实验室和诊所。她研究了正常和非正常步态，写下了关于该主题的权威论著，并成为运动领域的专家。现在，那些患有终身问题的人可以获得科学的手术及非手术治疗了。同样受益的还有那些关节损伤的康复者，和想要改善体态的运动员。比如，佩里医生并不打高尔夫球，但她观察了一位物理治疗师的挥杆动作后提出了改进建议。这些建议很有用。

佩里医生对知识的渴求和帮助病人的热情充满感染力，尽管同事和学生对她的描述各自不同，认为她“严肃而实际”“急迫而严厉”，但她表现出了“严格的爱”，对那些来到兰乔向她学习的女性骨外科医生和理疗师们产生了重大的影响，塑造了她们的职业生涯。她们敬重且恰如其分地称她为“骨科贵夫人”。

成千上万的骨科先驱，具有查恩雷、伊里扎诺夫、渡边正毅、哈林顿、乌里斯特和佩里等人表现出的好奇心、创造力和坚韧不拔的精神，推动了对骨病和治疗的理解。一桩丰功推动下一桩伟绩。接下来是一些例子。

第7章
骨科学创新

想象你拿球、执笔或扣扣子的动作。你有没有注意到，当你在做这些动作的时候，大拇指的接触面是与其他几个手指相对的。在这个姿势下，它与其他手指自由相对，从而使人能够投掷击打、签支票和穿衣服。因为拇指可以在这个位置上内外活动，我们称之为可对握的。人类不太注意或感激拇指的奇妙活动；但当它结合了巨大的脑、又酝酿几十万年以后，文明就诞生了。在可对握拇指的帮助下，人类从在洞穴墙壁上画画到发推特，从朝着饿狮丢石头到与老虎队打棒球，从缝制兽皮到操作缝纫机，不过就是时间问题罢了。

人类所制造的一切有赖于我们的可对握拇指。许多语言里都有对它的赞美。波斯语的“Shast”意为“60”和“拇指”，表示它占了手部功能的60%。在土耳其语中，拇指是bas parmak——“手指之首”。在拉丁语中是pollex，衍生自pollere——“强”。艾萨克·牛顿曾经赞叹说，“即使没有任何其他证据，仅凭拇指就能说服我上帝的存在。”

由于这根奇妙的手指支出来的方式有点笨拙，而且参与到大多数手工活动中，它有很高的受伤风险。当人们遭受严重的拇指残疾时，他们立即就会体会到文明有多复杂，失去拇指后的互动又有多困难。相比之下，失去其他四根手指当中任何一个，其他三根都能很好地完成原来四个手指的工作。

手外科医生了解拇指的重要性，在必要的时候他们会彻夜工作，只为修复受伤的拇指。有时候，完全截断的拇指可以成功接回去。虽然再植的拇指在感觉、活动和力量上都不如原装的，但总比没有拇指要好。

当手术无法修复或再植这个关键部位时，有三种主要的重建技术可以用。我称之为去讨、去借或者去偷。去讨，就是外科医生和患者去说服（乞讨）拇指的残端延长。外科医生把钢针穿过残骨，把针连在一个可延展的钢制框架上，切开针之间的骨头。然后利用一个类似伊里扎诺夫式的旋钮，患者在6~8周的时间里每小时少许加长一点框架。骨头和周围的肌肉、肌腱、神经和皮肤不知道它们被拉长了。它们只知道这会儿发生了快速生长，得赶紧跟上。

当大拇指长到差不多的长度时，外科医生会在缝隙中插入移植骨。这种拉长手术的优点是避免了去借或者去偷。缺点是拇指指甲和任何缺失关节仍然是没有的。

第二种技术利用了食指、中指、无名指和小指功能差不多，少了一个并不像失去拇指那么痛苦这一点。所以当不可替代的拇指没了，旁边又有四个无所事事的小伙伴，该怎么办呢？借一个嘛！因为距离近的缘故，通常被调用的是食指。外科医生截短食指，并将其旋转到拇指的位置。这个过程比残端延长术复杂，而且结果会只有四个手指。优点是新拇指有指甲，而且恢复期短。

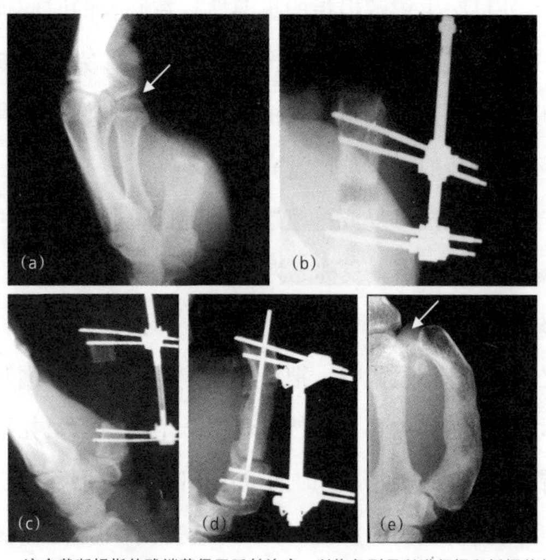

这个截断拇指的残端获得了延长治疗，以恢复到足以进行捏和抓握的长度。(a) 治疗前，拇指残端明显短小，可与食指第一节（箭头）相比。(b) 首次手术时，置入分离装置，切开骨头，把两端轻轻拉开。(c) 在 6~8 周的时间里逐步拉长牵引装置上的螺杆，把骨头拉得更开，带着皮肤、肌腱、神经和血管一起增长。(d) 第二次手术中放入来自髋部的骨移植物，填充拉长两端的空缺。(e) 一旦骨移植物愈合，即可移除这些装置，可开始功能性活动。箭头表明与治疗前相比的长度。

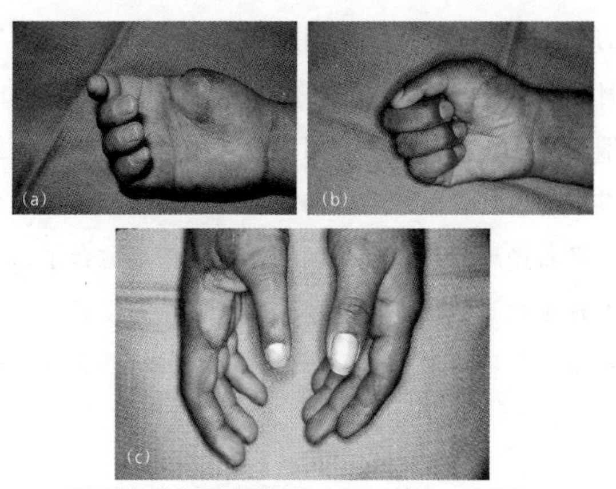

截短并转动食指重建拇指的术前（a）和术后（b）（c）图像。

但有些时候同一只手可能会缺失多个手指，或者患者有必须保留5根手指的需求。无论是没有拇指残基可供乞讨，或没有手指可以借用，这种情况下外科医生还可以去“偷”。被盗者是大脚趾，它的形状和拇指几乎一样，所以是最受欢迎的目标，不过没了它会留下一个难看的犯罪现场。偷第二个脚趾的话，拇指就会显得非常小，但脚可以相对好看一点，因此在室内脱鞋的文化中经常作此选择。无论失去哪个脚趾对所有者走路和跑步都影响很小。

把脚趾移植到手指上的手术会持续5~10小时，需要熟练的显微手术技艺。在脚上，要识别和分离脚趾的神经、动脉、静脉和肌腱，并与骨头一起切下。然后精心切下的脚趾再被接到手上，把相似的组织分别相连。医生将趾骨和拇指骨残基固定在一起，通常是通过钢钉。血管一般只有 1.16 到 1/8 英寸[1]粗，用几乎看不见的缝合材料精准缝合。经过精细缝合的血管允许血液经过但不会渗出。随着循环恢复，骨头两端无忧无虑地愈合了，丝毫没发现手和脚的部件混在了一起。几个月以后，新的神经纤维长进移植的脚趾，提供了知觉。有些人称这种组合为“脚指（thoe）”。

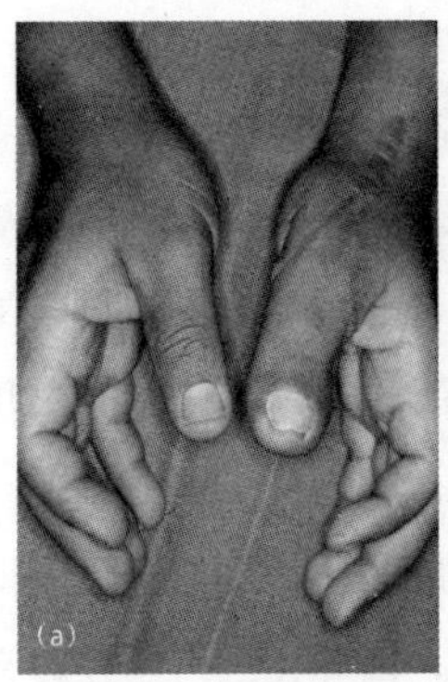

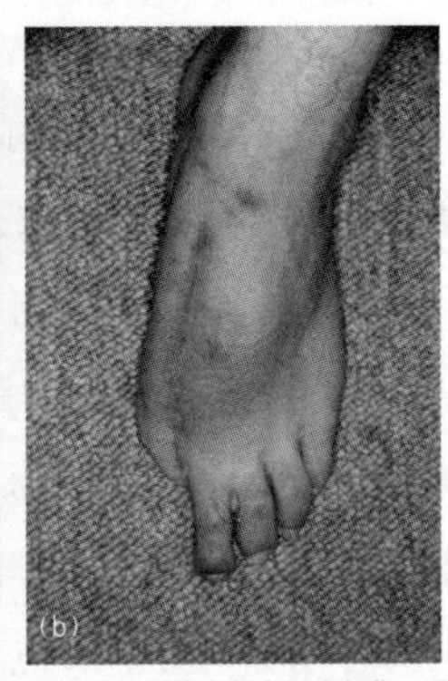

这名患者接受了大脚趾移植手术以重建因创伤截去的左手大拇指。虽然失去了大脚趾，但他的脚部功能完全正常。

1 约 0.16~0.32 厘米。——译注

◆◆◆◆

你是否还记得，在骨科刚开始发展的18世纪，儿童是这门学科的核心。医生们的治疗重点都是非手术性的，集中在结核病、脊髓灰质炎和佝偻病的骨病上。随着这些疾病消失，以及全麻和无菌技术进展，手术变得安全起来，更多复杂疗法成为了可能。一种应用是用伊里扎诺夫的外固定器帮助矮个子长高。

意大利的骨科医生把伊里扎诺夫的技术引入了西方世界，用于骨折管理，随后又开始用它帮助极矮的人长高。确实，有些人认为这不过是外观改变，但也有人认为就极端矮小者的整体福祉而言，长高一些是很重要的。早期手术技术需要双足都用上外固定器，切开中段胫骨，然后在数月时间里缓慢拉长2~3英寸[1]。等延长的骨骼长到足够强壮、能够支撑体重，外固定架还要再放置数月。下一步手术中，有些患者会选择再延长大腿骨。好处是这样一来他们也许能达到5英尺[2]身高。坏消息是，他们的手臂会看起来短得不成比例。因此，有些人还要再继续对上臂骨做类似的增长。皮肤感染可能会跟着钢钉的针头侵入骨骼。因

1 约5~7.6厘米。——译注

2 约1.5米。——译注

此，必须小心清洁钉头穿破皮肤的部分，对任何针头部位的感染也要尽早积极治疗。否则，手术可能会得不偿失。

近年来，外科医生缩短了伊利扎诺夫固定器所需的时长，他们使用一种内置于中空骨头的支撑杆来稳定拉长的脆弱骨骼。缩短在固定器中的时间，不仅提高了便捷程度，也降低了沿针头发生感染的风险。有一种增长骨骼的先进技术不再使用外固定器，而是植入一种自伸长的杆子。通过在定期用磁铁抵住杆子外的皮肤，轻微旋转腿部，可以让杆子伸长一点点，把断端彼此分开。

你或许想象得到，为矮小者所做的骨骼增长术充斥着并发症，只有那些极为坚强而且有充分家庭支持的人才坚持得下去。拉伸太慢，骨骼没增长多少就愈合了。拉伸太快，骨骼的断端就无法及时愈合。而且，肌肉、动脉、神经和皮肤也需要时间去响应增加的骨骼长度，所以必须做高强度的理疗来维持关节灵活性和相邻软组织的适应。这种疗法不适合胆小的患者、家庭或者骨科医生。

下一个手术可能也不适合容易害怕的人。它主要是给膝盖附近患有恶性骨肿瘤的儿童；虽然这个手术很罕见，但这个例子说明了骨科医生怎样因地制宜。

骨肿瘤通常发生在快速生长的骨骼上，因为这里的细胞分裂次数最多，错误也最容易发生。在青少年身上，这就意味着膝关节交汇处的骨骼。传统上，对这一区域骨癌[1]唯一的有效治疗，就是在靠近髋部的地方截肢。这让青少年只剩下一段短小的大腿残肢，而且只能难看地跛行，因为失去膝盖和踝关节后，人工假肢会很难用，慢慢走都会很快感到疲劳。尤其对青少年来说，这种耻辱感可能造成生理和心灵上的双重打击。

有一个别出机杼的解决方案是：开始先移除膝盖附近的癌变骨骼，但保留周围的肌肉、肌腱、神经、血管和皮肤。如果到此为止，腿和脚不连着，下肢仍然没有功能，和膝盖以上截肢没区别。当然，骨骼之间的缺口可以用余下骨头的上下两端相接来弥合。这么一来能恢复肢体下端的稳定性，但这条腿没了膝盖，而且非常短。而且穿短裙的话裙子底下就会支出一排脚趾，或在裤腿里面朝外凸起——这可不是青少年能轻松接纳的外形。

接下来就是骨科的魔术了。在弥合两端剩下的骨骼之间空隙之前，儿童矫形外科医生会将脚和足踝旋转 180 度，让脚跟向前、脚趾向后。皮肤、肌肉、神经、血管可以耐受这个程度的转动，就像手外科医生截短食指、把它移到拇指一样。在旋转之后，踝关节接下来就可以当膝关

1　此处应指原发性骨癌，常见为骨肉瘤。中文术语中，“癌”往往指上皮细胞来源的恶性肿瘤。作者未特别指明，因此仍按原文译为骨肿瘤或骨癌。——译注

节用，而原来的脚可以套进一个带脚的人工小腿。第一次听说这种技术的人通常的反应都是“怪诞”和“诡异”；但新的膝关节方向是对的，而脚趾朝下插入义肢以后也不会露在外面。现在，有一个正常的膝盖和一个踝关节转型的“膝盖”，当事人可以近乎自由自在地跑步和滑雪。你可以去YouTube上搜索“旋转矫形术”（*Van Nes rotationplasty*）。视频能清晰展示那些言语难以描绘的概念和效果。

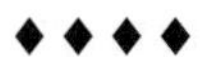

在过去的那些年代，成年人通常无法活到得癌症的年纪。他们常常年轻的时候就死于结核、霍乱、鼠疫、伤寒、流感等各种传染病，在现在的工业化国家，这些疾病要么偃旗息鼓，要么已经消失。而且，历史上当某人身患骨癌的时候，它可能已经扩散到了重要器官，来不及发现主要来源或进行任何治疗，这个人就已经死掉了。即使早期发现，唯一的疗法就是迅速截肢，然后终身使用拐杖或轮椅。

在当代，即使后果没有那么可怕，骨癌仍然会有两种发展方式。它们可能会出现在骨骼中，特别是在青少年膝盖附近。这些是“原发性”恶性骨肿瘤。大多数是因为成骨细胞/破骨细胞，或松质骨内部的造血细胞的分裂出错。“继发性”骨癌产生于身体其他组织，通常经血液扩散到了骨骼。

如果骨癌被发现得早，是有可能保住肢体的，这经常需要多学科方法，结合手术、放疗和化疗。挽救肢体能保留的功能远比截肢和安装假肢要好。前述膝关节切除和足部旋转的技术就是其中一种保肢手术。但它只能用于膝关节附近的肿瘤，而且只能在儿童和青少年身上施行，因为年纪太大的血管可能无法承受这种180°旋转。还有其他什么保肢方法呢？

还记得约翰·查恩雷和他开创性的全髋关节置换工作吗？骨科肿瘤学家拓展了他的工作，一开始是换掉整个癌变的大腿骨。现在他们还能完全替换其他骨头。这些植入物是定制的，匹配移除骨骼的长度，包括两端的关节形表面。如果切除掉的部分包括了膝关节，植入物里也可以加入一个替代性的铰合部件。

这些金属骨骼经常发生问题，如感染、松动和金属疲劳断裂，所以大量骨和关节置换通常都只提供给需求低的患者。对于患有膝关节附近骨癌的儿童和青少年而言，切除、缩短和旋转可能更耐用一些。尽管如此，也有一些患有骨癌的儿童接受了骨骼假体，但它们可能会需要更换，有些人还要换好几次，以保持与健康一侧正常生长的腿等长。以后也许会有能和患者同步“生长”的假体。这涉及人造骨骼内部的巧妙机制，最多只需一个小手术就能允许伸长。

正如人工的心脏瓣膜、眼透镜、动脉和关节这些范例所示，生物医学工程师尽力开发能与活体结构兼容的植入物。但是，在生物学的古老裁判之下，即使最好的太空时代身体部件替换物也会最终暴露其缺点。尽管骨骼植入物确实有用，并且使许多骨癌患者免于截肢，它们也还是做不到像真正的骨头那样好用。

目前提到骨癌治疗的多种手术都是在单块骨头上的。如果疾病扩散——比如癌细胞已经影响了多块骨头，或者已经占据了骨髓内的造血细胞时，会怎样呢？

一个重点考虑对象是锶，这是一种著名陶瓷釉料、磁铁和烟花的工业添加剂，会产生深红色。有些牙膏里也有锶，在欧洲还被用于治疗骨质疏松。它能用于牙齿和骨头，是因为它的化学性质与钙相似。

锶有4种天然形式。可以把它们看作兄弟。它们都是冷静自持的社会栋梁，彼此只有很小的差异。骨骼分不清钙和锶，当它需要建筑材料的时候可以使用任意一种元素。但是当锶进入骨骼以后它就会永久待在那里，而钙则会因为心脏的需求来了又走。在我们的骨骼中，微量自然形态的锶是无害的，但它们至少有16个很讨厌且不稳定的继兄弟。那些家伙都有放射性而且有害。这既是好消息也是坏消息。继兄弟之一锶90是核爆的产物。它出现在核污染物中，而且不幸的是寿命很长。锶90在其寿命的前29年里造成一半辐射伤害，接下来29年里再加1/4，再接下来29年则是1/8。在切尔诺贝利灾难之后，锶90飘落到远至瑞典和苏格兰的牧场上，吃了这些落尘牧草的母牛把锶90带进了牛奶，然后成为牛奶饮用者骨骼中的永久组成部分。放射性可能会在数十年后导致骨癌。这当然是个坏消息，而其严重程度尚不明朗。

相反，另一个继兄弟锶89的破坏性或许可资利用。这种不稳定的亲族也具有放射性，但时间没那么长，它在7周内就放射了一半，因此一年内就做完了99%的乱。放射肿瘤专家会用锶89治疗某些骨癌。它定居在快速增殖的骨细胞（也就是癌变的那些）当中，并杀死它们。这是个好消息——定向放疗。

目前为止我提到的骨癌都是骨细胞自身的疾病，要么是成骨细胞，要么是破骨细胞。也有骨髓中的造血细胞癌症——例如白血病。这种类型的癌症是无法切除的。医生会使用结合放化疗来杀死所有的骨髓细胞。然后，他们可以通过静脉输回病人自己的健康细胞（在治疗前收集和保存），或输注其他人的健康细胞，即骨髓移植。无论哪种方式，输注进去的细胞会在松质骨里找到自己的地方，并恢复生产血细胞，但不会再产生癌变的那些。

◆◆◆◆

从19世纪中期到晚期，一系列重大进步改变了骨折治疗的一切，它们也值得一提。全身麻醉的发现和应用，让手术得以变得更为详细缜密。人们再也不会认为最快的外科医生就一定最好了。关于细菌的新知识和减少手术室感染高发的方法，也让手术不再动辄危及生命。X射线第一次让医生们看清了骨折和脱臼的确切结构，并制定相应的治疗。

尽管如此，早期用钢丝缝线、金属板和螺钉固定骨折碎片等尝试仍纷纷失败了。这些硬件往往是从木加工厂或金属加工厂直接拿来的，没人想到在我们那层防水的皮肤底下那些盐水与之并不相容。要么是金属在骨折愈合前就腐蚀了，要么人体对金属严重排斥，或二者皆有。在观察到这些结果后，人们尝试了象牙制成的钉子、板和螺丝，人体对其不那么排斥，但这些植入物太脆了无法投入使用，这对大象来说可太好了。

最后人们找到了不锈钢。冶金学家在20世纪的头几年里完善了这种材料，骨科医生则迅速采纳了这种强韧、不反应的金属为己所用。他们开始将杆子滑进中空的骨头，从内部支撑骨折处。这些杆子从火柴棒大小（稳定手足骨折）到半根铅笔的粗细长短（稳定更长的骨头）皆有。

大约同一时间，德国的格哈德·孔歇尔设计了一种内固定大腿骨的“钉子”。这种植入物截面像三叶草的形状，这使它具有固定骨折的必要硬度，同时具有足够的灵活性穿过微微弯曲的中央通道，在孔歇尔锤下去的时候到达正确位置。孔歇尔的工作为人所知，是在德国被俘的美军飞行员归国后：美国医生在X光下发现了他们骨折过的大腿上的孔歇尔钉。这改变了局面。在此之前，不幸遭遇大腿骨折的人只能在膝盖附近钻进一根针，两头都穿出体外，用绳索滑轮与床尾的重物连接。这种牵引能稳定骨骼断端，但必须卧床六周。那时骨折处已经充分连接，可以放掉牵引，用从伤侧腋下直到脚趾的石膏代替。然后患者可以拄着拐杖起身了，石膏要再过六周才能拆除。

比起内部，人们更关心应用于断骨表面的骨板和螺丝。发明家们用上了骨骼愈合生理学日益深入的进展，比如在固定骨折部位的同时保留良好局部血供的好处。现代硬件的精巧令人惊叹。第一个成功的骨板和螺钉是不锈钢；现在有些用上了钛，它和不锈钢一样耐蚀。钛还有一个对夹板很有用的性质：如果一块板是软的甚至能轻易弯折（比如像口香糖棒），它就不能那么好地稳定骨折。但如果它是完全刚性的（像刀片），它会彻底固定住骨折处，这里的羟基磷灰石晶体就再也不会发生机械变形。因此，这些钙晶体不会产生任何压电力。而没了压电力的引导，锥状切面就不能重塑并强化骨骼。这么一来，夹板承担负重时没问题，但一旦移除了骨板就不行。然后暂时失了业的锥状切面可能没法很快收到“回来上班”的消息。骨骼很脆弱。它会再次断裂。这种对锥状切面的过度保护被称为应力遮挡，而钛的应力遮挡比不锈钢固定要少，钛更放松一些。不论通过什么方式，目标就是恰到好处地稳定骨骼断端来保持骨折对位，同时要允许一些微观活动让锥状切面保持工作。

不仅所有骨板起初都是不锈钢，而且他们还都是直的（易于制作）而且很厚（强韧但笨重）。只要目标骨头也是直的，这些倒也不是问题。此外，还需要足够的肌肉和皮肤来封闭放置完笨重骨板之后的切口——这可能会有困难。现在的骨板有各种形状、曲线、厚度和宽度——都是为特定应用预制的。S形曲线和稍微扭曲的各种尺寸骨板能完美适合右锁骨。然后还有一组镜像的板子能用在左锁骨上。但这些板子对其他地方的骨折毫无用处。如果你乍一看这些骨板，会以为它们被垃圾处理机折磨了一个钟头才变得这么七歪八扭。

螺钉技术也在随着骨板的发展而进步（不过所有的螺钉都仍然是直的）。长度、中心直径、螺纹直径、螺纹间距和槽型（例如，十字槽H型、六角型、星型等）纷至沓来。有些螺钉没有螺帽，全部为螺纹，设计成可完全埋进骨中。另一些则有可以依轴旋转的头部。每种配置的6~10个螺钉放在无菌托盘上，置于器械台。经验丰富的技术人员知道每个螺丝在什么地方，确认过长度、直径和螺纹结构后，将特定的螺丝递给外科医生。

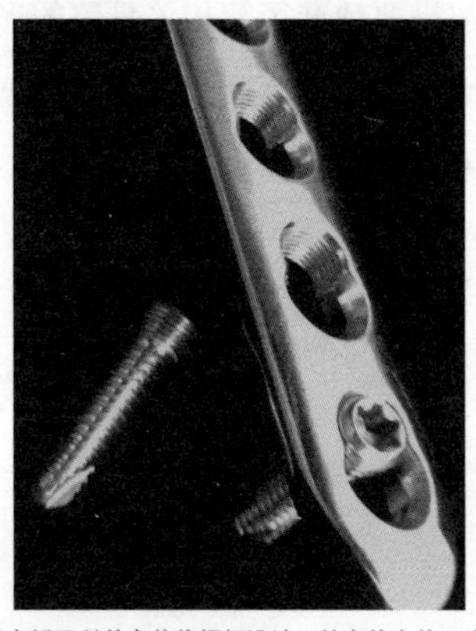

这种骨折固定板可以兼容传统螺钉设计，放在较大的、边缘光滑的孔中，也可以用头部和轴上都有螺纹的特殊螺钉。使用头部带螺纹的螺钉可以固定复杂的裂缝，以前用传统硬件难以确保固定。

另一项有趣的技术是骨板上那些孔。这些空隙看似简单，实际上经历了与骨板和螺钉一样多的检查和设计。一个最新进展是锁定螺钉技术，它让螺钉的钉轴部分穿入骨头时，头部可以拧进骨板里。这种构造能让骨骼、骨板和螺钉各部分间几乎不发生任何活动。因此，即使是患有骨质疏松症的破碎骨骼，也只需较小的骨板和少量螺钉即可固定。锁定螺钉技术带来的现况是：传统上要打上6周石膏的腕部骨折，现在通常都用骨板和锁定螺钉治疗。即使是骨质脆弱的老人，也不再需要打石膏。

◆◆◆◆

这里提到的各种新技术，从缩短和旋转骨头，到植入金属支撑物，都需要精准了解相关骨骼的形状和对位。此外，一旦开始治疗，就需要监测愈合的进展；但骨头隐于深处，我们又不想让它暴露出来直接观察。有什么折中的办法？

第8章
骨的成像

早期的解剖学家和医生对骨头兴趣不大，所以它很少得到描述，即便是有也非常粗疏。这种漠视有几个原因。从大约公元150年盖伦的时代，直到1500年之后的文艺复兴，希腊人的观念大行其道，认为理性取代了观察，所以何必去观察真货甚至画下来呢？而且，在中世纪，非急需手术也就是放放血，所以没有了解解剖学的必要。除了少数例外，教会也禁止人体解剖，因此也没有了解解剖学的机会。结果，中世纪对人体解剖学的描绘非常概括，往往是基于想象，或依据对熊或猴子的解剖。

因为在数百年时间里，理性取代了观察，中世纪解剖学家用两种方式去调和自己的发现和盖伦著作中的差异。他们要么轻视自己的观察结果，站在盖伦那一边，要么声称这一解剖结果已与盖伦的时代有所不同。比如说，盖伦写到，大腿骨是弯曲的，虽然他研究的可能是熊骨。解剖学家后来发现人类的大腿骨是直的。出于对盖伦的敬重，他们轻视自己的观察结果，推论说腿骨变直可能是因为盖伦以后的数个世纪里，人们习惯于穿着“圆筒形的下裤”。

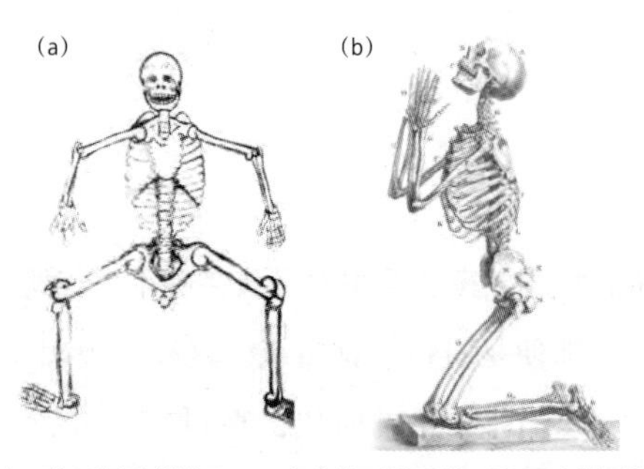

（a）一位匿名解剖学家于 1323 年绘制了这张图片，远早于人体解剖普及。胸骨画得很不写实，锁骨和肩胛骨被错误地描绘成一个固定的环，骨盆也是。（b）410 年后，威廉·切赛尔登相当详细地描绘了精确的骨解剖图像。他让人体骨骼采取祈祷姿势，以便在他的图集《骨解剖学》一书单页中放下尽量大的图。（a）J.G. 德林特，《医学史图册》（纽约，Hoeber，1926）P.27。

好在印刷术的发明帮助终结了黑暗时代。第一张已知的人体解剖学印刷品出现在1493年。在随后的100年里，欧洲的学识蓬勃发展，建立起了观察科学和第一批医学院。人体解剖，通常使用被处决罪犯的尸体，成了医学院中不多见但常规的部分。同一时期，莱昂纳多·达·芬奇、米开朗琪罗等人首次掌握了透视和阴影的概念。达·芬奇写的笔记里提示说，“表现这些肋骨时从里侧显示胸腔，另一个胸腔抬起，可见脊椎内侧。让这两个肩胛骨从上、从下、从前、从后以及朝前可见。”这种对细节的关注带来了印刷图集的发展，这些图集精准表现了人体解剖学，因此使得解剖学广为传播。到了18世纪，骨骼已经成为所有人体解剖学的视觉标志。有一位18世纪的解剖学家特别值得关注，因为他完全投身于骨头的世界。

15岁时，威廉·切赛尔登在一位著名伦敦外科医生那里当学徒。7年后的1709年，他自己成了一名外科医生。由于无法立即执业，他教授起了解剖学，并把自己的课堂讲义编纂成了一本书：《人体解剖学》。这本书获得了巨大成功，部分是因为它是英语而不是当时常规的拉丁语写作而成。这本书出了13个版本，在100年时间里一直是外科解剖学的首选资料。

基于对解剖学的深刻理解，切塞尔登成了一名熟练的外科医生——处理骨折、移除白内障，尤精于取出膀胱结石。他设计了一种新的进入膀胱的方法，能在初次切口之后一分钟内就取出结石。由于当时全身麻醉还没有出现，闪电般的手术速度不仅能缩短病人的痛苦，而且能将手术死亡率降到当时不可想象的10%。切塞尔登成了享誉英格兰甚至世界的著名外科医生。

成功纷至沓来。卡罗琳女王指派切塞尔登作她的私人外科医生。在说服乔治二世国王取消长达200年来关联外科和理发师的法案中，切塞尔登也起了关键作用。他的交际圈包括了亚历山大·蒲柏和艾萨克·牛顿。

然而他流传后世的最著名事迹，或许会有人觉得是失败之作。1733年，因为深知外科手术技巧的培养需要深入了解解剖学，他出版了《骨解剖学》。这是他原先预计的三卷本骨骼插图中的第一卷，也是唯一的一卷。《骨解剖学》花费数年时间，耗资17000英镑才得以完成。这是第一本专门讨论骨骼解剖学的书，只卖出了97本。但《骨解剖学》是解剖学、艺术和人类文化的宝藏，这就是我为什么满怀敬意在本书中引用了切塞尔登的一些图片。

在中世纪，解剖学绘画充满象征性且粗枝大叶。但在文艺复兴时期，艺术家开始理解透视和阴影关系——这些技术对于将三维对象呈现在纸上十分重要。即使是这样，艺术家的头只要稍微偏了一点，或者太想强调某一处阴影表面，就会扭曲画出来的结果。切塞尔登想要避免这些问题。外科医生需要的，是对骨骼绝对准确的表现，每一个轮廓在细微之处都要完美。医学摄影还要过一百年才会出现；在此之前，解剖和绘画是教学解剖学的唯一办法。

在切塞尔登指导下，两名艺术家完成了他的目标。这在当时的医学插图中独一无二，他们把一块骨头悬在一个三角桌上，放在一个很大的木箱前面。这个箱子一端有孔，光线可以透过它给骨骼成像。艺术家坐的位置让他们的手和头在箱子另一端，能详细跟进这个骨头在玻璃板上成像的细节，随后切塞尔登再将其转为雕版。切塞尔登那一代的人把这种装置称为暗箱。今天的人可能会认为这是一个小孔成像相机——特别巨大的那种。

《骨解剖学》在规模和优雅程度上都位居历史上最伟大的解剖图集之列。书的扉页上描绘的暗箱，预示着这部作品的精确性。蚀刻画的精美细节、在每一页上的排版，以及没有标签或线条覆盖其上，都展现了它的精益求精。切塞尔登让一具完整的人类骨架跪坐采取祈祷姿势。他这样安排这张图片的姿势，是为了体现骨骼的相对尺寸，同时能在一页上把图像放到最大。剖面图展现了骨骼的内部结构和增长方式。

切塞尔登将正常解剖学和患病骨骼的图像穿插放在一起。插图显示了腿骨骨折愈合后的畸形，梅毒造成头骨都是窟窿、枪伤后慢性感染的臂骨，以及患有关节炎的髋关节。所有这些都对医生很有启发意义。这本书少有文字。切塞尔登知道，这些图已经能说明一切。

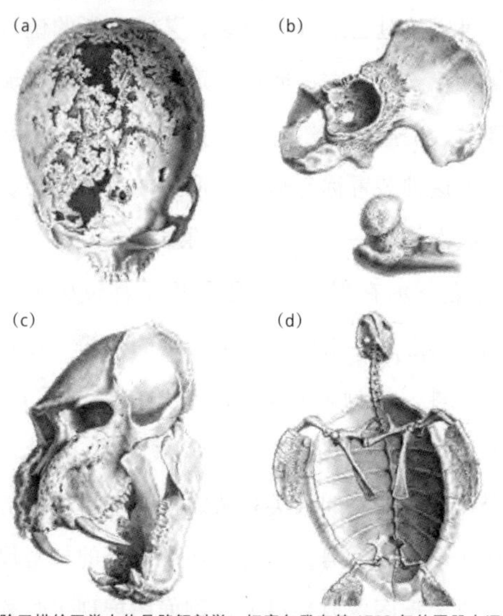

除了描绘正常人体骨骼解剖学，切塞尔登在其 1733 年的图册中还加入了一些常见骨病的图像。（a）梅毒破坏的头骨。（b）脓肿在髋关节窝上侵蚀出一个开口，破坏了关节表面。切塞尔登还描绘了其他动物的骨骼，以展示物种之间的异同：（c）老虎，（d）海龟。威廉·切塞尔登，《骨解剖学》（伦敦：W.Bowyer，1733）。

作为比较，《骨解剖学》还包括了一些其他动物的骨骼。这些动物表现了自然状态下的姿态——狗和猫互相吠叫咆哮，一只熊抓挠树皮。显然切塞尔登喜欢骨头。《骨解剖学》是他不朽的传奇。尽管如此，医学插画最终还是被摄影术取代了。在某种程度上，切塞尔登预见到了这种变化——他用来确保绘画准确性的正是（暗箱）照相机。

就像切塞尔登在18世纪的英国通过精准描绘骨骼预示了摄像术，一个世纪之后，俄国的尼古拉·皮罗戈夫预示了计算机断层和核磁共振成像可以在断层平面上获得解剖结构。皮罗戈夫学得很快，18岁就从医学院毕业，并开展了辉煌的创造性外科职业生涯。他还是一名解剖学家，在19世纪50年代出版了四卷本的《冷冻人体形态解剖学》。这本图册独有多幅精心绘制的人体横截面图像。皮罗戈夫通过将遗体冷冻，并在不同层次、不同平面上锯开，绘制出了这些图像——这正是计算机断层扫描和磁共振成像电子化实现的工作。

然而，切塞尔登和皮罗戈夫为解剖学插图所做的创新工作，其实用价值在摄影术出现后戛然而止。正如许多创新者们的点滴贡献推动了骨科学的进步，摄影术也一样，它开始于19世纪20年代。第一张医学影像是一名患有巨大甲状腺肿大的妇女，摄于1847年。在19世纪余下的时间里，摄影技术准确地记录了几千种医学疾患。

彩色摄影随之到来，然后是专门镜头拍摄的表面病变特写，以及从眼、耳、喉结肠乃至关节内部拍摄到的图像。通过显微镜拍摄照片逐渐成了常事。然而，骨骼在生活状态下的照片仍然难以获得。改变发生在1895年11月8日，这一天，在德国的维尔茨堡，威廉·康拉德·伦琴发现了X射线，并在无意中把骨科学领进了现代。

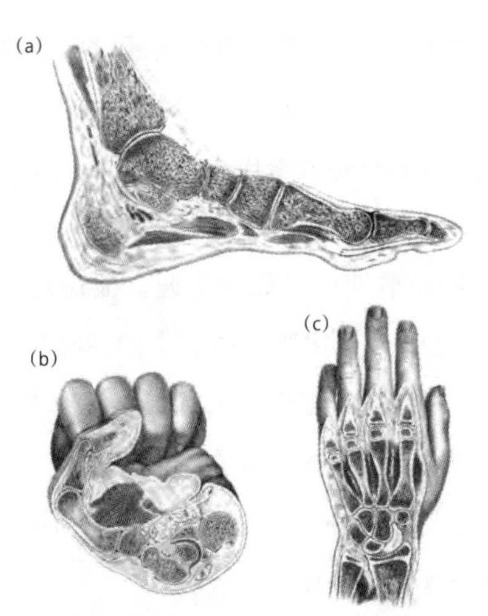

在计算机断层扫描和磁共振成像出现以前一百多年，19 世纪 50 年代，尼古拉·皮罗戈夫制作了一本横截面解剖学图集，以推进对三维解剖学的了解。尼古拉·皮罗戈夫，《冷冻人体形态解剖学》（图集，第四部分。圣彼得堡：Typis Jacobi Trey，1852—1859）。

大约在这一时期，托马斯·爱迪生、尼古拉·特斯拉、伦琴和许多人都在用真空玻璃管进行实验，试图确定电从管内一块板传递到另一块的效果。为了排除管内光造成的任何干扰，伦琴把一个真空管封闭在卡纸里，让房间变暗，又打开了一个发电机。令他大吃一惊的是，旁边有一张之前涂了感光化学品的纸板开始发光。当伦琴关闭了电流，光又消失了。周末他用数种方式重复试验并做了初步记录。在接下来的几周里，他吃睡都在实验室，研究这种他称为“X”的未知射线，这是表示“未知”的数学符号。他发现X射线能穿过不论多厚的书本，但硬币却能在感光板上投下阴影，他的手骨也是。六周以后，伦琴和妻子分享了他的秘密，她准许他给自己的手照射了15分钟，这是第一个骨科X光片。当她看到自己手骨的照片时说，“我见到了我的死亡。”一周以后，伦琴发表了他的工作，包括他妻子的手部照片，论文标题为《一种新的射线》。这立即吸引了物理学家们的注意力，他们将此事告知了非专业刊物。在伦琴公布发现后的一周里，此事一直高居头版头条。

由于阴极射线管广为人知而且容易制造，许多研究者对X射线的理解和实际应用都做出了贡献。人们对此兴趣浓厚，进展也飞快。在伦琴公布发现后不到三个月，一个积极的电气承包商和一个热切的摄影师就开张了一家实验室，提供诊断服务。一个月以后，首个放射学期刊的创刊号出版，这就是《英国放射学杂志》。只要你想得到的东西，就有人拍过X光照片。到了1898年，一本描述手部和腕部生长板的图册面世了，至今骨科医生还在用它确定儿童或青少年的骨龄。

可能让医生们感到悲喜参半的是，他们过去认为是脱臼的损伤，现在发现很多时候其实是骨折，而旨在重新对齐骨骼损伤的许多手法其实是无效的。伦琴在1901年获得了诺贝尔奖，这是首个物理学奖项。他不仅把奖金都捐给了自己的大学，而且拒绝为他的发现申请专利，从而使其能获得广泛应用。

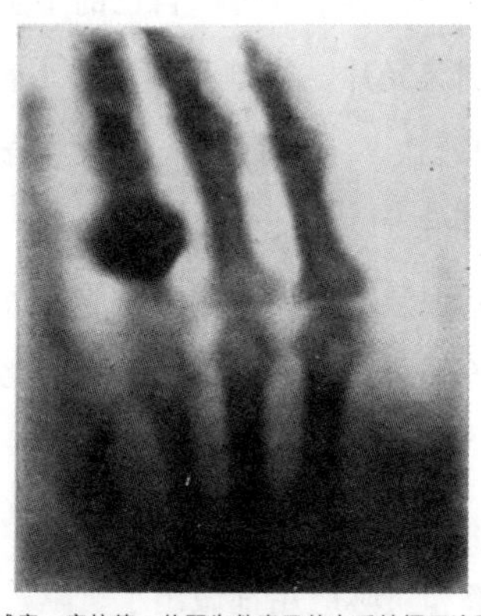

1895 年，威廉·康拉德·伦琴为他妻子的左手拍摄了这张 X 光片，包括她的结婚戒指。这是史上第一张能够永久保存的人类的放射图片。国家医学图书馆。

我猜想，当X射线处于起步阶段的时候，患者也许会问，“现在你看过了完整病史，进行了仔细的医学检测，告诉我说你很肯定是哪里出了问题。你不打算约个X光吗，医生?”这个问题暗示着对医生的诊断缺乏信任，除非他能加入时髦的高科技X射线检查。在20世纪，医生和患者都很清楚什么时候需要做X射线检查帮助诊断，什么时候用不着。例如，人们现在经常认为牙痛可能需要拍X光，喉咙痛则不需要。通常，X光片能揭示含有大量钙质的结构——钙要多到能在X射线下投下阴影。骨骼、牙齿、硬化动脉和肾结石都在此列。

医生已经知道预约X光需谨慎，因为射线会损伤活组织。当时这一事实尚有待发现，早期X射线检查的害处迟迟没有暴露出来。因为X射线看不见摸不着，人们自然地认为它们是无害的。特斯拉和爱迪生都用X射线做实验并发现自己眼睛受到了刺激，但两人都没有把自己的症状和辐射联系起来。

为了方便起见，牙医们起初拍摄牙齿X光片的时候都用手指拿住胶片。几十年以后，他们手上的皮肤变得干燥、开裂甚至癌变。我还记得在20世纪50年代，我很喜欢去西尔斯百货的鞋靴部门，用透视装置看我的脚趾骨动来动去。目前为止，谢天谢地，我还没患上足部癌症。如今，拍摄X光片的人会在开始拍摄之前走到一个铅罩后面，而且也有了普遍标准规定一个人每年和一生中能接受多少辐射，而不会产生不必要的风险。

当部分射线被遮蔽时，X光就会投下阴影，就像太阳照在虾笼的木格子上留下的可见阴影一样。如果你感兴趣的是笼子那当然正好，但如果你想了解里面的龙虾可怎么办呢？从任何给定角度你都没法看到整只龙虾。怎么办？绕着虾笼走，每30度就拍一张照片——1点钟方向、2点钟方向，以此类推。木格子会遮挡掉虾部分或全部身体，但你后面可以通过整合图像来估计虾身体上缺失的轮廓和大小。从笼子周围100个均等位置拍摄，你就能理解计算机断层扫描（CT扫描）的概念，又称计算机轴向断层扫描（CAT扫描）。

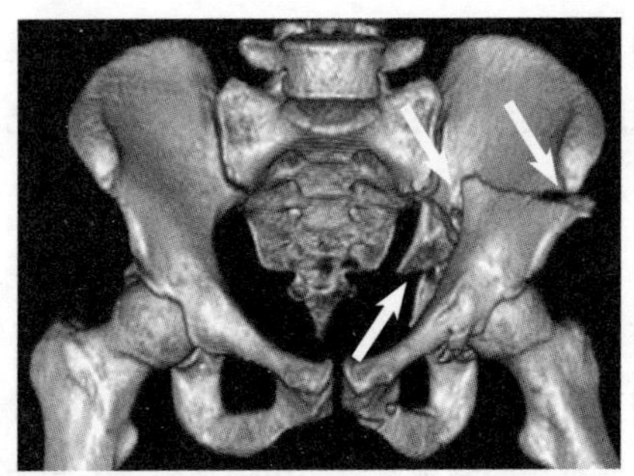

这张骨折骨盆的三维图像，是由300张二维计算机断层扫描图像叠加而成的。箭头指向的多个骨折线在一般X射线下难以看到并解释。大卫·A. 鲁宾，医学博士，圣路易斯，密苏里州。

这种成像方法于20世纪70年代出现，使英国的高弗雷·豪斯费尔德和马萨诸塞州的阿兰·科马克获得了1979年的诺贝尔奖。高速计算机的出现使CT扫描变得实用起来，它可以处理全角度X光影像，并构建不受覆盖结构遮挡的相关区域图像。起初，计算机还需要数小时来获取原始数据及创建影像。现在，图像采集和处理都只需要数秒。在骨科学中，CT扫描在两种情况下最有用。一种是被骨骼包围的软组织区域，例如从脊柱中显现的神经根。另一个是粉碎性骨折包含关节或某个复杂解剖学区域，例如骨盆。计算机生成的三维效果能帮助外科医生看清创伤并规划重建。这些影像令人瞩目且助益良多，但CT扫描的代价是大量的辐射。

当和医生一起观看一般X光影像或CT成像时，病人经常会问，“我的骨头看起来怎么样？有骨质疏松吗？”记住两个事实：首先，骨质疏松意味着骨骼脆弱多孔，因为钙含量减少而易于骨折。这会随着年龄增长而自然发生，在妇女绝经以后会加速。这年头生活在文明世界的人大概都知道骨质疏松症的危险。但第二个知识就不那么普及了：正常的X光片无法看出是否患有骨质疏松。正常X光片无法揭示骨骼矿物密度的因素，包括周围软组织数量以及照射X光的持续时间和强度。这是坏消息。

好消息是，还有DXA骨密度扫描（比“双能X射线骨吸收测量”这个名字容易说）能精确判断骨质疏松的情形。两种标准X射线束，一个低能一个高能，射向相关区域，通常是下背部或髋部。选择这些区域是因为当钙质不足时这里遭受的破坏最大。低强度的射线束大多被软组织吸收，从高强度射线效果中减去低强度的效果后，留下的就是骨吸收的X射线量。这有点像某人告诉你开车到杂货店10分钟，如果他们还告诉你走过去要多久，你就心里更有谱了。

虽然竭尽努力，我们仍然无法完全避免辐射。有些辐射天然来自太阳，有些来自地面。在飞机旅行中我们会受到更多辐射，因为高空空气更稀薄，阻挡的阳光辐射较少。这个问题给星际飞行带来了一个尚未解决的严重问题，因为路上没有任何能屏蔽辐射的大气层，而用铅板覆盖太空舱是不现实的。请保持关注，或者先别离开地球。即便如此，CT扫描一次下背部会让你脆弱的DNA受到大约70倍于单次X光胸片的辐射量；而一次胸片的辐射量相当于你在地球上晃悠12天。相比之下，乳房X射线成像的辐射暴露大约4倍于胸部X射线，而一次DXA扫描的暴露则相当于一次X射线的1%。

大多数人都同意，做一次乳房X射线检查、胸部透视或者DXA扫描带来的好处，都远远超过了射线辐射的风险。甚至，偶尔并理智规划的CT扫描也有助于你维持健康。但不要去听“我不知道哪里出了问题，我们去做个CT扫描吧”这样的建议。要记住，早年那些牙医的皮肤中损伤的DNA花了数十年才转化为癌症。同样的，不要越俎代庖干医生的活，说什么“医生，如果你预约一个CT我觉得更好。”

那机场的X射线扫描仪会怎样？旅行者走进玻璃亭子然后去起飞的那种，会对身体有害吗？不会。安检站的X射线装置强度极低，检测的是反向散射，即从表面反弹回来的散射，而用于一般胶片、CT和DXA扫描的中等强度X

射线，则会穿透身体并根据穿透的组织密度留下阴影。因为反向散射设备只对表面成像，周围呼啸而过的垂直光束只会对旅客前后侧成像，不涉及体内——有些人可能会做了全髋关节置换或打了钢板螺钉。但TSA（美国运输安全管理局）并不特别关注你在飞行中拿不到的金属物品。当然，安检会对你的皮肤产生辐射，但这个辐射量大概只是你每日活动接受量的十分之一，常规胸部X光扫描的百分之一。

有时候TSA会让旅客进X光反向散射亭，有时是过一个门框形状的金属探测器。通过式的金属探测器向门框发送脉冲磁场，大约每秒100次。在每次脉冲结束时，磁场会反转极性，以电路能识别的速度衰减。如果有金属物体通过，它会延缓磁场下降速度，警报就会响起——也许。

金属物体的大小有一些影响。牙齿填充物可以混过去，但有时一磅重的髋关节植入物也能过，取决于它的成分。骨折固定用的骨板、螺钉和导线传统上是不锈钢的，大概2/3是铁。一些比较新的骨板和螺钉是钛合金制的。全髋关节置换的关节经常是不锈钢或者几种元素的合金。这里每一种金属都有自己的磁场标记，这就意味着其中有些更容易触发警报。此外，探测器自己的敏感性也有差异；当然，旅客要来不及的时候它们敏感性更高。（提示：在门里慢走或狂奔，会降低探测器识别金属的能力。）探测棒比拱门更敏感，部分是因为脉冲磁场可以更接近你的身体和任何隐藏的金属物品。

基本上，如果你是伊夫·科尼维尔（根据吉尼斯世界纪录，他骨折了433次并活了下来），或者已经做了全膝关节、全髋关节置换以及脊柱融合手术，那你最好是做好准备迎接探测棒和搜身。如果是少量金属，那就主要取决于冶金学和机器的脾气。如果警报响了，工作人员会拿个探测棒来给你送行。

另一类骨骼成像也涉及辐射，但主要应用短时放射性元素而非X射线束。这种成像技术称为骨扫描，和DXA骨密度扫描不同，这种成像技术要注射一种对成骨细胞有吸引力的分子，这些成骨细胞在快速形成或重建骨骼的地方特别多。因此，注射进去的物质会找到成骨细胞，不管它们在搞什么。然后，用盖革计数器做全身检查识别出热点地区，在这些地方，吸收了这些化学物质的成骨细胞活跃是因为存在癌症、感染或骨折，即使这些病兆在X光片上尚不可见。骨扫描不能说明是什么在促进成骨细胞活动，但它能让医生把注意力放在疾病区域，从而规划利用其他影像研究或活检作进一步检查。举个例子，一个前列腺癌患者，晚期扩散到了骨头，他不必做全身X光检查（价格昂贵而且会暴露于相当大的辐射中），只需骨扫描即可以标出相关的骨骼区域，无论是在头骨还是小脚趾。骨扫描的辐射暴露剂量与下背部CT扫描差不多，远少于全身

CT。因此，骨扫描提供了全面的筛查。全身骨扫描还在侦测虐待儿童或老人案件中作用很大，这种情形下它可以提示不同时间的多处骨折。

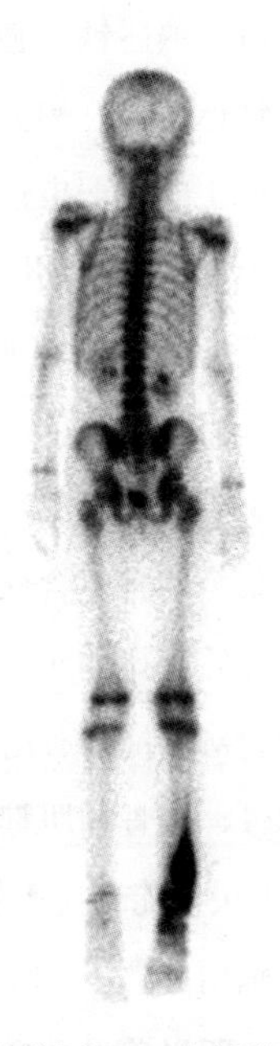

这张青少年的后视骨扫描图像显示了右小腿放射性同位素的增加，表明有一个活跃生长的骨肿瘤。膝盖、肩部和腕部对称的同位素摄取区域是正常骨骼生长的特征。大卫·A. 鲁宾，医学博士，圣路易斯，密苏里州。

想要给骨骼成像时完全避免辐射，可以考虑美好的磁共振成像（MRI）。MRI的发展紧跟着CT扫描，布里特·彼得·曼斯菲尔德因此被授予爵位，并与美国人保罗·劳特布尔分享了2003年的诺贝尔奖。起初MRI被称为核磁共振，但有些人对“核”这个词觉得难受，虽然这种形式的成像没有利用到任何放射性。MRI机器非常大而且极为昂贵。本质上它们是巨大的磁铁，强到足以摇晃水分子中的亚原子粒子。当磁铁迅速打开和关闭时，高度敏感的接收器检测到摇晃粒子产生的微弱电信号。随后，计算机会解释这些微弱的信息，产生受摇动区域的图像。在一种常见显示模式中，含大量水的组织（如脂肪）显示为白色。水分较少的组织包括骨骼则是深色。

MRI能确定软组织中的问题，X光只会直接穿过它们不留下任何阴影。当某个器官不含任何钙质（如脑或者心脏）并被封闭在一个骨质腔比如头骨或肋骨中，这些骨骼还会遮蔽内部图像时，MRI特别有用。它还有助于诊断肩部、髋部和膝盖的韧带、软骨和肌腱问题，在这些地方用X射线分析时，大量骨头可能会掩盖软组织的细节。

MRI虽然能避免辐射暴露，但它们也有安全性问题。磁铁的强度实在太大，所以曾导致金属椅子或氧气瓶飞过检查室，造成灾难性的后果。对身体内的金属也一样。如果你有金属的耳部植入物、心脏起搏器、全髋关节置换或钢板钢钉，做MRI可不是好主意。对实验动物和人类的广泛研究表明，MRI成像对身体没有有害影响。尽管如此，现行指南还是推荐孕期头三个月的妇女使用其他成像手段。

不过，MRI最严重的问题不是生理上而是心理上的——一是检查期间，一是检查之后。先说检查期间的问题：必要时它可以靠药物来应对。即使MRI的磁铁如此强大，它们也需要贴近身体以使质子晃动。这就需要把病人塞进狭小的管子里，关照他们在吵闹的磁铁就在几英寸远处哐当乱响的时候保持绝对静止。就算想想都让我幽闭恐惧发作，这就是为什么有些成年人，以及当然，大多数儿童，需要服用镇静药物来获得良好的图像。

MRI的另一个问题或许用药物也能解决，但大多数人不会同意给大量人群注射镇静剂，所以我们还得靠教育。与CT扫描高科技的吸引力一样，有些医生在其他办法查不出问题的时候也会开MRI。同样的，有些患者也会要求或者坚持要做MRI，认为缺了任何检查就不是完整的检查，就是没好好治。实际上正相反，不加甄别地使用先进成像，不管是CT还是MRI，都不太可能找到干草堆里的针，只能找到看起来有点怪的正常干草。于是像“偶发炎症”这样的诊断就会导致焦虑、更多成像、其他检查、组织活检，以及对完全正常的状况开展治疗。这些状况本应不去识别，保持忽视。这样的过度诊断导致了过度治疗，会带来无数风险——医疗上和金钱上的。教育人们了解MRI的局限性至为重要。

另一种完全不同的成像技术是超声。就像你在峡谷中呼喊可以听到自己的回声，高频声波也会在我们的软组织和骨骼上反弹。不同组织有不同的回弹特征，所以机器能产生解剖结构上的反射图像。应用得当的话，超声对发育中的胎儿也是安全的，所以它没有其他成像技术那些辐射或者幽闭恐惧之类的问题。超声不能穿透骨骼；它只能从表面弹回来，这把它的应用限制在表面肿瘤或感染等问题中。骨科医生主要使用超声对肌肉、肌腱和韧带进行成像，这些细节是另一个故事了。

最后一种给骨骼成像的方法是用显微镜拍照。当然，这就得把骨头从身体里拿出来，可能是活检或尸检。自从350年前显微镜被发明以来，科学家一直在用它观察各种各样的东西，但因为骨头太硬，这一直是个问题。

任何想要通过光学显微镜检查的东西都要切得足够薄，让光可以通过它。这意味着生物组织得被切到只有一个细胞层的厚度。软组织样本可以封入石蜡或冰块中，刮下薄薄一层放到载玻片上；但骨头会当场弄坏刀片，所以需要用一些特殊手段。一种方法是把骨头在酸中浸泡数周，直到其中的钙被溶解，再将剩下部分置于石蜡中，再切片。另一个办法是把坚硬的骨头放在同样坚硬的环氧树脂里，然后用比所有刨削机都厉害的刨削机祖宗来切片，这种刨削机极为强硬、沉重且锋利，切起骨头来像切黄油一样。第三种方法是把骨骼样本磨到极薄、足以透光。所有的三种方式，在制备过程中都可添加特定化学物质，对样本各种成分进行染色，并能够识别亚细胞成分，包括胶原蛋白和细胞核。

传统显微镜使用玻璃透镜，放大和聚焦检查者视网膜或者相机中的图像。你在高中或大学里用的显微镜大约可以将物体放大500倍，这就能很好地看清成骨细胞和破骨细胞了。为了更仔细地观察，科学家转向了电子显微镜。磁铁聚集一束电子，它要么穿过标本，要么被标本某些地方阻挡并形成图像。因为电子的波长比可见光短得多（就像高音尖叫和雷声的比较），它的放大率比一般标准光学显微镜能高出近1000倍。至于扫描电子显微镜，电子从三维物体表面反弹能提供惊人的图像。

透射电子显微镜和光学显微镜一样只能提供二维图像，但可以聚焦更小的物体，包括单个胶原蛋白纤维。有没有可能展望一下未来，了解到活着的骨骼将会发生什么？

第9章

隐蔽骨头的未来

想到骨头的5亿年历史，理解了医生和科学家如何探索其奥秘，并为特定目的敦促它做某些行动——骨头拥有光辉历史，值得我们尊重。不过，未来会怎样呢?

有两个新兴技术，它们对具体的骨骼和普遍的肌肉骨骼健康产生的影响，在规模上恰是两个极端。在人群规模上，人工智能正开始对数十亿比特的健康数据和像素进行分类，从以前的研究者只能看出一团乱麻的信息里，它们能识别出模式。总有一天，人工智能会说某个47岁、吸烟的白人举重运动员应该做某种治疗，而某个年龄相同但属于另一个人口统计学人群的人应做另一种。而在另一头，在原子和分子水平上起作用的纳米技术则能对骨骼生长和修复产生影响。例如，研究者为了加强维护和愈合，已经开始将亚微观尺度上的陶瓷和金属颗粒添加到已经成功运作5亿年的骨骼中。

另一个更可见也更引人注目的领域是肢体再生——调整身体细胞与分子信使，在缺失的地方长出一条胳膊或腿。一些蝾螈就能做到，甚至来上好几次。同样的，有些蜥蜴在被捕食者吞掉尾巴以后还能再长一根出来。在蜥蜴和蝾螈身上，断肢残端经历的发育顺序似乎与胚胎是相同的；但这种情况下发育的仅仅是一个肢体，而非整个身体。许多研究者正殚精竭虑研究这种再生背后奥妙的细胞和分子机制。有一天也许他们能倒腾一下人类的分子，让脚踝或拇指残端长出一个替代品来。不过我对这一远景倒没有特别屏息以待。我们还是看看那些快要出成果的进展吧。

人们越来越需要更好的骨头，特别是现在，越来越多的人活得越来越久。当然，年龄增长会让骨骼容易出现骨质疏松，而用锻炼方式对抗骨质疏松，又会导致一些与活动有关的伤害，包括背部酸痛、骨折和肌腱受伤。这些听起来能让骨科医生几十年保住饭碗——但也许不会。许多骨骼健康方面的进展将会来自对生物学的更多理解，而不是通过改进外科技术和植入物。这不奇怪，因为随着对骨骼在细胞和分子水平了解越多，调整方式也会趋向于同一层面。说到底，从细胞或者胶原蛋白纤维的视角上看，手术堪称庞大、粗糙而原始。细胞和胶原蛋白分子可能更愿意去理睬比自己小得多的化学制剂。

预防和治疗骨质疏松的药物会变得更有效、副作用更小。想象一下：有朝一日，某个95岁的网球运动员摔了一跤，结果髋骨没断，球场被砸了个坑。我们还会看到定制化的抗生素治疗。药物可以专门调配，破坏入侵细菌的特定菌株，同时考虑到患者的任何代谢特异体质。打个比方，要让一台失控的计算机停下来，可以拔插头和禁用辅助电源；但如果知道它的操作系统和密码，你也可以写几行代码，破坏掉它搞事的硬盘驱动器。定制设计抗生素的治疗方法也一样。

在20世纪50年代发现DNA之前，不会有人预料到会出现基因疗法，但它今天已经投入使用，虽然还没用在骨骼疾病上。这是一种可怕的（也可能是神奇的）复杂工作，能改变一个人的遗传编码。研究的重点是治疗致命的遗传疾病，很多你从没听说过，而且肯定不希望看到它们当中任何一种出现在自己的医疗记录中。研究者识别出患者DNA中的错误代码，使用特殊的酶把它剪掉，然后用植物或其他动物的正确编码将其替换。（如果基因疗法的医生读到我刚才写的东西，他们可能会对我极端简化的说法很不同意，但我是写骨头的，他们错综复杂的故事就留给他们自己去说了。）

想到转基因食品的争议有多大，想到某个时候分子生物学家能调整我们的基因，使我们拥有更强大的骨骼、更坚韧的软骨，还有不那么唯我独尊的心脏，那可的确是个勇敢新世界。

组织移植的争议小得多而且潜力无限，其中包括器官移植，而且尤其是骨科的肢体移植——用另一个人的类似部位，替换某人缺失或损坏肢体的手术。我把这个话题视为生物学上而非技术上的进步，因为尽管这项工作艰苦费时，但哪个熟练的手外科医生都能把断手的骨骼、血管、神经和肌腱重新连到原主的前臂上。一旦接下去几天里的血液循环稳定了，再植部位和主人都会茁壮成长。

但是移植一个人的肾脏、心脏、肝脏或肢体给另一个人就复杂得多，但不是因为手术操作的原因。把身体部位从一处移到另一处所需的外科技术已经非常成熟。而异体组织移植需要变的魔术是生物学而非手术上的——得说服接受者的免疫系统对移植物友善一点，像对待自己一样，或者至少要像对朋友那样，而不是排除异己。

问题就是，免疫系统一直对入侵者保持着警惕。当遇到病毒、细菌、玫瑰刺、蜜蜂蜇针和别的敌人时，它都会跳起来激烈反对。免疫系统检测到外来物质时总会急速反应，尽一切努力将其消灭。把某人体内的骨移植物移到同一个身体的另一处是没有问题的，因为身体能认出转移的细胞属于自己，不过是换了地方。但别人的细胞就不一样了。

大约50年前，肾脏成了第一个被移植的器官。免疫学家们加班加点，给受移植者注射强力的抗排异药物，以骗过他们的免疫系统接受移植来的器官。药物起效了。但是，受移植者的免疫系统不仅对新肾脏无动于衷；它们也同样漠视了其他入侵者。因此，受移植者终身都难以抵御感染和癌症。尽管如此，肾脏移植的好处很快超过了风险，特别是后来免疫学家有了经验，了解了抗排异药物最小毒性的最优剂量。肾脏移植已经成了常规治疗方式。不久心脏移植也跟了上来，接着是肺、肝脏和其他重要器官。是的，抗排异药物本身就有致命风险；但如果面临的局面是没有新的重要器官很快会死，也许大多数人都会选择移植，接受这些风险。

那如果是少了只手呢？手涉及功能和美观，但少了它不会危及生命，这就带来了一个大问题。为了改善生活质量移植肢体，冒着抑制免疫带来的可怕并发症风险，这划得来吗？确实，一直有涉及手、面部、子宫和阴茎的移植，相关医学机构也一直对每一次成功大力宣扬。但失败的案例和并发症的宣传就没那么大力了，也包括那些因为受者免疫系统改变导致的失败。

之所以我对肢体移植这样危险且有争议、希望渺茫的疗法着墨甚多，是因为总有一天，免疫学家能找到一种平衡的疗法，让受者的免疫系统与移植体和谐相处的同时，也能保有充分的免疫能力。目前，有极少数人可以自由决定肢体移植。一个例子是为一个过去曾接受过重要器官移植，因而已经免疫抑制的人再移植一只手。没错，他的免疫系统已经波澜不惊，所以再接上一个外来部件也不会产生额外的风险。另一个例子是受体有一个（极为慷慨的）同卵双胞胎。因为同卵双胞胎的免疫系统也是一样的，所以移植根本不会产生排异问题。拥有同卵双胞胎的读者注意了，对你的兄弟姐妹好一点，你永远不知道你什么时候可能需要他们的帮助。同样的，如果你的双胞胎对你膝盖的状况过于感兴趣，你也要当心……

能不能重新设计一个新器官，而不是从别人那里移植一个？科学家多年来一直在克隆患者的皮肤，特别是为那些需要大量新皮肤的烧伤病人。为此，外科医生会从未烧伤部位采集患者的皮肤细胞。技术人员在实验室里用营养物质培养细胞，使其生长并多次分裂。然后这些细胞被附着在一个多孔、可生物降解的薄膜上，贴在患者的烧伤处。排异不是问题，这些细胞本来就是患者自己的。这些培养后的细胞能恢复皮肤屏障，防止感染，恢复防水。

近年来，膝部大量软骨缺损也可以使用类似治疗了。外科医生从患者的膝关节边缘的非关键部位取出小块软骨，送到实验室去复制。过了一个月左右，医生在有问题的坑洼处封上一层膜，把最初软骨细胞的数百万曾曾曾……曾孙注入其中。新软骨细胞彼此连在一起，修复关节的平滑表面。

相同的细胞培养技术能否适用于骨损伤？要是我们能用患者自己的细胞，经过实验室制造成新的骨头，替换掉破碎、感染或癌变的骨骼该多好。组织工程学家正在进行实验并有了一些进展，但骨骼会遇到一些实验室生产皮肤或软骨所没有的问题。

皮肤只需要一个简单的临时支架——多孔的生物降解薄膜。软骨不需要支架，它们悬浮在液体中，然后被注入有覆盖的缺损处。然而，骨细胞需要一个结实的三维支架，能够抗弯折、扭曲和压缩力。此外，这个框架还必须遍布毛细血管生长所用的通道。如果通道太小，毛细血管无法进入框架内部滋养成骨细胞。如果通道太大，支架就可能太脆弱无法使用。

另一个问题是骨细胞。我们的骨头需要成百万的成骨细胞，但病人可能给不了填充支架的足量供体。生物学家没有尝试在实验室中使其生长，而是转向了干细胞，它们就像棒球队的多面手球员——今天是二垒，明天是捕手，取决于球队的需求。受精卵就是一个终极干细胞。它不断地分裂，后代随着时间推移分化为心肌、神经、皮肤、骨骼和所有神奇的细胞类型，共同组成了一个新生婴儿。干细胞会随着我们年龄增长缓慢消失，因此胚胎干细胞可能会是充当成骨细胞的最佳选项——但围绕着使用人类受精卵有着诸多伦理问题。

有一些有趣的替代选项。虽然，从成人的骨髓和循环血液中只能找到少量干细胞，但脂肪当中会有更多，而现代美国人身上堆满脂肪。因此，一次快速的抽脂不仅能让人苗条，还能提供干细胞，用来改造成任何短缺的组织。另一个来源不需要穿破皮肤，就是婴儿的乳牙。等到乳牙掉落，打跑牙仙，把牙齿放在冰上然后赶紧送去实验室，支付一定价格让他们把牙储藏在某个深处的冰柜里。然后，过了几十年，也许牙齿的主人（概率极低）会需要某种组织改造，就能用上来自牙齿的干细胞。太幸运了，只要把瓶子从冰柜里取出来就行。当然了，这需要细胞银行仍在营业，而且冰柜从未故障。我觉得干细胞库听着很怪，但如果我某天真用得上这些多面手细胞的话，想必会后悔把乳牙25美分一颗卖给了牙仙。

如果我们能有一些干细胞，让科学家诱使它们变成成骨细胞，再有一个支架，这就搞定了吗？没。要成功改造出骨骼，至少还有三个难关。首先是让细胞愿意黏附在支架上，并迁移到最深距离。然后是诱导毛细血管朝内生长，为成骨细胞提供饮食。最后，成骨细胞需要收到来自垂体、甲状腺、睾丸或卵巢的化学情书，敦促其兴盛、分裂和制造新骨。

组织改造正在得益于来自另一种新兴技术推动——增材制造。该技术又称3D打印，不仅革新了工业制造，对组织改造领域也大有裨益。研究人员正在一层一层地打印人工肾脏、肝脏和心脏需要的所有细胞和框架。类似的工程化骨骼进展落后，因为它太硬了。但等这种技术完善了，想象一下假如你需要替换骨头，就从冰箱里取出乳牙，拿到当地打印店，然后启动3D打印机（或者已经有4D打印了）。一个三维物体打印出来，然后过上一会儿，或操纵热量、湿度或光，就能像折纸一样变形。这种植入物可以通过微小切口植入体内，进入之后改变形状以完成重建。

虽然活体骨骼改造刚能看到曙光，增材制造在骨科手术中已经有了实际应用。使用从MRI或CT扫描得到的数据，一个3D打印机能生产全尺寸的破碎骨骼塑料复制品。骨科专家坐在办公桌前就能研究骨折碎片的形状和大小，并制定合适的固定方案。这类3D建模对奇形怪状的部位特别有用，如肘部、骨盆和脚跟处。现在外科医生不仅能全角度轻松研究骨折，她还可以预先弯折骨板，判断必要螺钉长度，最大限度提升手术效率。这种全尺寸模型对学生和患者的学习也很有用。

在不久的将来，增材制造还可以生产定制化的硬件，用于固定难治性骨折。某些特定情况下无法使用现成组件时，3D打印也可以制造定制化的骨骼或关节替换物。这种特殊部件以前也能用传统技术加工，但需要花好几周。现在，手腕或脚踝骨折的患者也可以在骨科医生办公室里打印石膏或支架，立等可取。表面扫描仪会从多角度拍摄受伤脚踝，把照片发送到3D打印机，后者会打印一个定制的合适模具，患者还能选自己喜欢的颜色。这个支架不仅能高效舒适地包裹受伤脚踝，还能避免对任何疼痛部位施加压力。

许多非金属材料将会应用于现成和定制的骨科骨板螺钉，包括碳纤维。这是一种轻量、强韧而且对射线透明的材料，意味着X射线能直接穿过，不会产生阴影。这种植入物不会遮蔽骨折处，可以清晰观察。

还有比定制放射可穿透植入物更狂野的：工作做完自己消失的骨板螺钉。让我们回顾固定材料构成的历史。仅仅100多年前，外科医生还在用自己工作室或者伴侣缝纫抽屉里找到的任何螺丝和钉子。不幸的是，这些借用的铁或铝在人体的盐水环境中会迅速腐蚀。随着不锈钢的出现和骨科医生的不断改进，骨板螺钉也层出不穷。近期有了钛合金硬件，前面提到它有不少优势。但要是骨板螺钉既能长时间固定骨折以确保愈合，然后还能自己溶解掉，你觉得怎样?

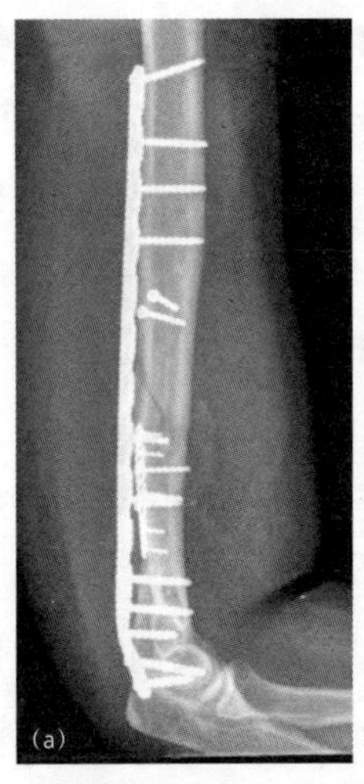

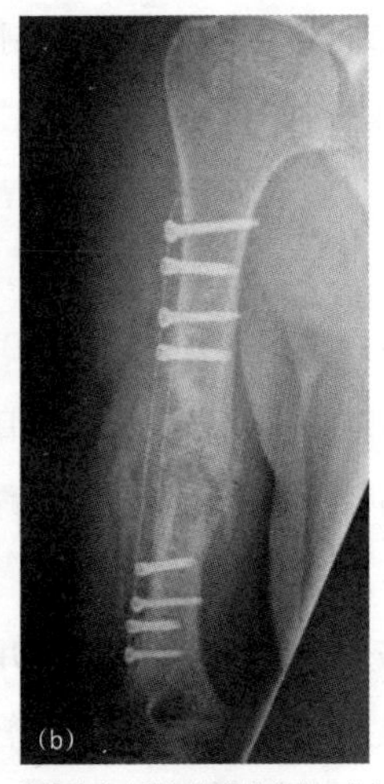

（a）传统不锈钢骨板，一长一短，贯穿这个上臂骨的多处骨折。（b）一次类似的骨折，使用新型碳纤维骨板和传统钢制螺丝固定骨骼。这种骨板不会阻挡 X 射线，只能通过细钢丝看到它的边缘。（a）克里夫顿 · 米尔斯，医学博士；（b）阿里达 · 吉亚斯西，医学博士。

在骨折固定后，一开始植入物需要抵抗所有弯折和扭曲的力。随着骨头开始愈合，骨板开始慢慢消失，骨骼和骨板会一起承担机械负荷。（受控）压力产生的压电力将刺激锥状切面来强化骨骼。骨板的作用会越来越不重要，直至完全消失。数十年来，研究者一直在搅拌各种合成树脂（有些来自玉米淀粉），把它们做成骨板和螺钉。研究者还没能找到一种配方能兼顾足够的强度、最小体积、低组织反应性，而且硬度持续时间够久。等这种材料现世的时候，外科医生可以在洗手、穿手术服和手套准备骨折固定手术的时候，同时3D打印定制化骨板。这种材料无须像金属板材螺钉那样需要二次手术移除硬件，身体自己会把这种生物可吸收的固定物一个分子接一个分子地拿掉。

现在，每家有骨科手术的医院都有许多架子和柜子，摆满了装着骨科硬件的盒子和盘子。无论是不锈钢还是钛合金，骨板大小从不到1英寸[1]到12英寸[2]不等。同样材质的螺钉有各种螺纹结构，长度从1/8英寸[3]到超过4英寸[4]。这个阵列里有些东西可能永远用不到，但还是要准备好整套材料以备万一。有了使用生物降解材料的3D打印机，这个金属硬件仓库就该过气了。

微创手术是另一个技术快速进展的领域。在骨科领域，它开始于膝关节镜。在皮肤上划几个小切口，植入一根光管和摄像头和一些小仪器，哇，运动员重回赛场。肩部的肩袖修复也一样。

切口小往往意味着疼痛、肿胀和出血少，也意味着更快康复。因此朝着微创发展的趋势还将持续。但同时，外科医生的手不会变小。我们在紧凑空间（例如骨盆）里操

---

1 约2.54厘米。——译注

2 约30.48厘米。——译注

3 约0.32厘米。——译注

4 约10.16厘米。——译注

作器械和组织会很困难。这时就有了机器人的用武之地。它们的手臂和连接工具可以极为灵活紧凑。所以，它们能在小切口和狭小空间里高效工作。它们也不会颤抖或疲劳。不过，让一些非手术专家不爽的是，机器人还是替代不了外科医生。

这是因为机器人无法独立行动，准确的术语应该说是计算机辅助手术而不是机器人手术。外科医生舒适地坐在手术室的计算机控制台前面，而不是弯腰站在手术台上，用装备了控制杆的控制器引导机器人。不过，那一天会到来的——外科医生能通过增强现实变出戏法，与此同时本人正坐在餐桌前（在家工作）或者躺在棕榈树下（度假时工作）。

尽管骨骼疾病的治疗的进步可期，包括那些曙光在望的和那些八字没一撇的创新，但只要人们还在继续从滑雪板、摩托车和电滑板上摔下来，他们就会一直需要骨外科医生的工作。此外，骨骼损伤也一直会需要成像工作，不过有朝一日当前的骨骼成像方法可能会被淘汰。我希望如此。X射线和CT扫描让身体暴露于辐射，剂量过大的话有害健康。MRI需要在一个吵闹的茧房里保持静止太长时间。超声波看不到骨头内部，这限制了它的用途。不过，脉冲超声波是一种更新的成像技术，也许有朝一日能替代DXA扫描来做骨科诊断，以更高的准确度无辐射地诊断骨质疏松。

理想的骨成像技术将不会再用到辐射或其他损害身心的方式，也许病人只要静止一秒钟就能提供全彩、三维的内部成像。遥不可及？也许吧，但当初谁有想象得到X射线和MRI呢？

几个世纪以来，小说家一直在预测太空探索，科幻小说也许很快会成为科学现实了。在接下去几十年里，月球殖民和人类前往火星的空间飞行将会成真。这在技术上可能吗？是的。人类在心理上准备好了吗？好像是。人类骨骼准备好这种挑战了吗？还没。失重带来了一个大问题。在宇宙空间里，骨骼无法抵抗重力，因此它会慢慢溶解。骨骼觉得无用的钙质会进入血液。这些供给超过了心脏所需，于是肾脏会过滤掉它们。但高浓度的尿钙含量会促进肾脏和膀胱结石的形成。

宇航员尝试每天锻炼数小时，以对抗这种钙移动造成的不利影响。举重不行，因为杠铃也没有重量。同样，在传统跑步机上走或跑也没用，因为宇航员也没有重量，他们在踩上机器的第一步就会把自己推开。他们的办法是用阻力带来模拟重力。这是用很大、有弹力的橡胶带，把宇航员的肩膀和髋部与锻炼设备相连。尽管如此，宇航员每月还是会失去1%~2%的骨量，相当于地球上老年人一年的损失。这意味着在空间站待上六个月就会损失大约10%

的骨量。在3~4年的火星往返旅行中，这个骨质流失速度是行不通的。

人们考虑过含有强磁铁的鞋子，但它带来的问题比解决掉的更多，比如它们会干扰飞船上的电子设备。规划人员还考虑过通过旋转部分或全部太空舱来创造人工重力，使其成为一个大型离心机。理论上这是可行的，但这样的太空舱要么有100英尺[1]的直径，要么以快速耗能的速率旋转，这两者目前都做不到。而且，月球重力只有地球的1/6，火星虽然强点，也就地球的1/3多点。没人知道这样的重力能否足以维持骨骼健康。火星旅行者可能还想带着家人一起去，而零重力对生长中的骨骼的影响完全未知。尽管如此，孩子们无疑会沿途一路翻跟头贴大饼，非常开心。

在太空中维持骨骼健康的办法也许不是通过锻炼或人工重力，而是通过改进药物手段，类似于目前用于预防和治疗骨质疏松的药物。在某个时刻也许能利用上复杂的代谢改变，就像熊用来避免冬眠期间骨质流失的那种。

如果能发现外星物种如何在重力下支撑自己一定很有趣。我只声称骨骼是世界上最好的建筑材料，倒未必是全

1 约30.48米。——译注

宇宙最好。

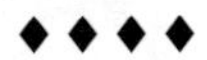

第一部分“隐骨”已经完结。很难有机会看到活着时候的“世界最佳建筑材料”。不过我们觉得还是这样比较好吧。但在骨头的第二生命中，情况就不一样了。暴露在外的骨头能发挥无数体外作用。一旦裸露在外，骨头就变成了地球历史和人类文化的卓越记录者。

第二部分

露　骨

第10章
只留下骨头

全世界好像每一个自然历史或人类学博物馆都有“露西”骨骼的复制品，这是我们320万年前的人类先祖。她的骨骼远称不上完整，但在1974年自埃塞俄比亚发掘出来的遗骸以及后续研究，是我们的人类演化知识中浓墨重彩的一笔。露西是我们时代最大的科学发现之一：我们的祖先先是站起来直立行走，后来才有了更大的脑。露西惊人地完好——这个了不起的标本完全足以让人确定性别、脑的大小和行走姿势，因此它是属于全世界的宝贵遗产。但对一个随意的观察者而言，露西的骨骼看起来不过如此。5对肋骨，而不是12根？只有一根手指和一根脚趾？半个骨盆？露西，你连一条完整的腿都没有，是怎么走路的？总体上，古人类学家只找到了40%的骨架。露西只剩“露”，“西”怎么了？

埋葬学（Taphonomy，来自希腊语taphos，意为

“埋葬”，和nomos，意为“法规”）是古生物学（研究古代生命的学科）的分支，试图理解新近死去的动植物在完全分解之前、或化石被发现之前发生了什么。就我们祖先的骨骼来说，埋葬学家会问，“它怎么会出现在这里，其余部分在哪?”不幸的是，由于时间和自然那反复无常的力量，骨骼能传达的信息经常十分混乱。埋葬学家的一部分工作就是解开这些谜题。

暴露于阳光和空气的骨头会和皮肤内脏一样腐败分解，但速度要慢得多。水分蒸发，骨骼内部的脂肪会在一两年里分解；表面龟裂，随后剥落和裂隙随着时间推移变深。最后，骨头会分裂变成碎片。如果不受干扰，这个腐败过程会持续6~15年，取决于温度、湿度、光照强度和死亡动物的体型。如果直射阳光被遮挡，骨骼能存续几百年甚至几千年，洞穴和岩棚里发现的遗骸就是证明。

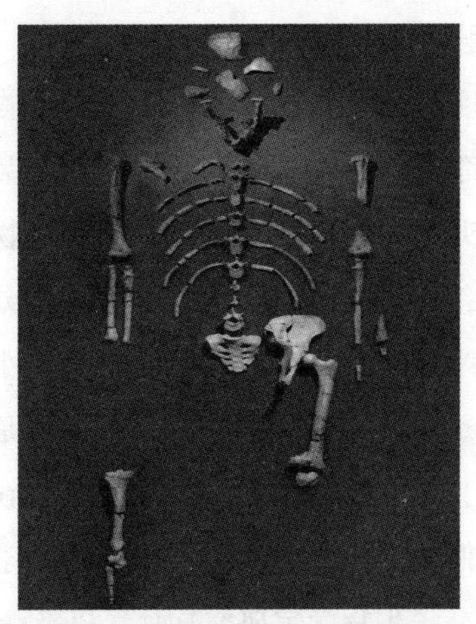

我们 320 万年前的人类先祖露西大概留下了 40% 的骨骼化石。许多博物馆都展出了这个世界宝藏的铸模复制品。原化石现在锁在埃塞俄比亚。洛杉矶自然历史博物馆。

但是，暴露在外的骨头很少能安然待在原处，这或许解释了骨头为何会散落或堆积在奇怪的地方。鬣狗会吞下整块骨头，在排泄出来之前也许已经走了很远。渡鸦会把羊的骨头叼进巢穴，多年后骨头会掉下去，落在看起来很不寻常的地点。水獭把鱼带到距离水面数百英尺的岩石上，骨头会在那里停留很久。原始人类在火堆附近堆放骨骼，在猛犸象灭绝以前，美洲原住民把它们赶到悬崖上集体杀死。然后他们又转向了野牛。在加拿大阿尔伯塔一个悬崖脚下（被恰如其分地命名为野牛碎头崖），堆积的野牛骨头有近 12 米深。在法国里昂一处类似的悬崖下，躺着的野马遗骸估计有10万具。

可能最擅长囤积骨头的是猫头鹰，对动物学家和埋葬学家来说这都是个惊人的信息来源。和大多数食肉鸟类不同的是，猫头鹰并不会用自己的喙和爪将猎物撕成小块再吞下。它们会整个吞下猎物，把肌肉和脂肪分解成可消化的液体，但骨头和毛皮不能这么分解。几个小时以后，猫头鹰会将吃剩的东西以食丸形式吐出来，这是一种压缩的灰褐色无味小球，大概是你两节拇指大小。在这种垃圾宝藏里头有着非常重要的骨头，它能帮助生态学家研究猫头鹰的食谱，分子生物学家研究DNA，以及骨科学家研究骨骼结构和功能。

非生命的力量也会导致暴露在外的骨头移动和分解。冰和流水会把骨头带下山，风把它卷起送往任何方向。波浪和潮汐活动会磨损和抛光骨头，和人类使用造成的磨损十分相似。啮咬痕迹可能意味着小动物尝试满足其钙需求，而砍削痕迹意味着人类在满足其对蛋白质的需求。

埋在地下的骨头也不总是更好，也可能会误导埋葬学家。温暖的土壤会加速骨骼腐败，压实的土壤会压平头骨和肋骨。如果埋葬时腿部交叉，小腿后来成了支点，也会导致长骨骨折。水分含量和土壤酸度会在很小地理范围内造成巨大差异，它可能会让骨骼部分暴露于特殊环境，其余部分则没有。高酸性的火山土壤，是日本和夏威夷考古记录中骨头缺失的原因。

由于板块变动、泥石流和冰滑坡，甚至人类的挖掘和重新掩埋，埋葬的骨头可能重见天日或者再次被埋进土壤。在考古发掘当中，手指、脚趾和手腕的小骨头可能会被忽视，或者已经完全分解了，因为这些骨头的外壁太薄，容易溶解。

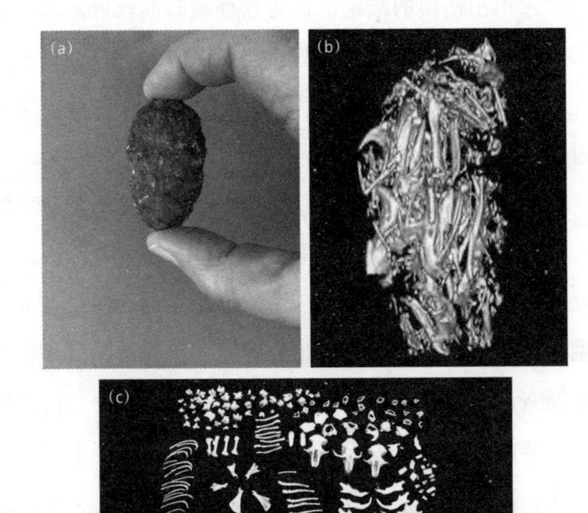

(a) 一个完整的谷仓猫头鹰食丸包含了消化不了的猎物皮毛和骨头。(b) CT 扫描食丸显示了一堆未消化的骨头。(c) 拆开食丸发现了一只较小、三只略大的啮齿动物的绝大多数骨骼。(b) 大卫 · A. 鲁宾，医学博士，圣路易斯，密苏里州。

想通过骨骼分析重建历史的埋葬学家和古生物学家们还会碰到更糟的事。踩踏会破坏骨骼，造成暴力杀死的假象——虽然埋葬学家经常能通过重建骨折判断它发生于生前、死亡时还是死后多年。踩踏还会把一种动物的骨骼和其他的混在一起。直接踩上埋藏地下的骨头，会把它推进更深的地层，而踩在它旁边有可能让它移到更接近地表，让科学家得出错误的结论，认为它埋藏时间较近。当一具骨架看起来相对完整并且姿势栩栩如生时，有可能是因为淤泥在这具尸体死后不久就掩盖了它，并使它再也没被动过。

古生物学家（化石爱好者）和人类学家（人类爱好者）一开始是怎么找到这些骨头的？有三种主要方法。

首先是跟着钱走——去已知或可能性高的埋藏点进行挖掘。这些遗址包括坦桑尼亚的奥杜瓦伊、洛杉矶的拉布雷亚沥青池，还有各地的印第安墓地和土墩。第二种是搜寻侵蚀暴露的区域，包括河岸和曾经覆盖了北美中部的古代海床。古生物学家会沿着沉积岩暴露面走上几英里，眼神紧盯地面寻找骨头；冬季气候侵蚀可能会暴露出过去季节里完全埋藏的东西。第三种是机缘巧合。建筑承包商经常挖出古代遗迹，然后发现他们的工程项目得停了，热情的科学家从天而降来到建筑地基、公用设施沟和公路断口，拯救无价的古代印记。

虽然骨架不完整，但露（西）就是这样一个无价印记，她的发现是计划和运气的结合。在20世纪70年代，克利夫兰自然历史博物馆的古人类学家唐纳德·约翰逊推测，埃塞俄比亚的阿瓦什河谷可能会是一个遗骸宝库，可以揭示关于人类起源的许多信息。于是他进行了一次勘查。在1974年的第二个勘探季，他们在此前已经翻找过两次的一处沟里发现了露西的臂骨碎片，然后研究者开始全面搜索。我们很幸运，露西的尸体在死后很短时间里就被填埋了，并且在接下去的320万年里都没有受什么干扰。更幸运的是，她露出地面的那一刻，有一双训练有素的眼睛看到了她。

那么露西剩余的骨骼在哪呢？有可能“西”的部分过去暴露出来过，并被侵蚀或冲走了。或者也许更早些时候，“西”毁于食腐动物或其他埋葬学进程。尽管如此，事实上我们拥有了“露”，她已经记录下了人类发展过程中重要的一步。在发现前五年，她可能是完全被盖住的状态。而再晚一两年，在同一地区搜寻的古生物学家可能就只能找到“⻗”了，也可能根本找不到。

为便于说明，我们在讨论露西或恐龙的时候常常会说骨头，但实际上那是化石——替代了原先骨头的石头。化石的形成是来自复杂的相互作用，来自骨头大小与孔隙、本地矿物组成，以及覆盖其上的泥浆浓度、酸度，以及温度。当条件刚刚好的情况下，水渗人骨头的多孔表面，浸出一个羟基磷灰石分子，然后它马上被水里溶解的另一个矿物分子取代了。一次一个分子，经过数万甚至数十万年，骨头就变成了石头。围绕骨骼的泥浆也会变成石头，但它的组成是不同的，因为一开始它并不是羟基磷灰石。化石化的骨头如果风化速度稍慢于它埋藏其中的沉积岩，那么以后——可能几百万年后——江河湖海干涸，路过的人可能会发现部分暴露出来的化石。

古生物学家知道哪些岩层富含化石，会到这些特殊地层暴露出来的地方去找。就算这样，他们也可能搜寻数月一无所获。当他们真的挖到宝的时候，艰苦烦人的工作就开始了，他们需要小心翼翼地剥开、刷去周围的岩石，把化石弄出来。

这里有两个概率会让我一想到就不寒而栗。第一，几百万年前的动物里，只有很小一部分会化石化。第二，它们大多都还埋在地层里，或者已经暴露出来并风化掉了。我们现在拥有的化石只是冰山的一丁点尖儿，从中偶然且神奇地得以窥见地球的历史。

虽然化石化是最经久的方法，但保存骨骼还有别的方式，我来从冷到热地说。冰可以把整个躯体保存数万年。长毛象的尸体时不时从西伯利亚的融化冻土里冒出来。不过，迄今为止最有名、得到最仔细研究的冰冻保存者，是一个被命名为奥兹（Ötzi）的人类标本，昵称“冰人”。1991年，在奥地利阿尔卑斯山徒步的旅行者发现了奥兹从融化冰块中露出的尸体；他大约死于5000年前。不仅骨骼，他的皮肤、内脏、胃内容物和衣服都保存完好。科学家抓住这个机会，详细调查了奥兹的遗体，但一旦像奥兹这样的样本得到鉴定和恢复，就必须一直冰冻保存来避免软组织快速降解。这使得存储、研究和展示都格外困难。对奥兹的研究还在继续，随着研究人员用更先进的方法进行非破坏性分析，很可能还会一直持续下去。

除了冰，液体水也可以困住然后保存尸体。沼泽遗体就是一例。泥炭沼泽——积累死亡植物物质的湿地——通常含有冷水、低氧含量和不同水平的酸度。这种环境阻碍细菌的生长和腐败，导致了一种骇人的腌制效果。与冷冻尸体相比，在泥炭沼泽里发现的遗体通常有完好的皮肤和软组织，或者有保存良好的骨骼，但不是两者都能实现。酸度如果较高，泥炭沼泽会“烧黑”皮肤和内脏，保留下衣物，但溶解掉骨骼；当酸度低的时候则反之。最古老的沼泽遗体科尔比耶格人可以追溯到大约公元前8000年，在丹麦欧登塞历史文化博物馆展出。斯堪的纳维亚半岛是沼泽遗体出现最多的地区。研究人员认为科尔比耶格人是淹死的，但其他沼泽遗体可能都是故意遗弃在那里的，许多还有折磨和暴力致死的痕迹，如绞杀、刀刺和砍头。人类献祭？刑事处决？不法邻人？没人知道。

假如骨骼藏在荫蔽处，空气和水也可以保存骨骼，最近在墨西哥尤卡坦半岛水下发现的一些遗骨就是证明。在这里发现了3名人类和其他哺乳动物的遗骸，据信他们大约12000~13000年前失足从渗穴摔落，这一地区有许多多孔岩石层。许多个世纪以后海平面上升淹没了这个洞穴，保留了他们的遗骸。而在洞穴里潜水的古生物学家（或许是为了离开热得冒烟的恐龙岩层，出来透口气），在数千年之后发现了它们。

古代人类遗骸偶尔出现在海底，经常是和沉船在一起。在斯德哥尔摩港口、加勒比海和地中海都有不少引人瞩目的发现。在开放海底发现的其他骨骼有自然死亡的水生动物，也有在海里淹死，或死于内陆后被冲进咸水的陆地动物。这些动物的尸体会在海面上漂浮数周，直到软组织分解殆尽，骨骼开始下沉。（一位埋葬学家给我的描述是“肿胀漂浮”。）这些骨骼可能会远远分散开，取决于风暴、波浪活动和水流，或者它们也会紧密连在一起。就鲸鱼的情况来说，海洋生物学家称这种堆积物为鲸落。

琥珀是化石化的植物树脂，人们已经证明它不可思议地能在室温下保存许多生命形式。大到能包着一套人类骨骼的巨大琥珀不大可能出现，但它对研究古代小型生物是个生物学家的宝藏。琥珀块有些可以追溯到恐龙时代，里面可能有昆虫、种子和花粉；少数含有小型青蛙、两栖动物、鸟和小型哺乳动物。微计算机断层扫描可以给它们的骨骼成像而无须破坏琥珀封装，揭示令人震惊的细节。研究人员最近发现了一条2英尺[1]长的幼蛇，它大约在9900万年前被裹进了琥珀中。它的97块脊椎，每一块大约都是芝麻粒大小，从任何角度都能清晰看到。同样惊人的还有：在这类保存条件下，这么微小脆弱的生物在科学研究的过程中没有发生任何分解——因此理论上这些标本在几百万年以后也能继续研究。

另一种黏性防腐剂是沥青，它的体量远大于琥珀，而且温度更高，是原油中厚重黏稠的成分。浅层的地下石油储藏可能会使沥青渗出地表，形成池沼。在委内瑞拉、特立尼达、阿塞拜疆和加利福尼亚有几个地方都有这样的沥青坑。灰尘和树叶可能会覆盖沥青坑，或者上面有一层浅水，毫无戒备的动物涉足其中就会下陷、挣扎然后死去。在此过程中它们可能会吸引捕食者，后者亦陷入同样的厄运。对古生物学家来说，好消息是这些坑里密密麻麻塞满了植物和动物可待研究；坏消息是由于最终的挣扎和踩踏，骨头往往被搞得乱七八糟。尽管如此，沥青坑还是为

1 约61厘米。——译注

科学家提供了丰富的信息，不仅有许久之前的脊椎动物，也有同时期昆虫和种子的信息。在洛杉矶的拉布雷亚沥青坑（距离我住的地方骑自行车可达）发现的大多数动物骨骼的年龄都在11000到50000年之间。这太近了，里面不会有恐龙，不过旁边的佩吉博物馆里展出了灭绝的恐狼、剑齿虎、乳齿象，一个人类，还有一些其他迷人的生物。在外面，带着浅淡气味的沥青仍在朝地表渗出，但坑边的栏杆阻止骑行者从上面驶过。这要是万一，千年后的古生物学家发现了我的自行车……

最后一种防腐剂是高温。公元79年，维苏威火山爆发，快速窒息了旁边庞贝城里的所有人和东西——首先是高热的飓风，随后是24米深的火山灰。灾难发生后，幸存者们废弃了整个地区，直到1748年一位调查工程师重新发现了这座城市。考古学家开始挖掘工作，直到今天还在继续。致命高温结合突然埋葬，在一个干燥缺氧的环境里，对木结构、艺术作品，以及——没错——骨头，实现了完美的保存条件。有些尸体被埋在了后来固化的灰烬中，被包裹着的软组织后来成了灰尘。完整的骨架保留在了这些灰烬的体躯形空洞中。不知挖掘者无意识地破坏了多少这类空洞，直到19世纪的考古学家意识到了它们是什么，并在发现时着手用石膏填充空洞。在石膏固化之后，他们移除外面的灰尘。这就留下了每具身体的石膏模型，甚至包括衣物的印记。近年来，计算机断层成像研究揭示了在这些完整的“石膏身体”中保存完好的骨骼。

庞贝城附近的赫库兰尼姆逃过了维苏威的第一次爆发，大多数居民有时间逃生。但同一天的晚些时候，与席卷庞贝一样高热的焚风扫过了几百人，这些人立即死于高温。考古学家在一个船屋里发现了最大的遗体群，无法逃离的当地居民明显挤成一团，徒劳地尝试逃离高热。在接下来几小时里，庞大的火山泥浆河汹涌而来，把赫库兰尼姆掩埋在深层之下，本质上那是一种快干水泥。这保存了烧焦的骨头，但没有在庞贝发现的周围空穴。虽然这两座城市的热量都是致命的，但还不足以让骨头碎裂。这些无意中被保存下来直到被发现的遗骸，成了可怖而宝贵的科研宝库。从有意埋葬的骨头里，我们又能知道什么呢？

第11章
敬畏骨头

一场争论始于1908年，主题是关于哪个物种、出于什么目的最先埋葬起了死者。人类学家刚刚在法国一个山洞里挖出了一个近乎完整的10万年前的尼安德特人骨骼。他们确定这里被挖掘了坟墓，而尸体被小心地摆放成婴儿的姿势然后埋葬。因为当时发现这些骨骼的发掘和记录技术都很粗糙，一开始就遭遇了质疑的声浪。直到今天真相仍然模糊。即使这是一次有意的埋葬，它是为了保护尸体免遭捕食，还是出于精神上的目的？后一种可能性提出了抽象思维起源的问题，而有些人类学家相信尼安德特人没有这种思维，并认为墓葬行为一直都是人类特有的。

2013年，研究者们再度挑战了抽象思维出现的问题，当时在南非一处洞穴深处发现了一个新的类人物种。研究者很难进入洞穴，而且它应该一直都是这么难走。到达安葬地点需要在一片黑暗之中攀登、爬行，再挤过一处8英寸[1]的缝隙。首席研究员过不去，他雇用了身材矮小轻盈、有洞穴经验的女性人类学家。他们发现了许多化石化的骨头，至少有15个个体，年龄跨度很大，至少死于30万年前。所有骨头都没有显示出任何被捕食或暴力创伤痕迹。研究者总结（但并未完全取得一致）说，这是一处墓地。这些人类近亲的头骨较小。那么，他们较小的脑是否有能力进行符号化思考、语言和仪式化行为，促使他们把过世的亲属历经艰险地拖进洞穴？幸运的是，这些骨头留存至今，向我们提出了这些问题。不幸的是，仅凭这些骨头并不能解开这个谜团。

1981年研究者报告了一次无可争议的有意识地埋葬人类的遗骸，这些遗骸发现于以色列的一个洞穴。许多赭石碎片（一种红色的氧化铁颜料）放置在遗骸旁边。5具骸骨，迄今约有10万年历史，以一定秩序排列，两只手里拿着鹿角——即所谓随葬物。根据这项发现我们知道，至少在100个世纪以前，人类就已经对过世亲属表达敬重，这些留存下来的遗骨记载下了丧葬习俗，而且可以引申到符号化思维、对死者的尊重，可能还有对来世的思考。对人类遗骨表达敬畏的手段方法千差万别（某些可能

1 约20.3厘米。——译注

只是出于实用，为了有个了结并清除空气中的有害气味），反映出了人类文化。

有些古代群体把他们的死者藏在悬崖峭壁上的石穴里，有时距离地面数百尺高。这些人迁徙或消亡之前没有留下书面历史，所以我们无法得知他们出于何种动机把尸体艰难运输到如此危险的位置。对泰勒姆人（曾居于西非今马里共和国），那些凹室里的数千具骸骨、散落的陪葬品和一些绳索残迹，就是他们在大约900年前存在过的全部痕迹。因为这个遗址极其难以进入，因此它能保持不受干扰，基本上没有得到研究。大约同一时期，居住在秘鲁北部安第斯山高处的查查波亚人，也把他们的死者藏在崖穴中，不过他们会先把尸体制成木乃伊。查查波亚人在16世纪遭遇了西班牙人，被欧洲的疾病彻底摧毁了。不幸的是，投机者已经掠夺了大多数此类墓穴，剩余的遗骸对人类学家已经没什么帮助了。

在中国南部、印度尼西亚和菲律宾的一些悬崖上，可以看到数百英尺高处悬吊的棺材。这些木箱或空树干最早可以追溯到3000年前，在悬臂梁上维持平衡，突出于峭壁或岩石上开凿的孔隙洞穴。印度尼西亚的托拉查人至今还在这么做。最初这样悬置棺材的原因不详，可能是为了防止掠夺或捕食，或者让死者更接近神灵。这些沉重的棺木，有些还与遗体一起放了沙子，是从上面放下去的，还是从地面用脚手架搬运上去的？这些垂直墓地以其奇异和迷人而成了著名景点。

美国原住民当中很普遍的树葬和支架葬没有那么危险，但也位于高处。对这种葬仪的绘画和描述，表明在从魁北克、内布拉斯加和怀俄明到太平洋西北部及阿拉斯加都有人使用这种方式。

这种葬仪会用长袍和毯子包裹新近去世的人的尸体和他最重要的财产，用皮革捆绑，然后将其放置在一棵树或用树枝搭建的高台上。只有男性才会树葬；女性和儿童的遗体会留在灌木丛中，遭受野兽捕食。一两年后，这些“升天”的遗体有些已经掉到了地上，而且都不会再吸引狼或熊。人们这时会将其埋葬。

虽然大多数文化都会尽量避免被野兽捕食遗体，但也有些文化的葬仪是欢迎捕食的。在中国西藏地区以及相邻的同样多石少树的地区，在称为“天葬”的葬仪中，僧侣们把新近去世的人的遗体抬到高山上，把它们留给秃鹫。在很难挖掘墓穴和缺少火葬用木材的地方，这个习俗很实际。它也是精神性的，因为佛教徒相信一个人的灵魂死后会继续前行，尸身只是一个空容器，可以也应当与其他生物分享。一旦秃鹫收拾干净骨架，骨骼会被敲碎，与谷物和牛羊乳混合，喂给小一些的鸟类。但有些骨骼可能会被回收利用作宗教音乐的乐器，这是活人对骨头表达敬意的另一种方式。

用人类腿骨制作的号和头骨制作的鼓，是传统西藏冥想仪式的一部分——强调了生命和物质存在易逝的本质。骨笛（Kangling，一称骨喇叭、骨号，字面意义是腿骨+笛子），是切掉髋部那一端的人类腿骨。骨干上有一处圆形开口作为吹奏口。膝盖处的喇叭口完整保留，只有两处凿开的开口，等清除内部松质，就能从中流过空气，发出声音。骨干处厚实、坚硬且耐用，但在靠近膝盖的地方变薄、质地较脆。这解释了骨笛在“铃”的一端为何要覆盖有紧密缝制的皮，有时是人皮，或盖有薄金属片。这种饱受敬重的乐器可能会被使用数代，覆盖物能让它更耐用。

深植于骨笛中的崇高能量被认为来自原主人的灵魂——因此最好是没有世俗缺陷的人的骨骼。比如说儿童、清明头脑的年轻人，以及守誓的僧侣。同样的，从圣贤者那里获得的骨笛会拥有强大的“觉知”，能够传达人类的能量。

人头骨制的鼓也是同一仪式的一部分，与骨笛有同样的象征意义和能量。骨鼓是由依据生命属性仔细甄选的一男一女的遗骸所制。他们的头盖骨在端点相连并连在一根棍子上，在蒙上鼓皮之前内部刻上了金色的咒文。这些鼓的演奏者拿着棍子，扭动手腕水平旋转鼓。穿在绳索上的珠串绕着鼓摆动，敲击着鼓面。一个演奏者可以一手敲击鼓，一手演奏骨笛或铃。

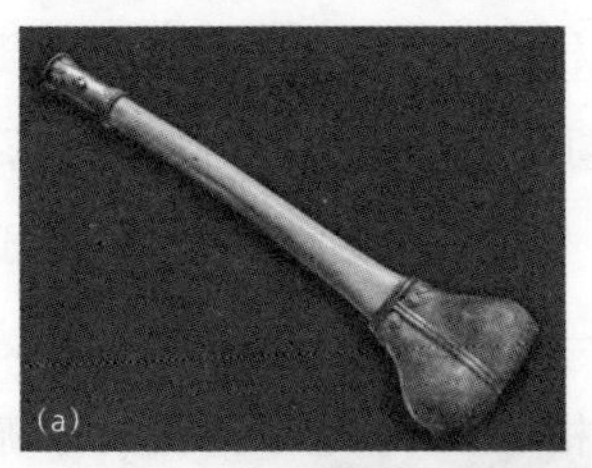

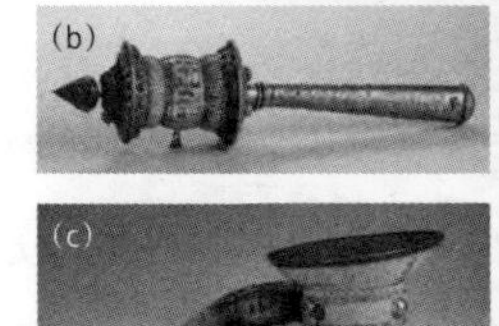

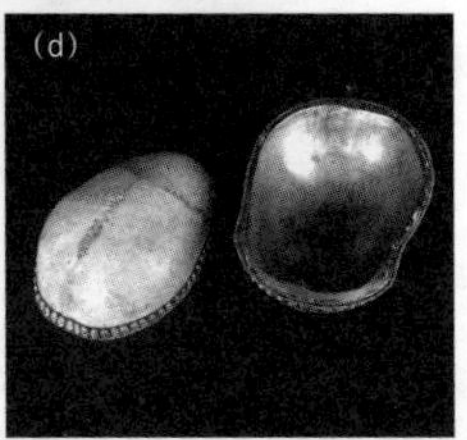

(c)

这些是藏传冥想仪式中重要的骨制用品：(a) 腿骨制的号，或骨笛；(b) 骨制核心、银盖、镶嵌宝石抓手的祈祷筒；(c) 两个头骨制成的鼓；(d) 头骨碗，或称嘎巴拉碗。在 (c) 和 (d) 中，紧密咬合的头骨缝很明显。(a) 大英博物馆；(b) (c) 洛杉矶艺术博物馆；(d) 存骨房。

单个人的头盖骨也可以做成碗，或称嘎巴拉碗，这在佛教[1]和印度教仪式中也居于中心地位。雕刻华丽或以贵重金属或珠宝装饰的嘎巴拉碗有许多含义和用途。包括作为向愤怒神灵提供食物的容器，或作为冥想的辅助，提醒信徒们生命的无常。

有意对遗骨进行焚烧处理可以追溯到4.2万年前。

1 作者未指明，应指上述藏传佛教。——译注

1968年，一位科学家在澳大利亚的蒙哥湖发现了（以湖命名的）蒙哥湖夫人，她的遗体曾被焚烧；然后骨骼被压碎后再次焚烧。烧焦的碎片被覆以赭石，这是在此前6万年的以色列——已知第一座人类墓葬所在之处——使用的同一种颜料，相距1/3个地球。从蒙哥湖夫人的时代以来，各种不同时期的文化和宗教团体都偏爱过火葬，不过这也是一个冲突的来由。印度教要求火葬，伊斯兰教则禁止火葬。作为一种节约空间的举措，日本现在强制实行火葬。犹太教传统上不赞成这种做法，但一些改革团体则支持火葬。古希腊、古罗马火葬盛行，而欧洲则有盛有衰，直到基督教主宰这片大陆。早期的基督徒相信躯体复生，坚决反对火葬（除非是为了把对手烧死在火刑柱上）。在几百年里，避免火葬的趋势极为明显，人类学家通过墓地的出现就能追踪基督教席卷欧洲的进展。

传统上，火葬是露天葬仪，除了烧焦碎骨头以外，没什么指望还能抢救出别的任何残留物。不过在佛罗里达某些地区的美洲原住民会在火中留下头骨，用其盛放骨灰。

19世纪末，欧美出现了火化炉，火葬慢慢得到了普及。今天，火化炉可以加热到1600~1800华氏度[1]——这

1 871~982 ℃。——译注

样的热量足以让铁发出樱桃红色的光，并完全蒸发尸体，只留下骨骼。骨头会变得非常脆并且破碎，但还是能认得出来。一个强力高速搅拌器，有个骇人名字叫“焚尸炉”，接下来会粉碎遗骨。通常人们说留下来的物质像灰烬一样，实际上是骨骼中极为耐久的矿物成分。一个人类残留的砂砾重量大约5磅[1]，它将作为家人的纪念，如果不撒掉，通常会被放在地球表面一个壁炉那么高的位置。

尊重遗体的方式当中，可能最常见的那种也是最古老的，将会把我们带往地下。除了对逝者表示尊重，埋葬还能减少疾病传播、恶臭飘扬，而且在某些文化中，还可以为逝者准备好来生。在适宜的土壤条件下，下葬的骨骼能够化石化，在数千年后仍能被发现并加以分析。从莎士比亚的笔端、理查二世的唇际，说出了“我们除了把一具尸骸还给大地以外，还有什么可以遗留给后人的呢?”

当墓葬的骸骨旁伴随着手镯、珠子、陶器和其他随葬品，学者们就能把这些骨骸与之生前社会经济地位，以及他们所属文化的信念和仪式联系起来。从被发掘的骨骼中能获得深邃的见解——但伦理问题也一样深刻，其实直到最近这些问题还广受忽视。学者和投机者们想要的是知

1 约2.3公斤。——译注

识、名声、发现优先权和财富。然而发掘出掩埋的遗体则常常牺牲了某些家庭或人群的利益，他们曾相信自己怀着敬与爱葬下的亲人获得了永久的安息。

不过也不是所有尸体都是带着家人的爱意安葬的。考古学家在欧洲中部发现了至少三座7000年前的墓葬，每一座都埋藏了数十具骸骨，其上都有钝器创伤的迹象，没有任何随葬品。人类的不人道行为显然开始得很早。单个尸体的墓葬有时也会令人费解。考古中的异常或反常葬礼，揭示了人类不时屈从于暴力、仇恨、恐惧和超自然的倾向。学者在找到那些多出一双腿或面朝下埋葬的骸骨时，只能去假设推断当时人们到底是什么动机。有些发现显示骸骨被带上脚镣或手铐，或被金属桩或重石压住。那些被斩首并将头置于膝盖之间，或头朝下垂直埋葬的遗体，其动机可能是为了惩罚。也或者是一种措施，防止这些尸体（也许被当作吸血鬼或女巫）再次返回人间。大多数被发现的异常墓葬都位于欧洲。

除了南极洲以外的所有大陆上，各地都有通过置于炎热干旱气候的沙地中脱水的方法，以表达敬畏和保存遗体。古人在无意中发现了这种自然保存方法之后，大约7000年前在智利，一些人开始有意识地复制这个过程。埃及人开始的时间晚2000年。他们认为，新丧的特权阶层人士要进入来世，必须进行木乃伊化的步骤。埃及人还将大量的猫和少数的狗、狒狒、鸟和鳄鱼，以及至少一只羚羊制成了木乃伊。做防腐工作的人把内脏去除，用香料填充尸体，并用盐混合物将其包裹。70天以后，他们用多层亚麻布条缠绕干燥的尸体，把它放进木箱里，有时会在数千年后被发现。这些木乃伊化的躯体中骨头仍然隐而不现，直到应用上了非侵入性手段——一开始是X光成像，最近又有了计算机断层扫描。图坦卡蒙（可能是史上最著名的木乃伊）在1986年就经受了这番调查。成像揭示出其大腿骨骨折，可能在受伤几天后随着并发症导致了他的死亡。

包括图坦卡蒙在内的皇室埃及木乃伊都被放置在精心设计、永久密封的地下墓圹中。每位法老都规划了自己的死后地下世界。但在其他文化里，地下墓穴更像是自助存储设施构成的城池。欧洲许多城市都有这种为大规模安葬目的所建立的地下墓穴，包括巴黎、布达佩斯和里斯本，以及秘鲁和菲律宾。

最大的地下墓穴网络包围着罗马。古代罗马法律禁止在城市里下葬，但生活在罗马的早期基督徒很少能负担得起城墙外的土地安葬逝者，而且又不接受当时普遍的异教火葬习俗。从2世纪以来，他们就围绕着罗马城外松软的火山岩开挖了隧道网络。遗体会放置在一处侧室中，用石板密封，上面刻有死者的姓名、年龄和死亡日期。许多这样埋葬的基督徒都曾遭遇迫害和殉教，这类事一直持续到了4世纪罗马正式接受基督教。虽然不再受到迫害，但许多基督徒仍希望在靠近殉教者的地方长眠，于是地下墓穴的埋葬方式又持续了一百年，估计有50~75万具遗体是这样埋葬的。这些墓穴逐渐无人使用，最终完全被遗忘，直到1578年又在偶然机会下重见天日。自此人们就一直在研究和参观这些拥有大量壁画的墓穴，成为早期基督教历史中的重要组成部分。

但罗马墓穴与骨头何干？其中关联藏在了对圣徒的敬奉、宗教改革和反宗教改革之中。在天主教教义里，敬奉圣者遗骸，能使这名圣者介入上帝与寻求上帝帮助的凡人之间，发挥作用。“圣物”或“圣骨”，比如圣者的骨头或衣物碎片，由此成了获得祝福的标准。这些圣骨被藏在，呃，“圣骨箱”里，这是用贵金属制作、饰以宝石的容器。圣骨箱的体积相对小，可以在瞻礼日带出来游行，有些圣骨箱还有一个透明玻璃窗，从中能看到圣骨。另外一些的外形说明了里面装的是哪块骨头。虔诚的圣徒前往朝拜圣物，一路花钱，并在抵达终点后向圣徒所在的教堂捐赠财物。

每个教堂都希望拥有圣骨，但圣徒能分给大家的骨头数量有限。到了中世纪，圣骨的数量已远远超出圣徒的供应范围。宗教改革的倡导者马丁·路德和约翰·加尔文反对这种花招。这些圣骨（大多数都是假的）起初是虔诚的辅助，而今已成虚假的偶像。随着新教在北欧的发展，改革者们摧毁了圣骨箱，回收了宝贵的材料。到了1563年，天主教会进行了反击，维护了圣物是宗教活动组成部分的信条。教会后来重申圣徒居于上帝与信徒之间的能力，但设立了严格的规范认证圣物，未经确认的圣物不得用于瞻礼。

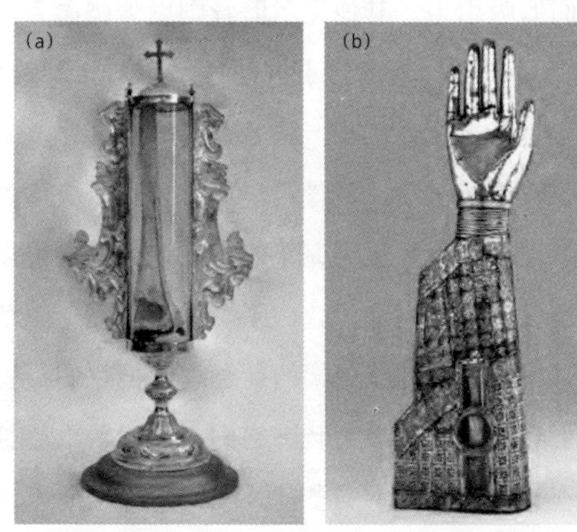

(a) 在马略卡岛帕尔马的大教堂里，一个圣骨箱展示了圣潘塔莱昂的一段腿骨；(b) 银制的手和镀金铜袖说明里面包含了圣劳伦斯的至少一块手骨。(a) 马略卡教堂；(b) 普鲁士遗产图片档案/柏林装饰艺术博物馆/柏林国立博物馆/Art Resource。

由于许多古代圣骨已经被毁，其他圣物出处存疑，对真货的需求大大超过了供应——直到15年后罗马墓穴被再次发现。这里长眠着真正殉道者的遗体，以及数十万早期基督徒，他们很可能也受过迫害，从而有资格成为殉道者。虔信者们为之疯狂。教堂和上层家庭都在搜寻殉道者的骸骨以证明他们的虔诚和威望。封存墓穴的石板中只有一些还保持完整，能准确说明其中的安息者是殉道者，但所有从罗马送出的骸骨都附带有文件证明其正统。不知道他们的殉道是基于事实还是假设。无名的殉道者们得到了新的身份——通常是著名圣徒或当地名流的名字——以增强对信徒们的吸引力。其他无名骸骨则以美德命名，通常是坚忍、仁慈、幸福等的拉丁词汇。出于对正统的渴望，有人被命名为圣·隐名或圣·佚名。

在前宗教改革时期，圣骨箱里通常只有一块珍贵的骸骨或碎片。现在，墓穴里有完整的圣骨，让教会可以不遗余力地精心设计大型展览了。由于“殉道者们”生活在早期基督教时代，这些完整骨架的新管理者把它们打扮成罗马时代的士兵，用真假珠宝装饰它们，然后着重展览这些组合。奇迹被归于墓穴中的圣徒。朝圣者蜂拥而来。信徒得到了宽慰以及提醒，让他们知晓这样的荣耀将留给真正的信徒。赞助的教堂和修道院大发其财。

这种信仰生意做了两百多年，然后慢慢衰落了。1782年，哈布斯堡王朝的皇帝下令销毁没有彻底确认正统的圣骨。大约同一时期，受启蒙运动影响的进步天主教徒们，希望教堂能够变得更现代、更文明。而且一直还有失窃问题。过去骄傲地展示给世人的墓穴圣徒逐渐淡出视野。从罗马地下墓穴中流散出来的骨头是一种精心策划的生意，还是对信徒的救赎？你自己决定吧。

罗马墓穴是个埋骨之所，其中的遗骸在几个世纪以后被移走，而巴黎的情况正相反。在那里，城市教堂墓地里累积的死者越来越多，最后放不下了。解决方案是把古老的遗骨移到城市地下迷宫般的地道中。当时这是一种权宜之计，后来变成了一门生意。（我将在第13章描述作为客户的第一手经验。）

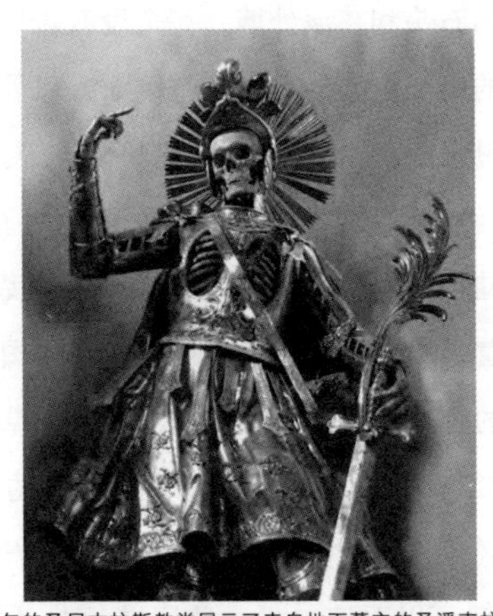

瑞士维尔的圣尼古拉斯教堂展示了来自地下墓穴的圣潘克拉斯，装饰十分夸张。瑞士维尔天主教教区圣尼古拉斯教堂。

其他古老城市也有类似的遗骨存放问题，但解决办法不一样。有些教堂不再只是把古老遗骨堆放在地下墓穴，而是开始进行艺术性的展示，但没提什么圣人之类的联系。在奥地利哈尔施塔特的圣米迦勒堂，有一个用架子展示了1200个头骨的“骨库”。它们被按照家庭分类，一半头骨的彩绘标签上写了此人生前的姓名和生卒日期。其他教堂开始使用骨头作为内部装饰元素。这些“人骨教堂”存在于英国、西班牙、波兰、捷克共和国和至少三个意大利城市。我妻子（不情愿地）和我（热情地）参观过一个这样的人骨礼拜堂，位于葡萄牙可爱的中世纪小镇埃武拉，这个小镇位于里斯本以东128公里处。近看时，大教堂装饰华丽的石头和灰泥外墙，完全没有告诉我们里面有什么。得到的第一个迹象是礼拜堂侧面入口处大理石上的铭文，翻译过来是：“吾辈之骸于此长候汝等。”

在16世纪的埃武拉，方济各修士遇到了两个问题。旧遗骨的存储空间变得稀少；他们的教区居民过着奢侈的生活，因为黄金正从葡萄牙殖民地巴西涌入国内。为了表明尘世生活的辉煌短暂，修士们从本地教堂墓地和墓园收集了至少5000具骸骨，用它们装饰礼拜堂的墙壁和天花板。在一些区域，他们把手臂骨和腿骨压进石膏，这样每一根的长度都可以看清。另一些区域里骨头只能看到端部。头骨随意地组成墙壁上的几何图案，镶在柱子和拱门边缘。总体上是一种对称、重复的光暗对比。看起来虽然奇怪，但我觉得这个教堂美丽夺目。我妻子礼貌地说让我拍完照片，她在外面等。

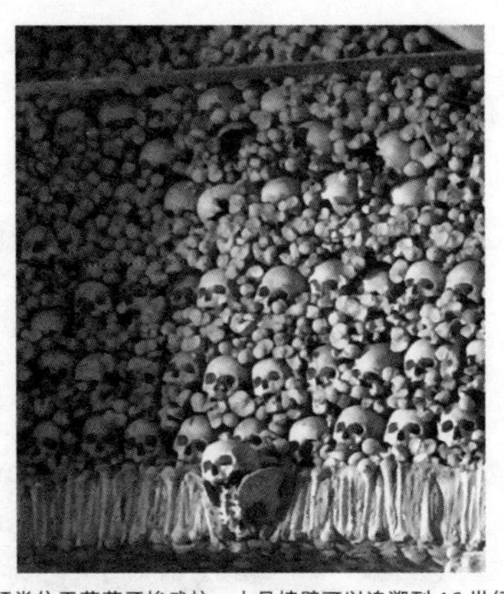

这座礼拜堂位于葡萄牙埃武拉，人骨墙壁可以追溯到 16 世纪，排列着超过 5000 个人的遗骨，提醒人们生命易逝。葡萄牙，埃武拉，人骨礼拜堂。

古往今来，人类除了对亲属表达敬意以外，还有其他对骨骸表示敬畏的方式。以澳大利亚原住民的风俗为例，这些活动可以追溯到4万年前，即已知最早下葬的人类蒙哥湖夫人那个时代。其他证据表明她的亲属在澳大利亚已经生活了两倍于这个时间的历史。拥有如此悠久的遗产，人们产生强大信仰不足为奇。其中包括对死亡的观念，认为除了衰老之外的死亡都是非自然的，敌人的邪恶咒语会加速其到来。一旦某个部落识别出了施咒者（这可能需要数年时间），一个指定的刺客就会戴着一块经过仪式处理、针状、匕首长的骨头出发，这块骨头可能是人类、袋鼠或鸸鹋的。刺客悄然接近被告，将这块骨头指向施咒者并念出一段简短的诅咒，然后回家烧掉这个武器。惊惶的被袭击者在接下去几天到几周里萎靡衰弱并死去，就好像被这种“思想之矛”造成了身体上的伤害。

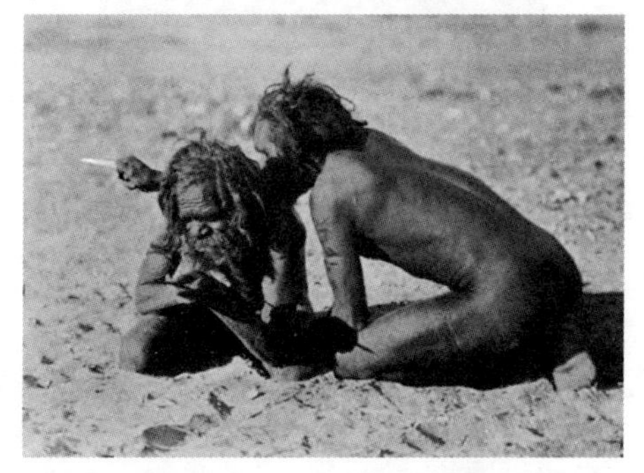

澳大利亚原住民（Aluridja 人）在一个历史悠久的刺杀仪式中“将骨头指向”邪恶的对手。惠康收藏馆。

骨头在中国某个古代王朝有同样重要的影响力，但没那么夸张，他们使用扁平的骨头——牛肩胛骨或者龟甲的底部——来预测未来。大约3500年前，持续了约两个世纪，商朝皇室利用这些骨头回答重要的问题，如作物、军事远征、狩猎、天候、出行、疾病和君王健康。在骨头的一边钻出小坑，用一把快刀在另一面刻下问题。把烧热的棍子戳进坑里，令骨头受热开裂，裂缝的方向能带来答案，由巫师进行解释，有时君主会亲自这么做。每一个答案都会被刻在骨头上以备将来之用。数千年后，耕地里经常翻出这些古代遗物。农民们认为这些是龙骨，他们把这些铭文擦掉，打碎这些曾经的记事本，作为药物卖掉。1899年，一个敏锐的考古学者认出了这些骨头碎片上的古代文字，并追究它们的来源。这些深深刻入骨头的痕迹是现存最古老的中国文字，大量展现了当时的文化。

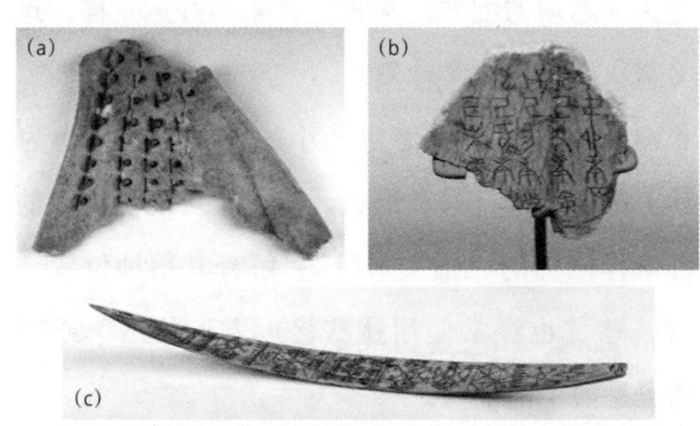

占卜装置。(a) 用烧热的棍子在牛肩胛骨上烫出坑穴和裂痕供巫师解释。这件物品来自中国的商王朝，公元前16世纪至10世纪。(b) 也来自商王朝，文字描述了占卜的结果。(c) 来自苏门答腊的刻字水牛肋骨，提供了历法建议和药方。(a) 大英博物馆；(b) Shang Musée Mariemont；(c) 惠康收藏馆。

一旦意识到这些“甲骨”的重要性，收藏家之间开始活跃交易，赝品随之现世。在中国，那些确实可长期保存物品的土地里挖出的合法甲骨约有20万片，大多都已经碎了，得以免于做药的命运。1/4的刻文中使用了约6000个不同的文字，其中2000个与现代语言有对应，因此其含义是已知的。(其他的大多数是专名。) 除了回答问题，这些骨头还记录了仪典、历法事件、增税和宗谱等细节。有关天文学的铭文包括了最早的日食和彗星记录。总的来说，这些铭文是对商代人生活巨细靡遗的观察。我们应该庆幸还好龙骨不是什么万用灵丹。

在苏门答腊，祭司们在水牛的宽肋骨上刻字。它们代代相传，其中包含的历法信息用于占卜仪式出行的吉日，还有魔法和药物的配方。和骨头带来的好运一样，这些铭文的美感和诗意也非常珍贵。

非洲南部的原住民使用较小的长方形骨片作为占卜板，其上刻有多种符号和形状。有一个可能更古老的习俗是投掷未作修饰的“指关节骨”，解释其落地位置。除了占卜者，赌徒也经常使用这些接近方形的山羊或绵羊距骨，这也是骰子的前身。

与骨头有关的好运，是古代欧洲长久以来的一个主题。在近3000年前，生活在现今意大利中部的古代伊特鲁里亚人相信，鸟类尤其是鹅，能够预兆未来。在别的仪式中，这些伊特鲁里亚人会把鹅颈部的V形骨头晒干并保存下来，希望能保留这些禽鸟的某些魔力。他们会抚摸这块骨头许愿——这也是“许愿骨”的由来。罗马人吸收了许多伊特鲁里亚风俗，但在寻求好运这块，他们会拉扯叉骨把它折断，这也是“幸运转机”[1]一词的由来。

---

1 lucky break，字面意义为“幸运折断”。——译注

罗马人把许愿骨的风俗带到了英格兰，到了1607年，当地人管许愿骨叫“婚思”（merrythought），因为幸运会关照拿到长端的人，令其早日成婚。苏格兰人会在许愿骨比较扁的地方钻一个孔，然后放在女孩的鼻梁上，来量化这种预测。她把线穿过那个孔需要多少次，她的婚事就还要等待多少年。（也许严重近视被时人认为是做妻子的良好素养。）欧洲人在美洲定居的时候把这种旧世界家禽的算命能力转移到了新世界的火鸡身上。

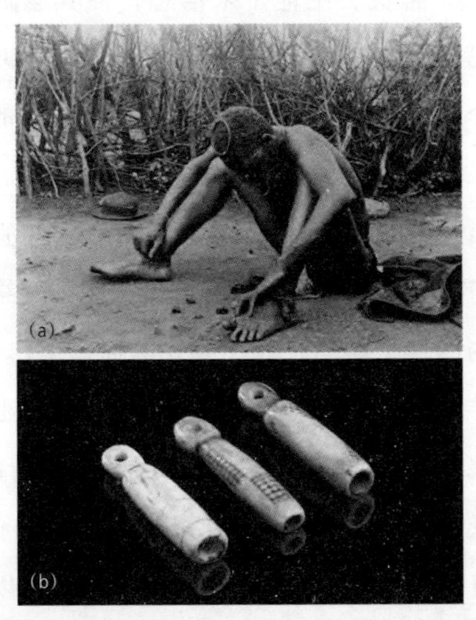

（a）南非一个“抛骨者”用距骨预测未来，可能是山羊或绵羊的骨头。（b）在南非，雕刻过或有铭文的骨头也被用作算命工具。（a）惠康收藏馆；（b）伦敦，科学博物馆。

伏都教通过西非奴隶贸易来到了新世界。一个悠久的仪式是用鸡骨算命。每一块骨头都有独特的含义，其落地时与其他骨头和占卜用环的相对位置也一样意味深长。但其实在被称为“新世界”之前，加勒比海原住民部落的巫师已经在用骨片和“科霍巴”粉（一种精神活性粉末）了。这一习俗把一种碾碎的当地树木种子与烟草粉末混合，吸入混合物诱导幻觉。在仪式之前要禁食，并用骨制呕吐棒进行净化。然后萨满巫师准备好接受来自神灵的“纯净食物”，神灵会给他带来信息，使其遨游超自然世界。科霍巴会让世界颠倒变幻，色彩迷离。呕吐棒的手柄表现了那个世界，拥有迷人的颠倒图案和凶猛的想象中的动物。

同样出于精神上的原因，美洲原住民，特别是五大湖地区，会将捕梦网（用钩子撑开纤维编织的网络，挂着包括骨头在内的神圣物品）放在婴儿的摇篮上作为保护符。西北太平洋地区的因纽特部落会在熊的腿骨段上雕刻并用雪松树皮塞住两端，以容纳丢失的灵魂。活着的人相信，和其他一些他们珍视的骨头一样，这些戴在脖子上的“捕魂者”拥有精神力量。比如，海象的阴茎骨可以将动物的力量赋予人类拥有者。美洲原住民还会用鹰的翅骨制造笛子，模拟这种鸟的叫声。这么一来，可敬的鹰就成了一个仪式形象，有时别的鹰会呼应笛声出现。在我们看来可能很奇怪，但狩猎文化崇敬他们杀死的动物，感谢它们付出的生命，并用绘画、雕刻和乐器纪念它们——有些至今尚存，还有纪念仪式（但多已散佚）。

与人类长久以来对捕获猎物和骨头的敬畏形成鲜明反差的是，露西的死毫无纪念性，她可能是从树上不小心掉下来摔死的；但她化石化的骨骼如今被视如珍宝，永受敬重。最近发现的人类遗骸表明，早期人类有抽象思维和精神性方面的能力；起初对遗骸充满尊重的处理方式说明了这一点。但对已故人类同胞的尊重不算普遍。于是，骨头，作为唯一长久存续的人类组织，它回答了一些关于生死的问题，同时也提出了更多别的问题。

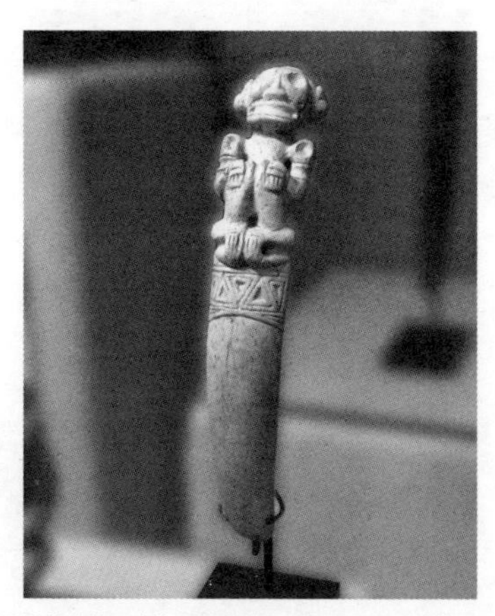

用海牛骨头制成的呕吐棒，促进科霍巴仪式所需的禁食和净化，由加勒比地区原住民部落萨满进行。美洲原住民历史博物馆。

话说回来，好在骨头所教会我们的事情，并不总是呆板病态或恭顺敬畏的。在一种文化中得到了敬畏，在另一种文化中可能只是一个参考。因此，我没有任何不敬的意思，在此将展示关于骨头的一个更世俗的、当作参考的历史样本。

《旧约》中有三个明显例子。《创世纪》说，“耶和华神就用那人身上所取的肋骨，造成一个女人”。在《士师记》中，参孙说，“用这驴腮骨，我杀戮千人”。以西结写到，上帝将他置于一个充塞骸骨的山谷中，“忽然有震动和声音，骨头便连在了一起”。这些关于骨头的故事都被雕塑和绘画所传唱永生，但只有最后那个出现在歌曲里，它通常是孩子们的解剖启蒙课：“脚趾骨连着脚骨，脚骨连着脚跟骨……”

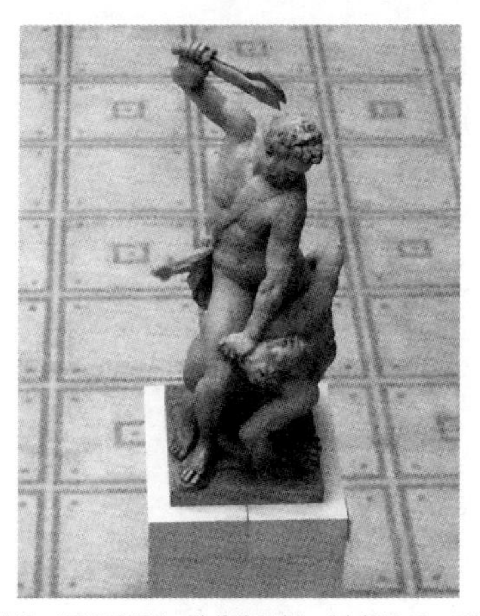

于是参孙说：“用这驴腮骨，我杀戮千人”，（士师记 15：16）。詹博洛尼亚，约 1562 年。维多利亚和阿尔伯特博物馆。

墨西哥亡灵节为期三天，旨在纪念圣徒和缅怀逝去的信徒。庆典和商业氛围现在已经盖过了这个秋季神圣节日的初衷，有机会戳戳死神眼珠子的派对氛围已经蔓延到了全世界。到处都是骨头，因为这是对失落灵魂最持久的记忆。骷髅载歌载舞地游行。彩绘面部的人们沉浸在骨头饼干和头骨糖果之中。

几个世纪以来，在整个世界，头骨是最能象征死亡的，它很容易识别，并唤起人们对死亡的迷恋和恐惧，以及记忆。在视觉艺术方面，墓碑雕刻师、雕塑家、画家和文身艺术家都参与进来。头骨（加一对交叉的骨头，以备强调）出现在军事标志、海盗旗和毒药瓶子上。今天，头骨的形象无处不在，而且大多已经失去了感觉上的冲击。这些形象出现在亚历山大 · 麦昆的高端设计围巾上，现在还出现在室内拖鞋、咖啡罐和啤酒包装上。（我还有骷髅头袜子。）

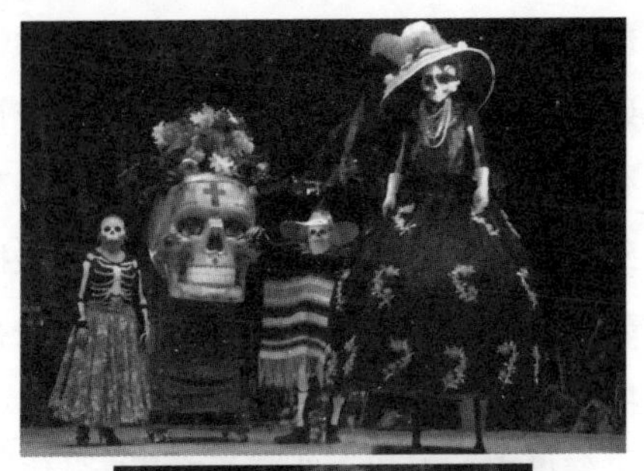

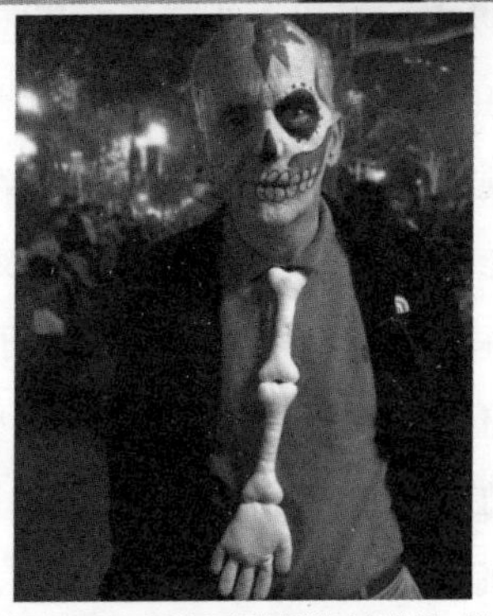

亡灵节庆典始于墨西哥，现在已经传播到了全世界。图中是洛杉矶，庆祝活动包括游行和化妆舞者的舞台表演。

不能不提卡米尔·圣-桑用小调创作的管弦乐作品《骷髅之舞》，其中用木琴很好地表现了骨头敲击之声。他在《动物狂欢节组曲》的《化石》章节中也使用了同样的乐器来表现骨头的意象。

在剧场里，最著名的头骨是莎士比亚的约里克，他是哈姆雷特少时的宫廷小丑。四百年以后，柴可夫斯基试图将自己的头骨捐赠给皇家莎士比亚剧团，以助长约里克的不朽。这位伟大作曲家的头骨曾扮演过几个月的约里克；但很可惜，后来它的身份揭晓了，管理者担心头骨会抢走演员的风头，于是将之束之高阁了。

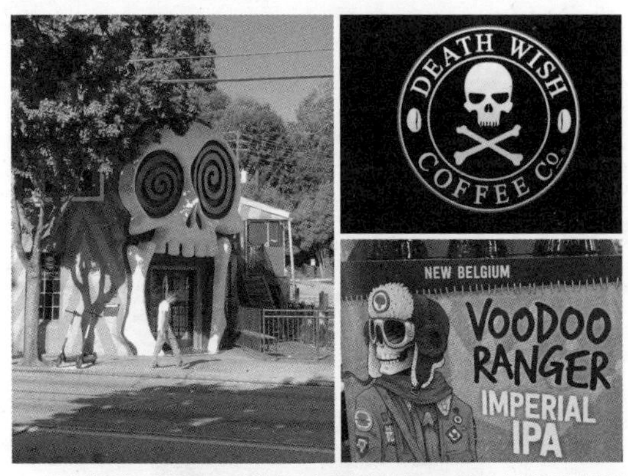

头骨的意象已经失去了危险或死亡的象征含义，亚特兰大漩涡烧烤酒吧以及它在各种消费商品上的广泛应用就是明证。

有些专名也与骨头有关，不过这种联系并不总是一目了然。例如，各各他（Golgotha，来自阿拉米语）和髑髅地（Calvary，来自拉丁语，一译“受难地”）意为“骷髅所在之处”，指的是耶路撒冷附近耶稣受难之处。同样地，因马克·吐温的荒诞故事而知名的加州卡拉维拉斯县（Calaveras County）也得名于头骨（西班牙语中的calaveras），来自当地河岸边发现的头骨。另一条澳大利亚的河与它附近的城市名叫布里斯班，纪念的是一位早期总督。这个姓氏来自古英语，其中“布里斯”是“打断”，而“班”是指“骨头”，但我一直不知道是这个家族被人打断了骨头、打断了别人的骨头，还是接好了断骨。在别的故事里，骨头能告诉我们的信息还是很清楚的。

第12章

授课之骨

考古学研究的材料极为古老，少说也有11500年历史。然而这个学科和它的母学科相比年轻得多。它在17世纪才成为一个研究领域，不过发展缓慢，这有几个原因。当时，文艺复兴时代的收藏者们称之为化石（fossil，来自拉丁语中的fossus，“挖出来的东西”），没想过它们曾经是活着的生物。造成这种误解的是两种哲学思想。柏拉图的追随者认为生命和非生命之间可能存在关联，因此它们会彼此相似。亚里士多德的追随者则认为，生命体的种子能够进入土壤并生长成与动植物相似的东西。文艺复兴大师，列奥纳多·达·芬奇本人，对这两种观点都不同意，因为他推测他在意大利高山上发现的化石海洋生物有生物起源。但别人基本上忽略或轻视了他的观察结果。

接下来的一个世纪，罗伯特·胡克（他的知识跨越天文学、数学、物理和生物）认为这些化石代表了现已不存的生物。然而，出于哲学或宗教原因，灭绝这个概念是他同时代人不能接受的。直到一个世纪之后，在大象和冰冻已久的乳齿象骨骼之间，人们发现了明显的骨骼差异，灭绝的观念才为人信服，因为乳齿象确实无可争议地存在过。

从1808年开始，大型爬行动物化石的发现提供了明确的证据，表明巨大爬行类曾经雄踞地球。科学界为之沸腾，并产生了古生物一词描述这一学科。在19世纪接下来的时间里，陆陆续续地有了对化石化骨骼的发现、观察和分析。

威廉·布克兰，一名古怪的先驱者，带来了其中一次热潮。1822年，他出版了第一本对恐龙的完整描述的书(尽管意为“恐怖蜥蜴”的dinosaur这个词又过了20年才被创造出来)。许多科学家因为布克兰的古怪个性而小看了他的发现。在他那些怪癖里头包括：穿着帽子和学术人员的长袍进行野外考察，经常在马背上讲课，还带着宠物熊参加会议；而且在大量实验后，布克兰尝试仅根据味道来分类动物，而且声称他吃遍了动物王国。他说鼹鼠和反吐丽蝇很难吃。古生物学家同行都讨厌在布克兰家用餐。

直到19世纪中期，所有学科的科学家都是富有、好奇的绅士，他们能供养自己的探索和调查。他们经常展示出多种矿物、化石、异国动物的填充标本、古董和艺术品，所谓展示柜其实是房间——藏珍之屋。这样的收藏品昭示且维护着主人的社会地位，这些房间也是志同道合的知识分子和上层人士聚会的沙龙。

就化石来说，随着博物馆、大学和政府开始雇佣地质学家和古生物学家进行调查，原本只有业余爱好者的模式被逐渐改变。出于文化和经济原因，专业人士的发现很受欢迎。他们的发现加上对灭绝动物的比较解剖学，提供了支持演化论的证据。此外，了解化石发现地点有助于开采矿物，特别是工业时代不可或缺的煤炭。

但一开始，对恐龙骨头感兴趣的只有科学家，直到1868年，英国艺术家本杰明 · 沃特豪斯 · 霍金斯出现在费城。当时他已经是一位著名的自然历史画家，曾与达尔文和许多其他世纪中叶的生物学家共事。他还为一个伦敦的展览制造了一个真实尺寸的黏土恐龙复制品，引起了轰动。这带来了下一个委托，即在纽约的中央公园建立一个包罗万象的古生代博物馆，目的在于积极展示最近在美洲发现的恐龙化石。

由于纽约既没有必要的化石，也没有该项目所需的古生物专家，霍金斯去了费城。在那里，他得到了费城自然科学院的支持，组装了一个30英尺[1]高的恐龙，大多数骨

1 约9米。——译注

头都是科学院的收藏品。他用石膏制作了缺失骨头的复制品，并创造性地用金属框架加以支撑，使重建后的骨骼以栩栩如生的站姿现身。古代亚历山大城曾经这么搞过人骨，但那些骨头很轻，很容易用线连起来。霍金斯是第一个将之应用到展示数吨重恐龙化石骨架上的人。

公众蜂拥而来围观这个组装恐龙骨架。在接下来一年里，学院的访客增加了一倍。相应带来的博物馆损耗迫使学院首次开始收门票。尽管如此，这个展览激起了公众对恐龙的强烈兴趣，并且这种热情过了150年仍长盛不衰。

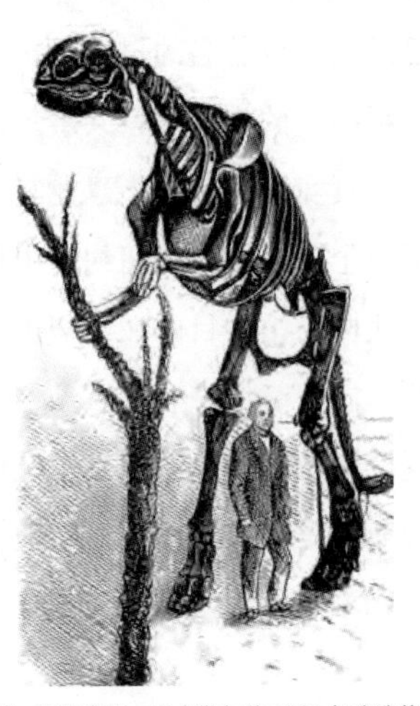

图中是本杰明·沃特豪斯·霍金斯与他1868年建造的现象级成就——第一个组装起来的恐龙骨架。

在今天，要是哪家自然博物馆没有展出一个摆出威胁姿态的组装大恐龙骨架，它看着就不够完整。通常它被放在主中庭，那里足够高，令人生畏的效果也够震撼。迄今最著名的展示恐龙是苏，这只暴龙几十年来都在芝加哥的菲尔德博物馆，朝游客张开巨口。她是个很有故事的恐龙，涉及一场所有权大战和南达科他州历史上最漫长的刑事审判，后面我会说到。

恐龙或其他脊椎动物化石，无论公开展示还是为学术研究而小心深藏，绝大多数都需要专业和业余古生物学家们花费无数时间一边走一边盯着地面才能找得到。化石慢慢从古老的岩层中“风化”出来，这些暴露面通常位于当下炎热干旱的地区。在大热天一手拿着牙科探针，一手拿小刷子，爬上崎岖的岩壁蹲上几个小时，这不是人人都能做到的。不过大多数古生物学家似乎在这样的逆境中取得了成功。少数还崛起于争议之中，如《骨头战争》中的对立双方。

这场难堪战斗的双方都是古生物学巨头——两人都是野心勃勃、妒忌而富有的自大狂。作者乌尔·拉纳姆对双方——奥斯尼尔·马什和爱德华·科普——做了如下细致入微的描述：“比起寻常的后院恶意八卦，真实的恨意要高了一个等级，这可能是世间最有价值的力量——用于催生快速、精准、精辟和原创的思维。而科普和马什从这种情绪中的获益高得吓人。”

1863年，他们在柏林的首次会面是友好的。马什从耶鲁毕业后在柏林继续研究，后来他又回到耶鲁。科普16岁就辍学了，但到这场会面之时，他已经发表了37篇科学论文，而马什只有2篇。科普是冲动的急性子，马什则安静而有条理。两人都很易怒。马什的女房东说认识他就像“撞上了干草叉”。科普一直都在密西西比和与落基山脉间的广阔化石层进行野外工作；而马什在野外就待了四个季度，其他时候都是花钱让人把化石给他带到耶鲁来——这是个扶手椅古生物学家。

科普来自一个富有的费城家庭。他靠大量家族遗产生活和支持自己的研究。马什来自纽约洛克波特一个贫穷的家庭，但他有个富有的叔叔乔治·皮博迪，后者是一位商人，后来又成了银行家，再后来成了著名慈善家。皮博迪这个名字至今仍然高挂在美国东南部许多教育和科研机构上。他在耶鲁有两个资助项目——皮博迪自然历史博物馆和皮博迪古生物学教授，他的侄子近水楼台地获取了后面这个职位。尽管马什和科普都经济无忧，而且有能力资助他们自己的大量研究，但终有一天他们把彼此逼到财务危机，都是骨头搞的。

起初，这两位美国的领军古生物学家互相合作，还先后用对方的名字命名新发现的化石物种。然而后来科普发现，马什付钱给自己的助手，让他们把发现的化石送到耶鲁而不是科普在费城的家中，敌意逐渐滋生。1870 年，双方的矛盾激化了。科普发表了对一个海洋爬行动物新物种的描述，误把头部安在了尾巴上。马什兴高采烈地指出了这个错误。科普试着买回所有出版物，以图在错误得到纠正之前减少损失。

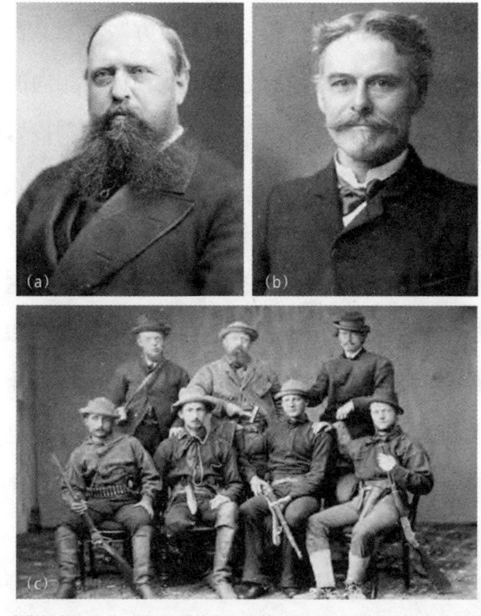

奥斯尼尔·马什（a）和爱德华·科普（b）是 19 世纪末著名的古生物学家。他们互相之间传奇般的仇恨，扩大成了蓄意破坏和各种阴谋诡计。(c) 至少在这张肖像中，马什（中间站立）求诸武装自己的助手。(a) 马修·布拉迪/勒文·柯宾·汉迪；(b) 弗雷德里克·古特孔斯特；(c) 约翰·奥斯特罗姆/皮博迪博物馆。

当时，位于东科罗拉多、怀俄明、堪萨斯、内布拉斯加和达科他地区的化石层正是开采的好时机。这两位古生物学家都雇用了一队挖掘者搜寻骨头，把它们运到东部进行研究和分类。科普描述了56个新恐龙和灭绝哺乳动物物种，马什描述了80种。两人都试图向对方保密自己出产最丰盛的挖掘区域，但这两队竞争者中也有侵入者、间谍和双重间谍，他们一方面给雇主送东西，同时也不时泄露信息，或者把挖出的化石运到“敌方”手上。在伪造身份、偷盗、丢石头、炸毁对方发掘点和拔枪相向的大戏之外，附近还存在敌对原住民，使得情形更为剑拔弩张。骨头战争就此拉开帷幕。

马什和科普前后多次互相指控，起初只是科学圈子里的事，业内人士都知道他们之间的恩怨；但后来这种尖刻指控蔓延到了报纸头版上，涉及剽窃、财务欺诈和学术不端。科普决定死后把头骨捐献给科学研究机构，让人们测量他的大脑大小；这是当时的潮流。他希望马什也能这么做，从而证明科普的脑更大。马什拒绝了。不管脑子大小，他们的自负都深不可测。

虽然他们仓促的分类并没有得到历史的全盘接受，但他们留下的遗产是多么宝贵啊。在他们开始工作的时代，北美只有18个已知恐龙物种。而他俩的工作加起来，有超过130个物种得到描述。其中包括了马什最初描述的著名三角龙属和剑龙属。两个人都骄傲地以自己命名了多个物种，还有许多由其他人出于敬重其中一人而以之命名的物种。他们将数吨标本带到了东部进行研究和展示。马什的收藏在史密森尼和耶鲁的皮博迪博物馆，科普的收藏在费城自然科学院。尽管他们互相憎恨，科普和马什永远改变了自然历史博物馆的构思、建设和对藏品价值的看法。谁赢了骨头战争？是我们。

从1822年布克兰第一次描述恐龙开始，化石狩猎从起初的北美和欧洲战场延伸到了别处。人们调查了南美、非洲、格陵兰、巴基斯坦、南极洲和中国岩石暴露面，识别和分类的已灭绝物种数量剧增。这使人们对恐龙和鸟类的关系，以及人类的演化路径都有了更深的理解，后者是古人类学家的领域。

虽说古生物学家有些很古怪，有些相互敌对，比较起来，古人类学家有时候可说投机甚至好战——有时为了一个牙齿，或者化石头骨的牙齿或下颌碎片也会大起口舌之争。这些专业人士也有自己的怪异之处。以罗伯特·布鲁姆为例，这是一位20世纪初的医师，后来成了古人类学家。当某个病人去世时，他可能会把尸体埋在自家花园里以备日后研究。为了维持医生的正式着装，他在南非挖骨头的时候也会穿着尖领和三件套西装。实在太热的时候，他会把衣服脱光。不知道这种习惯是吸引还是吓跑了当地的掠食动物。

虽然布鲁姆很奇怪，但他的习惯和着装无伤大雅，没有改变科学的进程。但与他同时代的另一个人就没有那么无害了。1908年，一些骨头和牙齿碎片的发现，以及考量该发现的专家们的民族主义、狭隘和一厢情愿，让英国皮尔当的居民陷入无助。这些骨头当然也带来了教育意义——但最终证明与人类演化缺失环节无关。

在二十世纪早期，古人类学发展还不到50年。1856年，在德国的尼安德谷发现了类似人类的化石骨骼，这让博物馆开始重新审视自己的化石馆藏。这些骨头是在过去几十年里陆续收集的。他们的化石有不少与新近的德国发现吻合，从而被重新分类为尼安德特人。过了一段时间，科学家们确定了尼安德特人是一个已灭绝的物种，而不是智人发展的一个中间阶段。

这对新兴的古人类学领域来说是个激动人心的时刻。如果尼安德特人不是脑子较小的四足猿类到人类之间的缺失环节，那什么才是呢？类人化石和差不多时代的石器在法国和德国都出现了，而英国的调查人员只发现了工具，没有化石。在1912年，查尔斯·道森的时运来了。他是一位颇有成就的业余科学家，有幸向伦敦地质学会报告了他过去几年间的发现——化石化的头骨碎片、一块颌骨，和一些牙齿。它们来自皮尔当附近的一处采砾场，这是伦敦南部四十英里[1]处的一个村庄。这会是缺失的一环吗？

当时的流行看法是，我们的直接祖先是一种类人猿生物，最初发展出了更大的脑。后来，颌骨和骨盆形状的改变让这种聪明的动物能吃上各种食物以及直立行走。文明最终随之诞生。道森的发现与这一观点相符。他的“皮尔当人”有着大脑袋，一个原始类人猿的下颌，犬齿介于猿和现代人之间。它拥有必要的特征可以充当那个缺失环节。

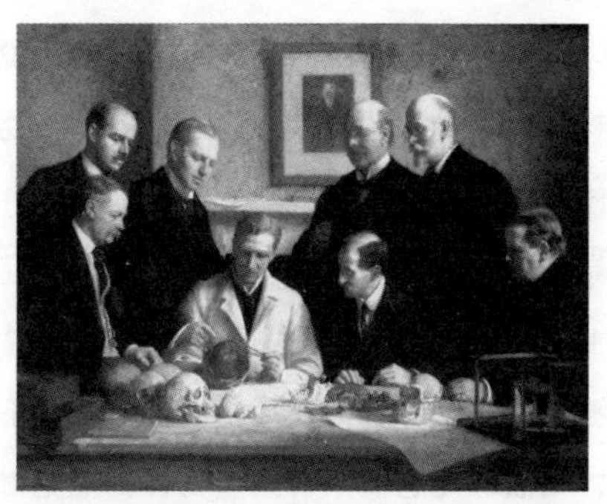

在这幅 1915 年的画像中，骨骼学家、动物学家和古生物学家将各种头骨与“皮尔当人”的骨骼碎片进行比较，这些碎片的发现者是查尔斯·道森（右二，站在查尔斯·达尔文画像前）。约翰·库克，“皮尔当派”，1915。

1 约 64 公里。——译注

“皮尔当人”化石成了后续任何演化理论的支点，这些发现通常用道森的发现作为支持证据，遇到分歧也要多少提到。这些发现激起了古人类学家和英国公众的国家自豪感。博物馆的展览如雨后春笋，虽然和想象“皮尔当先生”生前面貌的画像模型相比，对化石的关注极少。他成了流行文化的一部分，是许多报刊文章、致编辑信、明信片、书籍和专著的主题。“皮尔当先生（或女士）”成了天王巨星。

对化石真实性的各种怀疑很早就有了。这些碎片和有限的骨骼（恰好）缺失了最有助判断的部分。道森发现化石的砾石床是否真如他所说的那么古老，还是说这些化石其实时间颇近？颌骨和颅骨碎片是来自同一个物种吗？是同一个个体吗？

为追寻答案，许多研究者不得不认命地研究模型而非实物。1915 年，一个史密森尼的科学家抱怨说只研究模型远远不够。即使如此，他还是指出，头骨和下颌之间的差异太大，无法假定它们来自同一物种。他觉得这个头骨是来自人类的，不太古老，而下颌则是来自一个古代的黑猩猩。

在接下去的几十年里，在中国和非洲发现的其他类人化石提供了彼此矛盾的信息，而关于这些化石要如何整合在一个体系里，人们未能达成共识。在这段时间里，道森的声誉和他发现的重要性并未受损，尽管他于1916年已去世。

这一教条继续流行，直到世纪中叶，人们对这些骨头进行了新的检测：含氟量分析。氟会从周围地下水中渗入埋藏地下的骨头里，因此来自同一个动物和彼此相邻的化石骨骼会有相同的含氟量。科学家没有轻易进行这项调查，因为他们在检验过程中需要破坏一小部分“皮尔当先生”的遗骸。结果显示，头骨和下颌碎片含氟量不同。更多分析表明这些骨头都没有古老到能当上什么缺失环节。而且，头骨是人类的，其他都不是。在显微镜检查下发现牙齿被锉过，以掩盖其来源。

更确凿的证据来自2009年。计算机断层分析和DNA扫描都表明这些牙齿和下颌来自一只猩猩。CT扫描则表明一种淡黄色的油灰覆盖在骨头表面，封住了塞满沙砾的空隙。有可能骗局的实施者用沙子给这个较现代的骨头增重，使它们符合专家对化石应有质量的估计。最后，骗子将表面染成了棕色，使骨头有看上去古老的质感。

谁是始作俑者？没人能够确定。阴谋论倒是很多。最可能的嫌疑人当然是查尔斯·道森。他是一个颇为成功的业余地质学家和考古学家，拥有关于古代文物外观的经验知识。后来发现他还在几起影响范围小一点的文物造假中负有责任。道森还渴望获得英国科学界的认可，并多次徒劳地尝试加入皇家学会。此外，他还渴求获得爵位，但由于早逝而未能获得，但他同时代一些研究“皮尔当人”化石的人则获得了这一荣誉。

这是怎么发生的，我们又能从中学到什么？首先，正如骗子们擅长的，这场骗局也向观众展示了他们想要看到的东西。专家们搁置了批判性思维，在渴望国家宝藏的热忱中忽略了警示信号，这个发现让英国冲到科学发现的前沿。事实证明，结果这成了科学客观性的丑闻，尽管它最终纠正了错误。要是能有更多研究者可以检查原始化石而非复制品，这场骗局原本会更早被揭穿。（相比之下，现在每一个科学学科里都有人要求提供原始数据，供所有人仔细检查。）氟、DNA和CT分析最终让骗局大白于天下。

“皮尔当人”骗局带来的教训，比它假如是真货能带来的见解更有意义，也更超越时间。人类的天性是看到自己想看的东西，特别是当它能符合我们先入为主的观念时。但反过来，我们其实应该只看到证据本身，甚至不时测试它的真实性，尤其是当有新的测量技术出现时。

现在人们用的是什么测量方法呢？当你读到露西生活在320万年前，蒙哥湖女士生活在42000年前，你可能也好奇科学家怎么知道的。20世纪50年代对“皮尔当人”进行含氟量测试之后，科学家已经设计了许多巧妙复杂的测试，称为相对或绝对年代测定，用以确定古代遗骸的年龄。

含氟量分析就是一种相对定年。它无法确定一块骨头的年纪，只能确定它和旁边的骨头是否同龄。另一种称为地层学的技术使用关联判断。深层岩石往往比浅层的更古老，如果骨头位于时代已知的地层中，就可以假定这些骨头和地层同样古老。在较浅层的骨头则埋藏时间也更近。

绝对定年则要精确得多，这需要对核物理有所了解，这不是我的强项，大概是这样的：躯体和骨骼会腐朽，许多化学元素则会衰变。派对结束后血液中的酒精含量也会如此。举个例子：一口气灌下四杯龙舌兰以后会发生什么。短时间里我会醉得厉害，然后我的肝脏会慢慢代谢掉酒精。第二天早上我可能感觉很糟，但已经能通过酒精测试。一周以后我会感觉完全没事了，体内已经没有了酒精，但检测肝脏酶仍能发现我干过的迷糊事儿。

同样的，所有生物体通过饮食和呼吸，都会摄入一定量的放射性元素，取决于这些元素在环境中的浓度。摄入于死亡时终止，已经深植体内的放射性元素会在逐渐转化成更稳定形式的过程中渐渐消失。如果检测发现，放射性形式的元素浓度与环境中近乎一致，那么死亡就是近期发生的。如果没有任何放射性元素存在了，那这些骨头就非常古老。中间状态就是中间年龄。

骨头旁边发现的木头或炭和生物源墓葬品（例如皮革或纤维），也可以同样测量其放射性，以检验骨头的年龄，还可以分析周围土壤或岩石。结合其他一些名字很厉害的测试，如发光检测、电子自旋共振、古地磁学和聚变径迹等方法，现在的化石测年已经相当精确。这些测试能让皮尔当骗局当场曝光。

利用放射性同位素测定骨骸时代的方法，也同样可用于确定某个动物一生中是停留在同一地区，还是在地区间迁徙。锶有两种天然形态，二者的比例会依据地理区域有所不同。这些形式存在于土壤中，会通过食物链进入骨骼。两种形态的锶都会被吸收，并固定在发育中的牙釉质里，因此分析其比例可确定牙齿的主人在地球何处度过了青年时代。另一方面，在骨头里，过去获得的锶原子会被后来的缓慢取代，因此骨骼分析则可以确定其主人生命最后5~10年在哪里度过。在关于迁移模式和确定青铜时代欧洲战士的故乡的研究中，这种方法非常有用。如果战士来自不同地区，他们就是训练有素的战士而非当地村民，这说明了战争史上的一个转折点。

近年来，研究人员已经从数十万年的骨骼和牙齿化石中成功分离出了DNA。好消息是，只需要很小的量就能进行分析，而这些发现时而出人意表。以前谁能猜到尼安德特人和人类以某种规律发生混血呢？坏消息是，由于这些分析只需要极少量的DNA，样本容易受到污染。有时候被认为是化石DNA的，其实来自拿过化石的某人或搭便车的微生物。

另一个关于化石分析成果的例子涉及酒精。四环素是一种抗生素，它恰好与骨头有亲和性，而近2000年前的努比亚木乃伊身上有它的痕迹。可能的来源是啤酒——制造它的谷物被一种产生四环素的细菌污染了。目前还不知道努比亚人是把这些啤酒当抗生素来用，还是说抗菌特性是这种酒的副作用。

物理和化学就说到这里。人类学家对骨骼进行外部检查和测量能得到哪些信息？很多，从骨头自身和它们的发现地点都能带来见解。仔细检查可以确定物种、性别、体型、年龄、健康和营养状况，还有新旧创伤。石器造成的砍痕说明存在屠宰活动，根据屠宰时尸体的新鲜程度能得出各种结论。人骨上的特定砍痕可能说明存在食人行为。从乱葬坑里发现的肢体扭曲、伤痕新鲜的遗骨，意味着屠杀。陪伴死者进入死后世界的墓葬物品（例如陶器、武器和珠宝）能说明文化中的信仰和家庭经济地位。非故意的墓中物品如花粉和昆虫外骨骼，可以帮助科学家确定死亡季节和当时气候。

通过比较不同时期的骨骼特点，人类学家还可以了解到人类体质的变化。例如，在我们的祖先能够控制火并开始烹饪食物以后，人类的下颌变得薄弱了，因为烧熟的肉和根茎更易于咀嚼。同样的，人类的大腿骨现在也比几百年前纤细，可能与活动性有关。

总体上，我觉得人类学家很不好当。他们会遭遇食人、种间繁殖和种族灭绝。就我在《新星》和《国家地理》上读到的，人类学家很大一部分人生都是蹲着、盘腿坐着或者侧躺在廷巴克图外某处方洞里，拿着探针和小刷子不厌其烦地刷出每一块珍宝碎片。挫败也时有发生。有一次，当地挖掘者故意打碎文物，以提高他们按件计价的报酬。出于这种种原因，无怪渴求关注的发现者或过度热心的记者们会对发现夸大其词。我读到过在庞贝发现一个男孩正在浴室里，说明他在灾难发生时正寻找他的父母；多么感人。没准他只是去上厕所，但这个场景就没那么吸引媒体采访和后续资金。也有许多例子说，两具遗体被发现相拥躺在同一个墓穴中，多么深情。新闻媒体趋之若鹜，但也没人真的知道这两具骸骨为何以这样的姿势死去，而不那么有新闻价值的理论也得不到太多关注。总的来说，这种充满想象力的喧嚣很有娱乐性，也没什么害处。

但是19世纪末的情形没那么无害，当时的骨骼研究远远超出无伤大雅的颅相学（用触摸某人的颅骨突起来判断其性格和智力）范畴。人类学家（当时都是白人男性）走上了一条歧路，开始收集事实去吹捧他们宠爱的理论——所谓白种人优于其他种族。这些“科学家”收集了数以万计的头骨，测量其容量，用这些结果作为脑尺寸和认知优越性的标志。这导致病理学家和人类学家保罗·布罗卡总结称，“一般来说，男人的脑比女人更大、杰出的男人比平庸的男人更大，优等种族比劣等种族更大。在其他条件同等的时候，在智力发展和脑容量之间有非常明显的关联。”他错得离谱，但与此同时欧洲和美国不相上下，博物馆总共收藏了大约上百万具美国原住民，以及较少但同样数量惊人的世界各地的白种人、非裔美国人和原住民遗体。大城市的博物馆在大人物推动下，竞相建立最大的“人骨屋”，置伦理于不顾。这股令人汗颜的热潮在“二战”之前消退了，博物馆现在保留骨骸室是为了研究人类起源和演化，而不再是为了种族不平等。

这场种族主义驱动的失败潮流最终导致了《美国原住民墓葬保护与归还法案》的通过，该法案于1990年成为美国法律。它要求，接受联邦资助的机构和机关将人类遗骸和墓葬及神圣物品归还给原初所有者的美国原住民后代。

对墓葬的猖獗掠夺现在已受到其他法规禁止。所有考古挖掘计划，现在都必须提前得到州历史保护办公室和传统上居住于该区域的原住民部落批准。审批通常规定，如果发现人类遗体，挖掘就得中止。部落考古学家、历史保护考古学家或挖掘考古学家将移走人类遗骸。这一决定部分基于是否有承包商在等待继续施工。部落通常会接收这些遗骸，不进行任何科学分析。这看起来不太科学；但这些遗骸是某人的亲人，我有什么权利把这些充满感情的遗骸锁进实验室抽屉或博物馆展示柜呢?

我喜欢原住民和人类学家在澳大利亚达成的共识。还记得蒙哥湖夫人吗?她经过火化的遗体现在深藏在蒙哥国家公园，上了两把锁。当地原住民有一把钥匙，考古学家有另一把，打开柜子需要两把钥匙都在场。

第13章

骨头生意

几个世纪以来，骨头是大量人类业务的现成工具，包括建筑、制图、木工、制帆、制绳、装订书籍和制针。此外，因为骨头的复杂成分和耐久结构，它还一直作为原材料支撑着无数商业进程。骨头对油漆、肥皂和糖制造业的贡献，我在此不作百科全书式的列举，仅以时间顺序描述那些魄力超群之人将骨头商业化的8项惊人艺业。

首先是骨头对时尚行业的革新。在纽扣出现之前，服装都只是松垮地披在身体上。可惜了，健康的人体形态都藏得严严实实，尤其是在上层阶级当中，因为披得多就意味着财富。但要防止这些飘逸的服装滑落是个问题——这是雕塑古典美人的艺术家经常捕捉到的美妙时刻。

起初的解决办法是用长长的骨针或铜针穿过织物、固定褶皱。最早的纽扣只是装饰性材料；后来当它们真派上用场的时候，以穿过衣服边缘的绳环固定。加固扣眼出现于13世纪。

这下服装可以贴身了，扣眼越多就越能贴近身体。用纽扣固定的可拆卸袖子流行起来。它让衣柜里的衣服可以混搭，而且可以选择性清洗。

富人炫示大量华丽的玻璃和金属纽扣作为身份象征，远远超出功能所需。法国国王在1520年穿的一件衣服可作为纽扣过多的一例，上面有13600个纽扣，每个都配了扣眼。

下层阶级自然仿效这种纽扣风潮，不过他们用的是廉价骨质纽扣。有些无疑是手工自制的，但工业发展到一定程度后，法国纽扣制造商在1250年建立了行会。在德国的康斯坦茨，考古学家发现了30万个穿孔的牛骨，是13~16世纪该地兴盛的纽扣和珠子制造业的遗存。神圣罗马帝国也是该业务的推动力之一，在这段时间它的影响力扩大了，于是对念珠的需求也随之增加。即使贫苦的信徒也买得起骨质的念珠。

富人也自有节流措施。他们用骨质纽扣固定里衣，让漂亮的扣子露在外面。绅士们通常自己系扣子。因为女士的衣服可能会完全盖满了纽扣和扣眼，所以她们需要助手（们）来完成扣扣子和解扣子的烦琐工作。也是在这个时候，女装的扣子和扣眼发生了镜面翻转，以便为用右手的穿衣助理们减轻工作负担。

时光飞逝。时尚消亡。数百年转瞬而过。华丽或朴素的服饰都已消解蜕变。但纽扣留存至今。考古遗址发现的这些朴素圆片记录了远去的时尚和物质文化。尼龙拉链和尼龙搭扣吵归吵，在历史学家眼里或许也是一样的耐久和宝贵，但简朴的骨质纽扣历时更为悠远，静静映照出人类文化。

不知道在黑暗时代有没有纽扣制造商自己成为富人，但确实有人富了起来，因为小型“匣子”（就是珠宝盒）形成了巨大市场，经常作为订婚礼物赠出。未婚妻可以在这些盒子里保存她的宝石、情书和其他珍贵之物。

一位名叫巴尔达萨雷·德利·恩布里亚奇的佛罗伦萨商人和外交家，抓住了这个市场机遇。他开始制造六边形和长方形匣子，饰以骨雕，以满足欧洲皇室和贵族的奢华品位。他们渴求象牙，但不总是有购买能力。（大象暂时松了口气。）

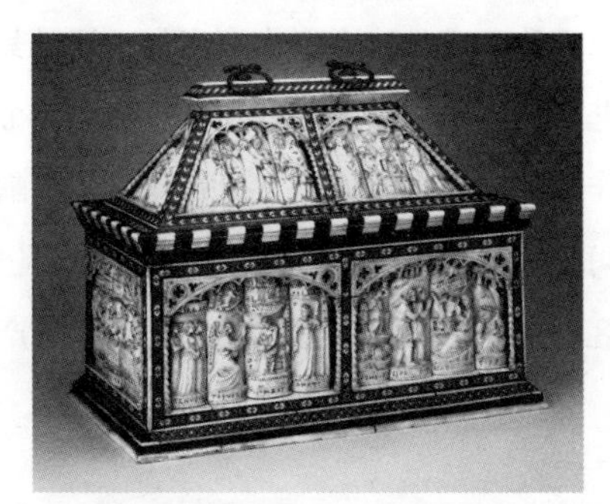

这只箱子上镶有华丽的骨雕面板，是巴尔达萨雷·德利·恩布里亚奇工作时在 1400 年左右制作的诸多匣子之一。洛杉矶艺术博物馆。

恩布里亚奇的工匠在长方形骨片上雕刻浅浮雕图案，通常使用牛马的骨头。这些雕刻形象往往描绘神话、中世纪浪漫故事或者圣经中的故事。在盒子上，工匠们在浮雕周围安放有精心镶嵌了木质、角和骨质材料的框架。这个工作室还制作家庭祭坛，一些有名望的捐赠者也会委托制作一些修道院使用的宏伟祭坛。这些作品的细节和数量都很惊人，想到它们都是手工工具制作的就更神奇了。

恩布里亚奇最后将他的工作室搬到威尼斯，把这个事业交给了他的两个儿子。以1400年为中心，生产持续了近60年。从我在博物馆、谷歌图片和Pinterest[1]上看到的作品数量来看，恩布里亚奇工作室一定生产了数百甚至数千件这样的奢侈品。

出于某些原因，恩布里亚奇工作室的作品没办法确定日期，甚至无法确定是这个工作室出品，还是其竞争对手的产品。艺术史学家和收藏家的难题来自这么个事实，即生产某个作品的过程中有许多工匠都作出了贡献，因此很难甚至不可能确认某种标志性风格或者风格演变。而且，为了满足客户的需求，工作室在其存续期间生产了不同质

1　图片流社交网站。——译注

量的世俗作品，因此也很难深究其技艺随时间逐渐精湛的过程。许多美术和装饰艺术博物馆都有这些祭坛和盒子的展示。匣子则与国际象棋和西洋双陆棋盘一起不时出现在高端拍卖会上。价格从数千到数万美元不等。如果新主人买完还能有钱剩下来，我想正好可以藏在这些骨头匣子里。

和恩布里亚奇匣一道，博物馆和全世界精致家居中还有骨瓷的身影。所谓精致，定义就是去除不必要的元素，塑造优雅的外观、品味或外形。在瓷器上，这多少意味着尽量降低杯盘碗碟的厚度。但这么做会让这些餐具非常易碎。下午茶用了缺口杯子，或者上个烤猪把盘子砸碎了，可就太丢脸了。1797年，英国人约西亚·斯波德二世给世人解了围。他完善了过世父亲和其他人勉力改进的陶瓷制造工艺。约西亚二世的主要配方是骨粉，其成分为在高温低氧环境下烘烤骨骼得到的钙和磷化合物。12份骨粉、8份瓷石（一种花岗岩矿物）和7份瓷土（一种含铝和硅的矿物）正是历史上使用至今的骨瓷配方。

斯波德的配方使他的瓷器在同类产品中最为坚硬，这意味着餐具可以造得极薄，同时坚固耐用不易碎。另一个好处是它能透光，显得更为精致。屠宰场的朴素骨头大放异彩。

在斯波德烤骨头的同时，拿破仑在打仗；在他于

1815年落败之前，多达10万名法国战俘正处在英国的最低保障环境中，有些人羁留达十年之久。在拿破仑征兵前，许多法国士兵本来是家具制造商、金属工匠和织工。为了打发时间，在英方支持下，这些工匠开始从监狱厨房里捞出煮熟的羊骨，清洗漂白之后制造成精细的模型，在附近城镇集市上出售或换取新鲜农产品。他们的产品中有船舶复制模型，用骨头和当地人提供的金银箔、丝绸和龟甲所制。这些船大多是当时英国海军舰船的理想化版本，因为制造者没有图纸。他们的设计来自记忆和想象。

有时这些模型包括活动部件，包括可伸缩的大炮。它们美轮美奂，令收藏家趋之若鹜，在拍卖会上往往能售出数万美元高价。美国海军学院拥有最大的此类模型收藏。加州奥克斯纳德海峡群岛航海博物馆的藏品也很值得一看。

这些法国囚犯还制造了华丽的人偶屋家具，配有全套瓷器（说不定是骨瓷）、游戏盒和多米诺骨牌，以及带有跳舞小人的曲柄转动纺车。有两件很讽刺的事。在他们的作品中有断头台的复制品，要是他们在拿破仑失败之前回国，那可能就是他们会面临的命运。而在战争结束时，许多囚犯选择留下来继续他们利润微薄的骨头雕刻手工业，而不是回法国面对不确定的未来。

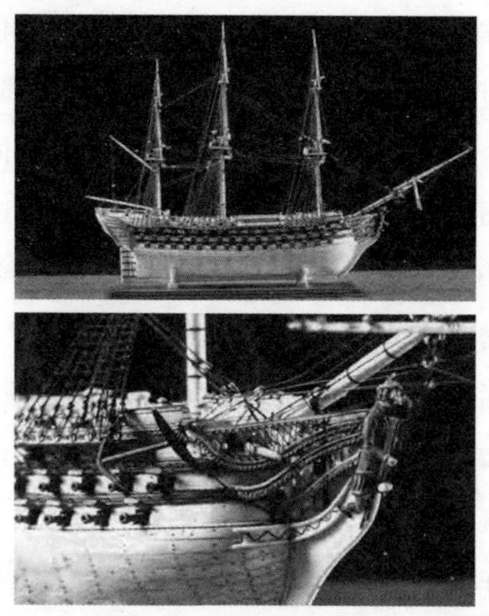

在 19 世纪初拿破仑战争期间，被囚禁在英国的法国士兵把他们的手工技能转化为家庭手工业，用炖大骨头制造了精美的模型，并出售给当地城镇居民。这些船是根据记忆和想象设计的，包含许多活动部件，包括可伸缩的大炮。海峡群岛航海博物馆。©Bass Images，千橡市，加州。

◆◆◆◆

让我们跨越 50 年，穿过大西洋。3000 万头美国野牛、横贯大陆的铁路完工，以及过磷酸盐肥料的发现，这三件事有什么共同点？其实有很多。1868 年，它们为一个行业的 20 年繁荣注入了关键因素。这个行业为北美大平原的人烟繁盛输入资金，保障了服务无数居民的新铁路线的偿付能力，并且为整片大陆的农作物提供了重要的肥料。

这些奇妙的汇聚始于磷。早期人类不知道原因，但他们发现种植在含有磨碎骨头的土壤中时，庄稼更为繁盛。

1840年，答案揭晓。磷酸盐，也就是园艺中心肥料袋上“NPK”的P，对开花、结果和根系茁壮生长都至关重要。骨头是一个很好的磷酸盐来源，因为使骨骼坚固的化合物羟基磷灰石，其化学成分是$Ca_5(PO_4)_3(OH)$。这表明每个分子中都有三个磷原子。但在这一形态下磷酸盐不易溶解，植物需要很长时间才能将其吸收。

几年后，一位化学家开拓了混合骨粉和硫酸的技术。这改变了磷酸盐的形态，形成过磷酸盐，植物可以直接吸收。它们喜欢极了。农民争相购买。

正是在这些年里，拓荒者们在大平原上朝西开拓，铁路在他们身后隆隆而过。美国原住民和水牛群都困扰着西部移民，结果灭绝野牛政策成了征服印第安人的一种手段。此外，对火车来说野牛群会造成撞击风险，因为火车无法快速急停。为了躲避暴风雪，野牛特别喜欢站在穿过山丘的轨道上。火车可能会因此停上数日。基于这些原因，雇佣神枪手从疾驰列车上射杀野牛成了常事。人们可能会收取它们的皮毛，将剩下的部分留在太阳底下腐烂。在大约30年里，数以千万计的野牛减少到了几千头。

野牛的骸骨覆盖了草原。只要附近有铁路线，人们就能把这些骨头捡起来装上火车送回圣路易斯、底特律或芝加哥，卖给化肥工厂，大赚其钱。烘烤磨碎后，骨头还可以用于精炼滤糖。

自耕农获益匪浅，尤其是他们在草原上的第一年里没有作物可卖，无钱换取所需的农用设备和食物。铁路公司也得了好处，因为火车将消费品运往西部，要没有骨头的话回程就空载了。

一个行业茁壮发展。一个自耕农家庭或一队流动收集者每天能收集一吨骨头，把它们运到本地铁路口，以5~8美元的价格出售。那年头一个家庭每周有10美元就能过得不错了。沿着铁路线的城镇冒出了许多经纪人。他们从捡拾者那里购买骨头堆成山，搭下一列火车送往东部。然而，美国原住民出于对野牛的敬重没有参与这个产业，上千年来，野牛为他们提供了食物、住所和衣物。

随着新铁路线朝西延伸，能捡拾运送骨头的范围也扩大了。有时候采集者会预计新铁路线的延伸范围，并带着他们的仓储等着铁路到来。铁路始于穿过堪萨斯和内布拉斯加的东西向地带，最终朝南延伸到得克萨斯，朝北延伸到阿尔伯塔和萨斯克彻温省的偏远地区，当地的倡导者们后来终于把城镇的名字从“骨堆”（Pile o'Bones）改成了里贾纳。

当骨头不再遍地都是，捡拾者们在其中混入了鹿角，这也是骨头，而根据某些小道消息，他们还混入了印第安人坟墓里盗掘的骨头。经纪人和工厂主似乎并不在意。流动收集小队还会焚烧草原以寻找高草覆盖下的骨头。他们巧妙地在靠近铁路的地方点火，这样就可以借口大火是火车头的火星造成的。

收集到的骨头数量令人眩晕。虽然没人算过总量，一些观察就能说明问题。北达科他州迈诺特的经纪人在1887运送了375吨骨头，1888年也是。1890年增长到2200吨。同年六月中旬，捡拾者仅往萨斯卡通就带去了10万头动物骨骸。到了8月，由于车厢不够，有16.5万具骨骸堆成一堆等待运输。附近还有其他较小的骨头堆。

在其存续期间，捡拾骨头是一个价值约4000万美元的行业，涉及200万吨骨头——足以装满两排从旧金山排到纽约的列车。过去的“庞大”产业，骨质纽扣和珠宝盒，相形之下黯然失色。但是，这里没一个行业是可持续的。到了19世纪90年代初，铁路已经扩展到过去野牛占据的所有原野，草原被捡了个干净，这个行当也崩溃了。肥料制造商改用矿物形式的磷继续制造肥料。

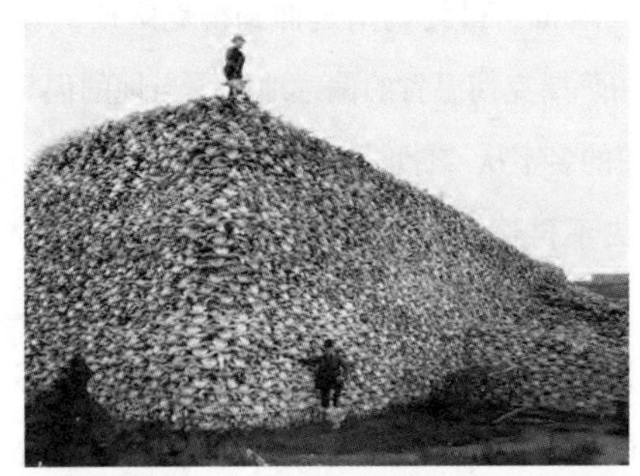

19世纪末的数十年里，人们从美国草原上搜罗了大约两百万吨野牛骨头，运往东部磨成肥料。伯顿历史收藏，底特律公共图书馆。

你现在在园艺店里买到的骨粉来自肉类加工业。它为你的植物提供了优良营养。给牛吃你的花，把牛宰了，磨碎骨头，养壮你的植物。磷不断循环，但野牛永远离开了轮回。

在捡骨头行业兴盛起来的同时，大平原上还有第二个骨头产业。约瑟夫·舍伯恩和蓬卡族长白鹰并不知道，玉米芯烟斗交易会掀起一场持续30年的时尚潮流。舍伯恩获得许可与这群原住民进行贸易，他们在1878年居住在印第安领地（今俄克拉何马州东部）。在他的贸易商品中包括了装有骨柄的烟斗。这些东西很快卖掉了，但买家没发表什么意见。当舍伯恩下次拜访时，白鹰酋长给他看了一个精致的颈部饰物，是用鹿皮绳串起的骨质烟斗杆。白鹰向他要求更多的烟斗杆——数量上。

数个世纪以来，美洲印第安人都喜欢用细长管状珠子制成的项链。发掘墓地时发现了用鸟骨、螺壳和卷起的铜制成的这类珠子。原住民将这些珠子围绕颈部、穿戴在头发里，可能这就是它们名字的来由——发管，不过没人能确定。但这些部落显然非常重视此物，因为一个早期欧洲商人曾提到一个海螺壳制作的发管（大约跟一个人食指差不多大小长短）价值四张鹿皮。刘易斯和克拉克在他们的“发现之旅”中就携带了一批发管，并根据每个部落首领的地位送他们一两个。

注意到原住民对发管的着迷及其商业价值以后，政府的贸易商从19世纪初就开始供应银质发管。私营商人更喜欢便宜些的发管，用女王凤凰螺壳制成。

在新泽西，有制作贝壳珠经验的家庭作坊开始以工业数量制造发管。在1830年，一个名叫坎贝尔的家族在这方面极为成功，他们付钱给邻居做准备步骤，然后他们进行手工加工、钻孔和抛光。在4英寸（约10厘米）长的珠子上钻一个窄孔是个技术活，这个家族一直对自己的方法保密。经过几代人，坎贝尔家族完善了他们的机器，到最后，一个工人每天能制造400个发管。

接下来，各类贸易商再把这些产品送去给大平原上的印第安人，大多数都是男性，他们使用这些发管作为头发上的装饰和耳坠。密西西比河以东的部落对此没有兴趣（也许是厌倦了纽约的时尚），这种风潮从大平原缓慢传播到落基山脉和更遥远的西部。

海螺壳发管很易碎，在一些照片里佩戴者们戴着破碎的饰物。这时白鹰酋长提出了他不同寻常的要求——数百个玉米芯烟斗。商人舍伯恩联系了一个纽约的批发商，过去他曾在那里买过玻璃珠，现在他求购大量骨质发管。后者照办了。芝加哥的阿默尔牛肉加工厂把牛腿骨送到纽约，在那里它们被制成了发管，送往西部。

骨头珠子和海螺发管的形状大小都一样，但耐用得多。它们还便宜多了，每颗依据长度售价10~15美分不等，海螺壳的要50美分一颗。10年里，拥有60年历史的坎贝尔海螺壳珠子生意就垮了。

到了19世纪80年代，骨质发管变得非常普遍，这是平原印第安人在经济和精神上都经历萧条的时期。野牛消失了，保留地的生活陌生而乏味，政府配给十分微薄。骨质的珠子供应充足便宜，精心制作的发管装饰品象征着繁荣富饶。即使海螺壳更白，没有骨头上特有的黑色条纹，但后者在价格和耐久性上更合适，美国原住民抓住了这个机会，重获了一点尊严。

他们佩戴发管的场合不仅限于自己的仪式，还戴着它们和其他部落社交、去华盛顿见总统、参加“水牛比尔的狂野西部”秀。当时的照片显示了精心制作的颈链式项链，和串成长串、编织成宽带的发管带。不过最要紧的是“胸甲”——无数发管串在鹿皮上，水平排列成两列或更多的垂直行。

这个风潮可能始于19世纪中期的科曼奇部落，后来快速传播到整个大平原。当耐用、廉价的骨质产品面世后，似乎形成了一场“我的胸甲比你大”的攀比之风。最高纪录是大概140个发管排成的两列。做工也很重要，在20世纪初，一副制作精良的胸甲价值相当于一匹马。

后来，发管贸易衰落了。“水牛比尔”在1917年去世，他雇用了65名苏族人的狂野西部秀也结束了，这可能也是原因之一。而且，当时美洲原住民手上已经有了大量耐用的发管装饰品，因此他们不再购买这种珠子。因此商人也就不再备货。

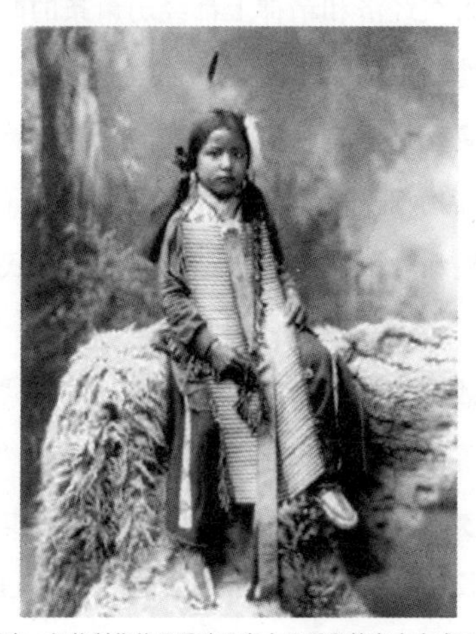

19世纪末，纽约制作的骨质珠子在大平原印第安人中成了抢手的装饰品。国会图书馆。

发管是一个关于合作的故事。两个人，白鹰和舍伯恩，两个大家族，平原印第安人和坎贝尔，都有对方想要的东西，这在两个文化间历史敌意的大背景下显得有些讽刺。他们的合作结果是双赢的。这还是一个关于创造性破坏的故事。骨头取代螺壳成为原料，工业规模化制造在市场上赢过了一个成功的家族企业。然后新产品在市场上饱和并消失了。听起来是不是有点熟悉？不过，下一个业务却是经久不衰。

由于骨头腐烂的速度比人体其他组织都慢得多，在人口稠密地区最终都会出现殡葬空间的问题。历史上，欧洲文化中地位高的人埋在教堂里，另一些则在外面附近。然而家族只能租用地块，有时只能租20年。那以后要为新死者腾出墓园空间，旧骸骨就要搬家。工人们会挖掘、分类，将旧骸骨紧密堆放并存储到地下墓穴或墓室里。

迄今最大的地下墓室在巴黎的地下，在一个巨大的隧道和墓穴网络里，估计堆放着600万具骸骨。城市大部分都是由这个采石场采到的石灰石所建，里面的通道和房间一直空着，直到18世纪末，墓穴里的古老骸骨存储问题已经岌岌可危。

在计划制订后，人们花了两年多时间，在夜间由马车队伍小心翼翼地把骸骨从巴黎的公墓里运出去。其中至少有200万具骸骨来自一个用了600年的墓地。沿着采石场的长廊，工人把大腿骨和头骨堆放在保留墙里，其他骨头则随便丢在墙后。为了看起来有序，工人把记录来源墓地的大理石牌子放置在特定的骨头堆中。

接下来的几个世纪里，巴黎地下墓穴显然有种持续的吸引力。起初，好奇的人（大多是皇室成员）得到允许，每年有几天时间可以下来参观。现在这是巴黎最热门的旅游景点之一，每周开放63小时（圣诞节休息）。在网上买到稀缺的预售票，可以让等待时间减半（不然排队要两小时）。一进门，有一个6层那么高的楼梯盘旋而下，然后走过蜿蜒约一英里[1]的昏暗隧道。碳酸钙（石灰石）构成地面和低矮的天花板。目之所及的墙壁则是磷酸钙——骨骼。

巴黎地下墓穴的骨头没什么科研价值，因为这些骨头杂乱堆在一起，无法观察任何个体或群体的健康、营养、寿命或死因情况。但这种体验是一堂历史课：独特、奇异、难忘，但不那么毛骨悚然（至少对我来说）地洞见昔日巴黎之窗。

参观还能洞悉人性。每年有数以万计的游客下到地底，一窥他们身为凡人的必经之路。45分钟后他们又沿着螺旋阶梯回到阳光下，等待他们的是什么呢？巴黎地下墓穴礼品店。

到现在为止说到的骨头生意，对这种干巴材料的应用无非是为了它的机械性能和外观，或者为了它的化学成分。在两次世界大战中，人们则利用新鲜骨头制作炸弹和飞机组装用的胶水。就造炸弹来说，骨头里关键的成分是脂肪，工人们从中提取甘油，转化成极不稳定的硝化甘

---

1 约1.6公里。——译注

油，再变成不那么暴躁的炸药。造胶水用的关键成分则是胶原蛋白，人们将其转化为一种稳固的黏合剂。这些骨头是同盟国公民提供的，官员们促使他们回收烹饪过的骨头。在一张海报上，一个英国人喊道:“我要用骨头做炸药。把你家骨头捡出来制造爆炸物、润滑油、防火涂料、动物饲料、肥料、飞机、迷彩材料、胶水等。”骨头的“多才多艺”数不清。

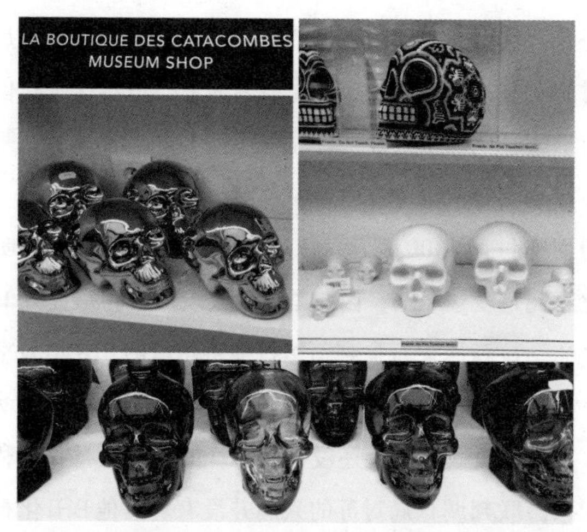

穿过一英里长蜿蜒曲折的古老矿场隧道，里面的骨头堆积到天花板，巴黎地下墓穴最终把游客带回日光之下，来到了礼品商店。巴黎地下墓穴。

骨头的现代商业化也蔓延到了它们的化石身上。和许多生意一样，里面有利益冲突，有时还搞得很难看。最有代表性的一件事围绕着苏的发现及其所有权——苏是有史以来发现的最完整、最大的暴龙。事情始于1990年南达科他州内陆的一次爆胎。黑山学院团队的其他成员（世界最大的商业化石商，BHI）决定去镇上修车，而经验丰富的业余古生物学家苏·亨德里克森决定去看一个以前未经探索的悬崖。沿着基部，她发现了几块较小的化石。抬头往上，她看到一个大化石伸了出来。回去以后，团队领导、BHI创立者彼得·拉森认出她的发现是一头暴龙，这是恐龙时代后期的顶级掠食者。为了纪念发现者，也是他当时的女友，拉森把这头恐龙命名为苏，虽然这头猛兽或任何别的暴龙都从未确认过性别。

在达成的一份协议中，拉森向土地所有者莫里斯·威廉姆斯支付了5000美元，以挖掘整个化石，事实证明这个化石完整度达90%，因此是迄今发现的保存最完好的暴龙骨骼。拉森把化石拿到南达科他希尔城的BHI实验室清洗，并最终展示或出售。但还没来得及做什么，FBI就介入了，不仅没收了苏，还没收了拉森的全部化石收藏和商业记录。联邦调查局对苏的兴趣并没有对其他BHI化石那么大，他们声称拉森从公共土地上获取化石，隐瞒其来源以便销往海外。但苏的所有权在拉森、威廉姆斯和联邦政府之间也存在争议，因为威廉姆斯把土地租给了政府。最后，法院判决拉森入狱两年，把苏给了威廉姆斯。

随后威廉姆斯联系了苏富比把苏卖掉。在1997年的拍卖会上，一些私人收藏家和几家自然历史博物馆开展了所有权竞争，10分钟内出价就超过了惊人的700万美元大关，各竞拍者大都偃旗息鼓。芝加哥菲尔德自然历史博物馆的代表在心理价位上已经到顶了，看来苏即将落入私人收藏者手中。菲尔德的代表有种预感，再喊一次也许有用，于是又出了一次价。“菲尔德美术馆以760万美元拍下藏品。”而苏富比则为此获得了额外10%。

菲尔德接下来又花200万美元为苏制作了一个定制框架，能将任意一块骨头取下来研究而不影响其他骨头。而在2000年开放参观时，苏的亮相惊艳世人。它作扑击状张大嘴露出尖牙，在博物馆主中庭迎接游客已有17年。当然，博物馆已经通过门票、书籍、礼品店销售、博物馆会员资格，以及作为致力于教育科研的机构享誉国际等途径，收回了早先的巨额投资。2018年，博物馆把苏搬回它自己的展厅，中庭新员工是一个更大、更古老的植食恐龙，花费了1650万美元。苏的继任者得非常努力工作，才好收回它的财政投资。

巧合的是，围绕苏的宣传发生时间与《侏罗纪公园》首次上映相去仅数年。这部可怕而迷人的电脑动画电影描绘的是出现在当代的恐龙。如果说恐龙狂热还需再煽点风，这一组合恰逢其会。收藏家们看到，像发现和修复类似苏的标本这类商业活动周围飞舞着百万美元，于是化石狩猎愈演愈烈。许多土地所有者开始把自己地产的化石权卖给出价最高的人，不管挖掘者用什么方法或有什么意图。

那些对化石商业价值感兴趣的人不一定意识到（或在乎）他们的宝藏是从哪一层地层中发掘的。他们没有动力去考虑发现的背景——例如，同一层中还有什么其他植物或动物化石。相比之下，训练有素、谨守规范的古生物学家则会条理分明地进行发掘，他们对化石的科学和教育意义的尊重，远超其商业价值。专业人员不辞辛劳，谨慎地三维记录任何发现的发掘地点，细致地搜索周围地层其他沉积物，从而帮助将化石置于其曾经存在过的世界背景之中。

此外，当商业开采化石被出售时，囊中羞涩的大学和博物馆通常赢不下来。如果新拥有者在家里展示他们的宝贝，化石就丧失了科学和教育价值，这让专业古生物学家很懊恼。Slate杂志的一位作者评论道，“社会对自封的古生物学家的需求，不比业余妇科医生更多。”商业企业反驳说，暴露在外的化石需要他们修复，不然它们崩溃或风化以后对任何人都没有用。我猜他们的意思是业余妇科医生也比没有好。孰是孰非，你来决定吧。

第14章
家用之骨

早在骨头制品的任何产业化之前，早期人类已经在自己家里为了改善生活而改造骨头了。至少在30万年前，人类就已经专门开始用石器加工骨头，目的不仅仅是得到肉。形状各异的骨头被用于目标各异的任务。有时用途比较明显。头骨顶部变成了碗，大腿骨变成了号，记事卡大小或再大点的扁平物体可能来自鲸鱼的下颌或其他某些大型动物的肩胛。吸管最开始是鸟类的翅骨。

不过骨骼制品的主力军并不能一眼看出来源。这是一种人类没有、但我们祖先比较容易搞到的骨头——“多才多艺”的管骨。马、牛和野牛，鹿、山羊和绵羊每条腿都有一根。

有蹄动物的管骨实际上由两根融合的细长掌骨（前肢）或跖骨（后肢）构成。其末端的凹陷表明发生融合，X光确定了这一点。凹陷分开了两个轴状突起，其他骨头都没有这种独特特征。

虽然古代猎人会因为它外面没肉、里面没骨髓而丢弃管骨，但它有很多用途值得回收一番，因为它形状笔直，表面相对平坦且宽阔，长而且厚，并且随处可得。不同文化的创意工匠们把它们打造成一系列家用工具，有时还被翻到端部朝上，用来铺路——“鹅卵骨”。

纵观历史，最开始的骨质工具可能不需要做什么大改动。用长而沉重、末端有节的腿骨当棍棒。颌骨也可以这么用。如果一根棍棒断了，或者破开一根长骨以吸取骨髓，残尖就可以当作匕首。新几内亚人拓展了这一技艺，他们把鹤鸵（大型、不能飞的鸟类）或人类腿骨一端削尖，精心雕刻。所有者非常珍视人骨制成的这类物品，它们可能来自于所有者的父亲或其他受敬重的社区成员，携有那个人的权利和力量。

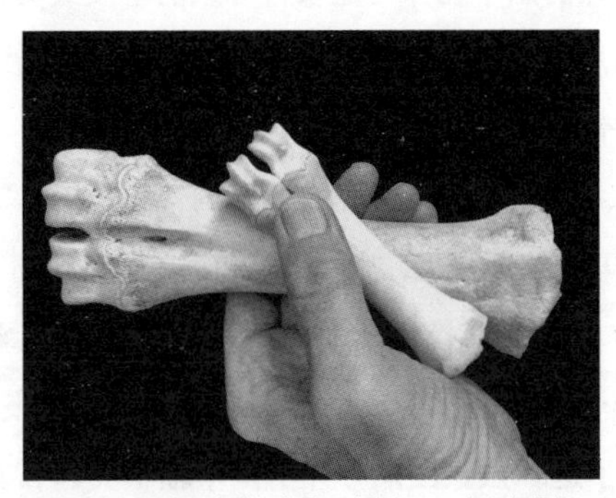

有蹄动物（这里是牛和山羊）的管骨十分坚硬，密度也很高，只有中间一个退化的空腔，是制造鱼钩、箭头、家用器具和装饰板的主要材料。

早期人类很快意识到，用匕首和棍棒意味着有离猎物太近的危险，因此他们开始从远处投掷或射击尖锐的棍棒。这些箭矢、长矛和鱼叉（连着绳索的矛）为狩猎者改进了用户安全体验。但在漫长追踪和精准投掷以后，原始人若是发现尖头从猎物身上弹开了，或只扎破了皮肤就滑落了，他们想必会很懊恼。猎人们开始在棍杆末端装上燧石或骨制尖刺。它们更易穿透皮毛，再加上倒钩就更不容易掉落。另一项天才的发明是投掷棒，它部分或全部由骨头制成，几乎将使用者的上肢有效范围扩大一半，并增加了投矛的速度和范围。（今天，塑料制的投掷棒用来为狗子丢网球。）

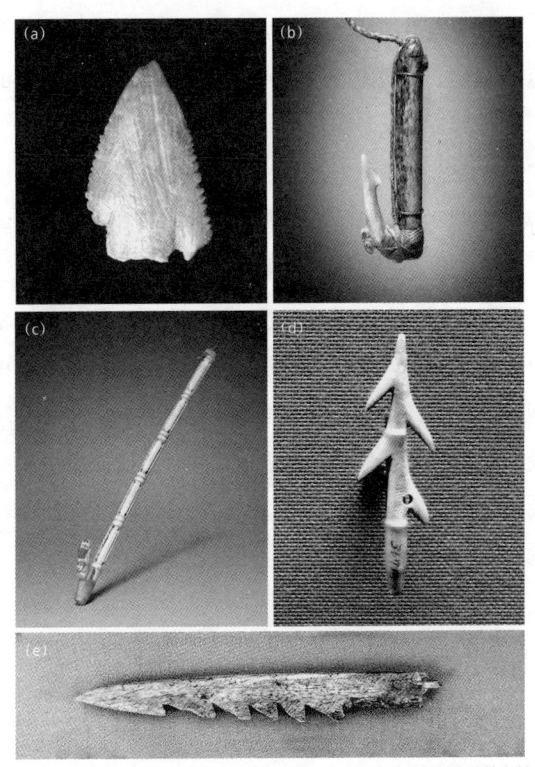

在有能力制造所需形状的金属物品之前，许多本土文化都制造了带尖刺的骨质工具，用于捕鱼或狩猎。(a) 英格兰新石器时代的箭头，约公元前3000 年；(b) 鱼钩，毛利文化，新西兰；(c) 矛的投掷棒，秘鲁，公元前200 年；(d) 鱼钩，绳纹时代，日本，公元前 2000—400 年；(e) 鱼叉尖，圣胡安岛，美国。(a) 可移动文物计划；(b) 巴黎布朗利河岸博物馆；(c) 克利夫兰艺术博物馆；(d) 东京国家博物馆；(e) 圣胡安岛和国家历史公园。

猎物在射程外的时候，因纽特人采取了两种用到尖骨头的邪恶办法。(如果你怕这个，可跳过这一段。) 第一种用来杀死狼和狐狸。猎人首先用到一根9英寸（约23厘米）长的狭窄骨条，将其削尖、软化，然后折叠三次，用绳子绑起来。在骨头以这个状态干燥以后，猎人用一些犬科爱吃的东西——比如鲸脂或鱼皮——替代绳子，然后将其危险地丢在路上。猎物发现它嚼不烂，只能整个吞下。胃里的水分和热量会让骨头恢复原来的形状，并穿破重要器官造成致命伤害。

因纽特人用类似的方法捕捉饥饿的海鸥。猎人把一小片有刺的骨头绑在绳子上，塞进小鱼体内，然后把绳子另一端绑在任何随手能找到的不会移动的东西上。一只毫无戒心的海鸥俯冲而下，吞下饵，然后试着飞走，鱼钩会在它喉咙里扭转致其死亡。

为了让饮食多样化，所有气候条件下的原住民都会捕鱼。倒钩用途多多：鱼叉、全骨制鱼钩和紧固在木头上的鱼钩都用得上。

另一种骨制武器——系有重物的套索（bolas）——也是鸟类大敌，它由几个大骨珠子穿在相互连接的绳索上制成。丢出去以后它们会缠住鸟腿，使其无法逃跑。骨头很适合这么用，因为猎人能在上面钻孔。石头太密无法钻孔，木头又太轻不好投掷。

出于同样的原因，渔民们用骨头制作渔网的坠子，用骨质梭子和量具制作渔网。极地居民在制造独木舟和雪橇犬挽具时对骨头也有天才的利用方法。带扣和套索扣不仅实用，在漫长黑暗的冬季里制作这些东西，也好打发时间。这些挽具当中有些有活动部件，和今天狗链和背包上的配件是一样的概念。平原印第安人用“扳手”把箭弄直，这是一种中心有孔的扁平骨片。猎人会加热箭矢的木轴部分，然后插进扳手，除去弯曲处。在这些例子中，骨头本身并不负责杀戮，它是杀戮的附属物。

因纽特人非常依赖海豹，骨头在猎海豹时也有用。他们使用一根细长的探针，可能是用鲸鱼肋骨所制，在探测大雪覆盖下海豹呼吸孔的形状和位置。然后猎人会耐心等待。他可能会不时用锄头状的骨制工具刮一下冰面，假装另一只海豹正在附近高兴地打另一个洞。等时机一到，鱼叉飞出。成功的猎手可能会当场剖开海豹吃掉内脏，然后用“伤口针”（用短而结实的尖锐骨片制成）封闭腹部开口，把海豹带回家去。如果海豹太大无法放上独木舟，猎人会把它拖在后面。为了让猎物漂浮在水面上，猎人会在皮肤上开口，用鸟骨吸管往脂肪里吹气，然后用圆锥形的骨质塞子封住开口。在回家前，猎人可能会调整他的雪镜，这是用骨头或象牙制作的。它们像滑雪面罩一样贴合轮廓，有极为狭窄的水平开口，以尽量减弱能致盲的光线。

博物馆藏着许多这样的文物，有些很普通，但也有些很罕见——比如骨质盔甲。皮带连接的几十片2*8英寸[1]骨片，可能是管骨，打造出从下巴到大腿中部的马甲保护穿戴者。

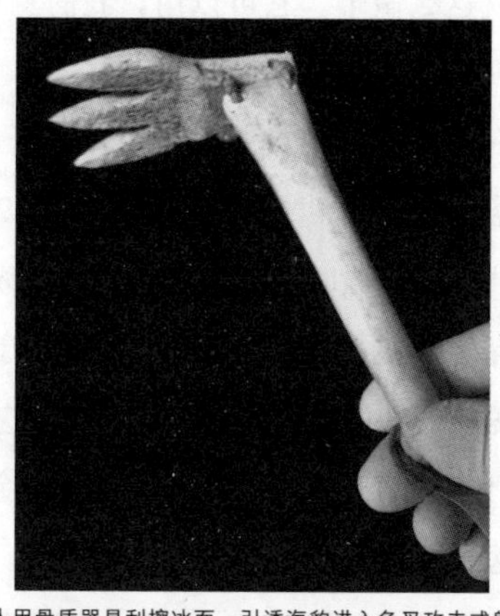

因纽特人用骨质器具刮擦冰面，引诱海豹进入鱼叉攻击或射程范围。洛杉矶自然历史博物馆。

在气候暖和些的地方，原住民在过去数千年里用火鸡的翅骨制作火鸡呼唤器。上网搜一下就有用法的视频。我网购了一套干燥清洁的火鸡翅骨，自己做了个呼唤器。三根管状的骨头，每根都略带锥形。把两端都剪掉，再清除里面的松质，我把它组装了成一个小小的扇形喇叭，不过

1 5*20厘米。——译注

人们在呼唤火鸡的时候要抿紧嘴唇，吸气的同时咂嘴。这样会产生响彻丛林（或者响彻我家）的叫声。如果你对用骨头制作杀伤性武器兴趣缺缺，那你可以做个火鸡翅膀呼唤器玩。我就这么做了。它可以用。我的意思是它能响，但火鸡是没叫来。

我们现在已经知道，人们再利用骨头既是出于必要，也是因为它容易得到。以捕鲸为例。这在19世纪是个巨大产业，鲸油被用来照明。在收获鲸脂的时候，船员把数吨重的骨头弃之不顾，但还是保留了一些用于雕刻。在狩猎的间隙，聪明的捕鲸者们把这些现成的工艺材料制成个人用品和工具。虽然有些物品当时也可以用金属制作，但鲸骨就在手边、不会生锈，一把小刀就能造。这么造出的实用工具包括帆针、刮缝工具（制帆工用于刮平缝好的帆布），还有系索钉和解绳栓。给陆地居民解释一下，前者是一种坚固的杆子，用于固定缆索（绳子），可以想象一下现代的缆桩。后者则是一种粗壮的锥子，用来固定帆布上的结合孔，以及在拼接时撬出松散的线束。虽然小说是虚构的，不过文学作品里狩猎带来的骨制配件也值得一提：莫比·迪克咬断了亚哈船长的腿，而船上的工匠给他做了个替代品，正是鲸骨所制，恰合时宜。

在人类给骨头找的所有用途当中，只有一种起源于文明之初并延续至今——吃。也许是看到野兽咬开骨头享用柔软内核，早期人类也学会了利用岩石砸开大型动物的腿骨，获得核心美味。参考许多古代聚居地火堆和瓦砾中发现的破碎烧焦的动物骨头，考古学家得出了这一结论。

为了更容易吃到骨髓，今天的屠夫会把牛腿骨锯成短圆柱形或沿纵轴劈成两半。堆在烤盘里的时候，这些圆柱形看起来就像小树桩，半爿骨头就像独木舟。在炉子里烤上20分钟后，骨髓变得柔滑细腻，能涂在面包上。食客颇为钟爱它那种黄油质地和丰富滋味。

为了给汤和酱汁增加风味，许多厨师传统上使用鱼或禽畜骨头熬制的高汤。近年来，骨头汤酒吧开始出现，给顾客提供了一种茶或咖啡替代品：不含咖啡因并且有营养。这些地方的经营者更有健康意识，鼓吹这些灵丹妙药的饱腹、清洁和排毒能力。骨汤也是越南粉的核心成分。

但骨髓和汤汁只是骨头内部的东西；骨头自己能吃吗？啮齿动物会啃食干燥的骨头，可能是为了满足钙和磷的需求。罐装三文鱼和沙丁鱼里都有少量碎骨头——有点脆，可以吃。

在中东和亚洲的一些文化中，整只小鸟也差不多这么吃，它大概就和人类大拇指那么大。多年前我在中国进行手外科文化交流的时候见识过。设宴款待我们的主人建议我缓慢咀嚼整只油炸小雀鸟，以避免被碎骨头刺伤上颚。因为我始终很紧张这个警告，所以不记得它吃起来什么味道了——就是脆脆的。

在法国，他们把吃一整只一口大小的鸟（圃鹀）的文化推到极致。传统上，食客们会用餐巾蒙住头，理由可能是以下某些：羞惭地躲避上帝；保留美味的香气；避免被同桌人吐出的鸟喙溅到。在《半生不熟》一书中，安东尼·波登写道："每一口，纤薄的骨头和脂肪层、肉、皮，以及内脏压实其上，就会有各种奇妙的古代风味拾级而上：无花果、雅文邑、棕肉[1]，融合了我的嘴被锋利的骨头刺破时血液的咸味。"

现在法国禁止这么做了，因为这推动圃鹀走向灭绝。在远东地区，另一种令人不安的古老习俗是制作和饮用虎骨酒。骨头被添加到米酒中陈放。据说这种东西有多种治疗效用，但对野生虎的种群数量很有害。

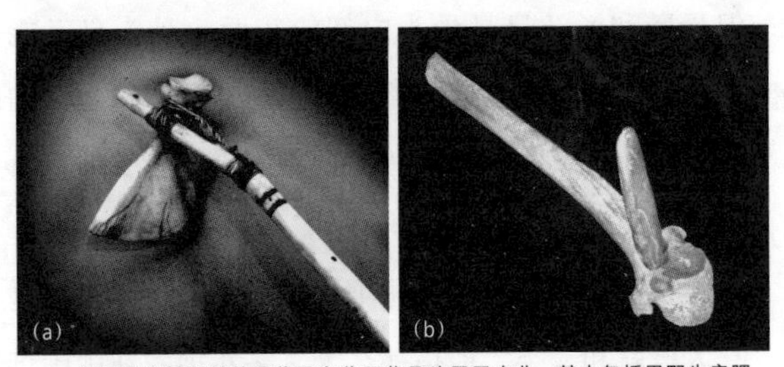

美国原住民和其他原住民文化回收骨头用于农业。其中包括用野牛肩胛骨制作的锄头（a）和石质刀片与野牛脊椎骨制成的根镐（b）。(a) 内布拉斯加大学州立博物馆；(b) 金·罗斯。

1　鸟腿肉。——译注

骨头的另一项用途没那么奇异，更加常见，而且可以追溯到文明之初：人们（更可能是女人们）利用骨头收集、准备、供应和存储食物。比如，许多天南海北的文化都使用类似斧头的根镐在土里刨食。一些镐有一个弯曲的骨质刀片（可能是肋骨）和一个木柄。另一些则由骨质把手和石质刀片组成。收获时，鹿的下颌骨可用作镰刀。后来，人们用驮兽拉犁，犁的顶端有尖尖的长骨犁开土地。

人们把麋鹿和野牛宽大平坦的肩胛骨制成锄头的刀片，还把一条边磨利，用于切开较软的植物材料，即所谓南瓜刀。此外，肩胛骨长边上的锯齿则使其可用于切肉排。

人们也用骨制工具准备别的食物。经常有固定在骨柄上的石片或燧石刀刃。临水而居的人们使用磨平削尖的骨片切割鳗鱼，给它去皮。头骨可用作研钵。石臼也会配个骨杵。一些美洲原住民懒得给小鸟去骨，他们就用臼和杵捣碎整只鸟，把肉末煮熟，吃的时候把骨头碎片吐掉，也许这就是安东尼·布登说的美食盛宴。

用软化骨条制作的篮子和圆盒可以存储食物，还有放盐和肉豆蔻的研磨器，后者体型虽小，规模可不小。例如，17世纪中期一直到19世纪，上流阶级都会带着精美的袖珍肉豆蔻研磨器。这些研磨器的材质为银、象牙或骨头，为酒精饮料和果酒提供辛香风味，还能预防疫病。肉豆蔻研磨器和精美的骨瓷茶具放在一起想必相得益彰。

更务实的人们可能会把肉汤盛在镂空的鲸豚脊椎、海龟壳或头骨制成的碗里。用勺子喝汤逐渐取代啜饮，后来又有了叉子。起初二者都是骨质的，后来只有把手用到骨头。在有些地方，骨筷亦作此用途。用骨头制造的专门器具有管骨制作的给苹果去芯的工具，还有细长的骨髓匙，设计用来刮干净骨头内部最后一滴美味——这可以说是用骨头吃骨头来滋养骨头了。

住所是原始人的另一个基本需求。在一些缺少洞穴、岩壁和建筑木材的地区，造骨质房屋也是个解决办法。在乌克兰和西伯利亚的70多个遗址中，考古学家发现了由猛犸象骨头堆成的住所遗迹，直径达26英尺[1]，现已坍塌。这些骨头可能被绑起来固定，然后覆以动物皮毛挡风。

最奇怪的骨头房子可能是“雷普利：信不信由你！”[2]里记录的“世界最古老的小屋”。这个东西本身建造起来是在1932年，但它由恐龙化石组成，所以堪称“古老”。在科普和马什为怀俄明史前宝藏大打出手数十年后，一位业余古生物学家开始在同一处收集材料。这位爱好者本来想组装一个完整的恐龙骨架放在路边，给停下加油的旅行

1　约8米。——译注

2　由罗伯特·雷普利创立的美国特许经营品牌。——译注

者当个景点。后来发现这不可行，他就拿收藏的8000块各种化石造了个小屋，如今伫立在怀俄明东南部的梅迪辛博。

在加拿大北部，因纽特部落使用的骨质房屋有更完备的记录。他们用鲸鱼的颌骨和肋骨搭建圆顶的半地下住所。下颌骨长度为18~23英尺[1]，能在头顶形成完美弧形。在坑穴边缘，人们把16个或更多颌骨固定在大石头基座上，中心部分捆绑在一起，形成一个直径近5米的圆形住所。建筑师们依次用毛皮、苔藓或草皮覆盖骨架，最后覆之以雪，舒适家居就搞好了。最后，用一个圆柱形的空心鲸鱼椎骨作为烟道。

因纽特人还把骨头用作建筑配件。巨大的阴茎骨可作帐篷桩。砍刀形状的雪刀起初也是骨制的，用来雕刻冰屋用的雪块。等雪块放好，妇女儿童会用驯鹿肩胛骨制的铲子往顶上堆雪。

在气候温和的地方，小一些的动物肋骨能做成6英寸[2]长的茅草针。这是一种一头有针眼、一头很尖的工具，屋顶工人用这种吓人的钳形工具把茅草缝在屋梁上。许多早

1 5.5~7米。——译注
2 约15厘米。——译注

期文化用更小的骨针缝制服装；虽然最初的衣服早已消失，但考古学家发现了2万年前的骨针，从而能估计出这种工艺始于何时。

原始人能填饱肚子、有片瓦遮头以后没多久，他们可能就在彼此端详时发现了自己的兽皮缠腰布有多粗糙，斗篷有多不合身。这兴许就是时装业的开端，而骨头从一开始就发挥了重要作用。

去掉骨干一处表面的管骨可制成削皮器，它有两个锋利的边，能去除肉、刮削兽皮。窄边有小锯齿的肩胛骨也有同样的用途。中央有1~2英寸[1]小孔的肩胛骨可以当皮带刨子，使用者可以把一条动物皮在里面来回抽拉，软化兽皮，去除上面残留的肉。早期的裁缝使用骨锥，这是种抛光过的长尖锥，上有较大的孔，裁缝们把皮带穿在上面，制造最新时尚。

纺织品的起源已经消失在史前的迷雾里。在考古发现中，既有适宜在织物上戳小孔的针，也有亚麻制的捻线，这意味着织物——编织、结网或针织——至少有1万年的历史，说不定还要久得多。随着时间推移，骨头在织物制作的诸多方面都不可或缺，最开始是要将一些动植物纤维

1　2.5~5 厘米。——译注

纺成线或纱，这就需要骨制的卷线杆或纺轮。这通常是女人的工作，许多文艺复兴时期的艺术家都曾对此作浪漫化的描绘，如一位可爱的女士肩上靠着一根支撑着一团亚麻或羊毛线的长杆（卷线杆），一个圆形重物（纺轮）在膝头旋转。当她拨出线杆上的纤维，在指尖旋转，纺轮的推力会将其旋转成线。

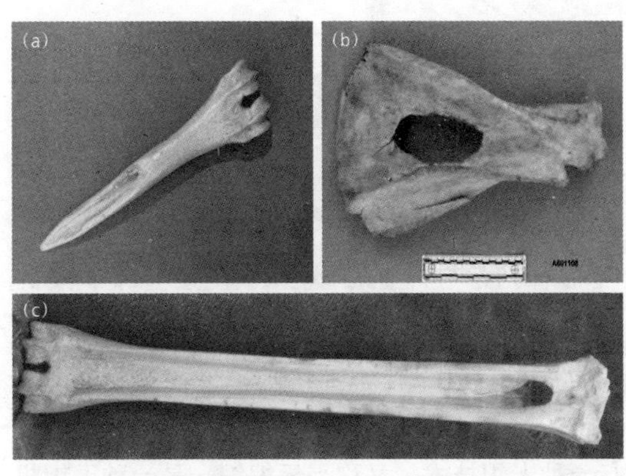

骨质工具是制备兽皮的重要工具。(a) 这个管骨锥穿过皮革，然后将其与皮带缝合。(b) 这个肩胛骨上的孔可作为皮带刨子。一条兽皮来回穿过这个孔，去除上面的肉，并变得柔软。(c) 这根管骨刮削兽皮上的肉，使其变软。(a) 波尔蒂芒博物馆；(b) 国家考古文献，史密森尼研究所【项目A601108】；(c) 美洲原住民历史博物馆。

骨质工具还造福了编织工作。就织布机来说，骨质梭子显然在其列，而且编织剑杆也是骨制的，维京人用长条鲸颌骨制作这个部件，用于梭子把线穿过经线后紧紧包住纬线。

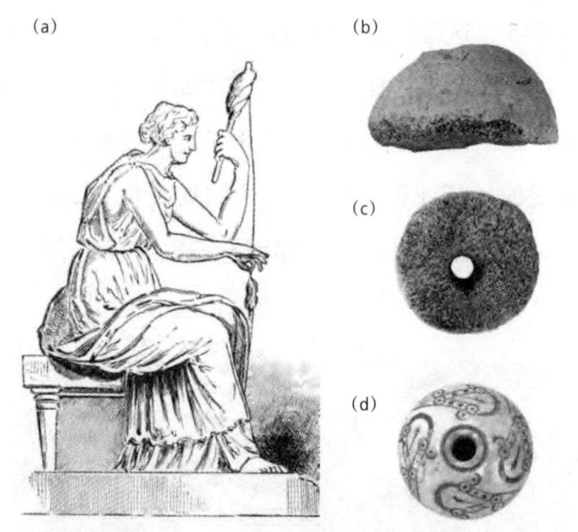

在纺车发展出来之前三千年里，要把动植物纤维转化为线和纱，开始是把乱糟糟的纤维放在（经常是骨制的）杆子上，用左手举着。右手拉出一些纤维然后扭转（a）。一个加重的锭盘给纺线保持动力，经常用牛髋关节的“球”制成。它大小和形状正好，有时保持原样（b）（c），有时会加以雕刻（d）。（a）S.N. 德克斯特 · 诺斯，《哥伦布以来美洲工业的发展》，《大众科学》；（b）（c）便携文物计划；（d）大都会艺术博物馆。

有一种卡织技术，又称平板编织，是一种无织机的织造形式。它最初需要用骨头、树皮或角制的薄方块或三角形，将选定经线穿过其中。然后旋转一个或多个叠起来的卡片，每次穿过纬线都会提起不同的经线。卡片编织特别适合制作窄带。不同考古遗址都发现过骨质卡片，偶尔还能发现这么制作出来的织物带——至于木头或牛角制作的卡片，就没那么容易经时而不朽了。虽然平板编织至今仍是一种流行的工艺，不过现在的卡片更多是塑料做的，或者用扑克牌自制的。

其他用于编织的骨质工具还有制网量规、织针、钩针、编织叉和穿线器。编织叉是一种分叉的手持工具，有点像微型织布机，用于编织细绳和鞋带。维京文物中就曾发现过一个骨制叉子。蕾丝制造者们把线缠在穿线器（细长的线轮）上，配对使用。为了不要混淆哪根线去哪里，每一对穿线器都有不同的顶部雕刻。如果放错一个穿线器，另一个就不成对了。

当金属针取代了骨针，把织物缝起来的用途就更多样了。不过骨头在此过程中仍不可或缺。圆柱形的骨盒可以放针，骨质顶针推着针穿过厚重的织物。如果要拆一个接缝，拿根天然弯曲的浣熊阴茎骨，把一头磨尖，会是个利器。

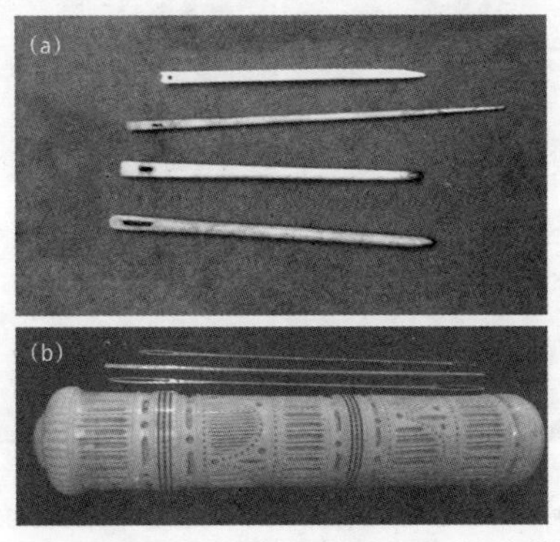

骨制工具参与了缝纫、钩编、针织和制网的发展。(a) 这些缝衣针来自罗马时代的波尔多地区。(b) 这个骨制网梭盒来自 19 世纪的英格兰。(a) 阿基坦博物馆；(b) 维多利亚和阿尔伯特博物馆。

系紧衣服，固定头发，骨制品确实耐用又易得。骨制别针逐渐流行，但后来让位于纽扣和发夹。骨质皮带扣和皮带箍也既实用又时尚。日本的“根付”是一种充满艺术感的纽扣型栓扣。这种饰物原本是功能性的，用来将装有个人物品的袋子固定在和服腰带上，但后来它变得非常精致，展现了日本人的生活和民间传说。许多根付收藏中都包括骨制藏品，不过大多是象牙制的。

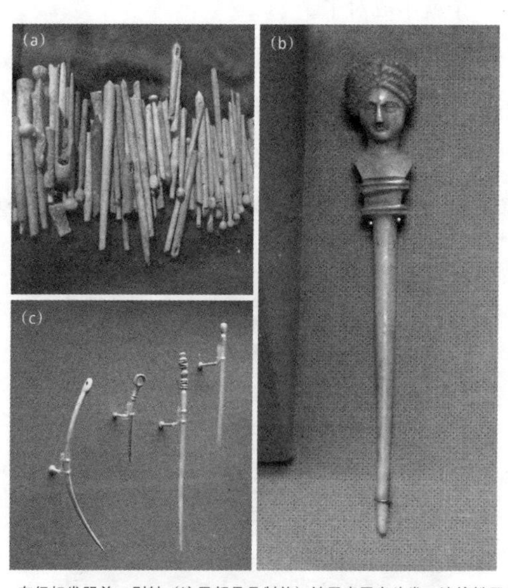

在纽扣发明前，别针（这里都是骨制的）被用来固定头发，连接松开的皮革，后来又用于固定穿着者身上的织物：(a) 来自罗马占领时期的西班牙，约公元前 200 年至公元 500 年；(b) 来自罗马时期伦敦，约公元 200 年；(c) 来自日本，绳纹时期，公元前 2000—400 年。(a) 雷布里哈伯爵夫人宫；(b) 大英博物馆；(c) 东京国家博物馆。

骨头还帮人们清洁和维护服装。捕鲸人用骨头雕刻衣夹，士兵用雕刻精美的垫条抛光制服上的纽扣，这是一种骨制的长条，中间有一条缝，另一头是一个纽扣大小的孔。装备精良的士兵把黄铜纽扣穿进缝里和衣服隔开，然后抛光。

早期人类不仅使用骨头满足衣食住的需求，还会将其用于健康、舒适和便利的目的。博物馆里的收藏品包括完全骨制的注射器、装饰华丽、梳齿细巧的骨梳、成套的假牙，还有眼镜框，这在他们的时代一定都是奢侈品。

还有许多平凡的工具，用来改善琐碎的日常生活。这些物品反映出每一种文化和它的特定需求，以及骨头在解决这些问题上的作用。我在博物馆收藏品和拍卖行网站上找到了许多有用的家用骨制物品，往往精雕细琢。这包括(要是你想大声读出来，请先深吸一口气)：烛台、洗碗刷手柄、手套拉伸器、指甲锉、梳子、剃刀把手、钱包、刮脸器、吸管、镊子、鞋拔、手杖、雨伞柄、脱靴器、防皱鞋撑、开瓶器把手、椅子、洁眼工具、牙刷、耳勺、挠痒棒和除虱工具。尽管让人用上这些工具的蜡烛、手套、瓶塞和虱子早已不在，骨制工具仍然记录着人类的文化演变。时不时地，骨头的应用范围会远远超出了严格意义上的“实用性”。

第15章

娱情之骨

此刻你大概已经深谙骨头的日常用途，没准你也想要买些什么精雕细刻的工艺品来研究或赏玩一番。但在此之前，请先确保你分得清骨头和象牙，要是在古董店里遇到某个令人难以抗拒的精美白色物品……商人说的成分能相信吗？博物馆策展人和美国鱼类及野生动物管理局也会插手区分骨头和象牙的问题。要怎么区分它们呢？

就算离得还远，也可以观察这个物品的形状和大小。如果它是弯曲的、3英尺[1]高，形状像象牙，那它就是象牙。如果它是短粗的锥形，并且是由你19世纪的水手祖先雕刻的，那它是个鲸鱼牙。如果它是个扁平物体，至少

---

1 约91厘米。——译注

有3英寸[1]见方，可能是鲸鱼的颌骨。抹香鲸的颌骨可以长达25英尺[2]；连接头骨的一端宽而薄，可从中获取一块7*12英寸[3]的平板。象牙达不到这个尺寸。

除了大小和形状，还可以看背景。如果这个东西来自18世纪的皇家宝藏，并镶嵌绿宝石，它可能是象牙制品。如果它非常平坦，上面完全盖满场景或肖像，就更可能是骨质的，因为在珍贵的象牙上作画就好像用铝箔包住精雕细琢的黄金盘。如果这个宝贝出土于伊利诺伊州的美洲原住民土墩，远离大象和海洋哺乳动物的栖息地，它最可能是骨头做的，不过也有可能是猛犸象牙。

用放大镜能看清楚，象牙有一种交叉纹理，称为施雷格线，用其交角可区分大象和猛犸象的牙。骨头没有这种线条，它的表面有小小的黑点和平行条痕。活着的时候，这些小通道——哈氏管——让血液流经其中，给骨细胞提供营养。

---

1 7.6厘米。——译注

2 7.62米。——译注

3 17.78*30.48厘米。——译注

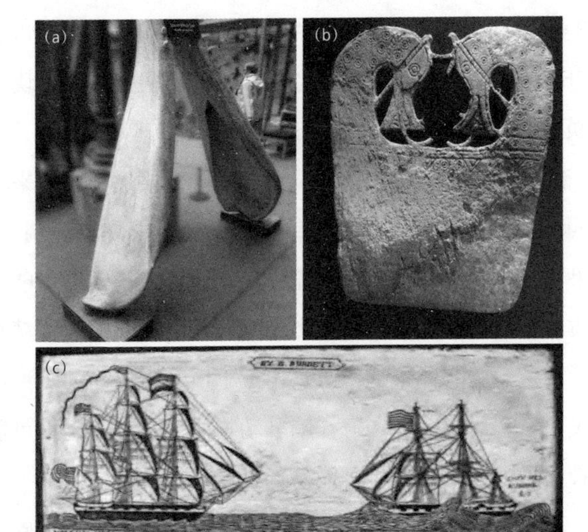

（a）工匠使用抹香鲸颌骨巨大扁平的部分绘画、蚀刻和雕刻。（b）例如，这个公元 9 世纪的维京人饰板可能曾被用作食物托盘或砧板。它的大小为 8*9 英寸（20.3*22.9 厘米）。（c）1831 年，爱德华·伯特在这块 $6\frac{1}{2}$*$12\frac{1}{2}$ 英寸（约 16.5*31.8 厘米）的颌骨上雕刻了帆船。（a）牛津大学自然历史博物馆；（b）大英博物馆；（c）新贝德福德捕鲸博物馆。

最后还可以用热针测试。把针头烧红，然后立即戳上象牙上某个不显眼、没有影响的位置。据说，戳在骨头上热针会产生一种“烧头发”的气味。

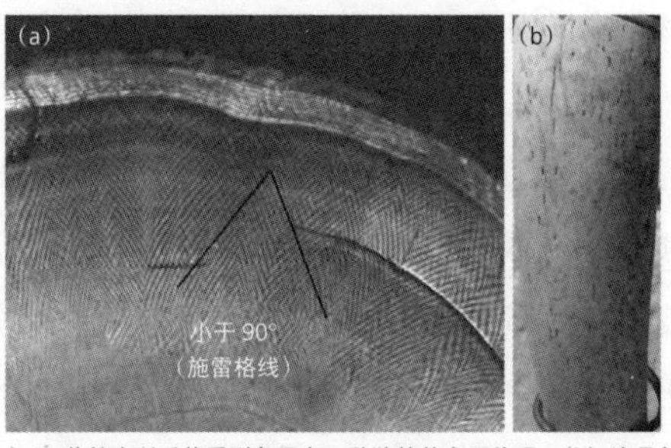

（a）10倍放大以后能看到象牙有一种独特的交叉纹理。（b）这是前面提到的呕吐棒的特写。可以看到骨头上有小坑和条纹，通常无须放大即可看到。这些骨头上的痕迹是含有血管的通道。（a）美国鱼类及野生动物管理局；（b）美洲原住民历史博物馆。

或许最好是让一个没有经济、法律或情感利害关系的专家来评价这些宝物。过去，我能想象有很多骨制品被当作象牙推销给了毫无防备的买家。除了极少（而且越来越少）的例外，国际象牙贸易现在有非常严格的禁令。在越来越多的州，包括加利福尼亚、新泽西、纽约、华盛顿和夏威夷，象牙贸易受到全然禁止。因此，现在兴许会有商人想把自己卖不掉的象牙制品当骨头脱手。

我在卢浮宫附近一处古董店见到的一个优雅的痒痒挠说不定就是这种情况。商家说这是骨制的古董，开出了高昂的价格。它雕琢精美，摸起来光洁平滑，上面没有任何斑点或条纹。从形状大小看，它可能是骨头也可能是象牙。我确定不了，再加上想象出了被鱼类及野生动物管理局送进监狱的场景，让我放下了它。“我得另寻一份礼物。你有别的骨头做的东西吗？你确定是骨头做的吗？”

我完全确定的是，最近我从后院里挖出来的“距骨”[1]道具确实是骨头，因为六个月前我把屠夫那儿搞来的山羊腿埋在了那里。这段时间里，土壤里的生物把骨头清理得干干净净，给我留下了这个从膝关节朝下的齐整骨架：腿骨，珍贵的距骨（肘或踝关节之一），管骨，还有一套趾骨。山羊的距骨大概是一粒硬糖大小，大致呈长方形。一手可以抓四五个，投出来的时候几乎不可能不滚动——这种事的视觉、听觉、触感和预期都令人兴奋。几千年来，也许开始于古埃及或者现在土耳其西部的区域，人们就拥有了这种简单的快乐。

距骨的四条长边形状不一样，所以它每个面着地的概率是不同的（两端太圆了站不住）。但孩子们不关心它们怎么着地，他们的玩法是抓子游戏，或者扔起来再用手背去接。在每个面上写上不同的值，成年人用它来赌博，所以就有了“滚骨头”[2]的说法。算命先生能从单块骨头着地位置和互相间的关系里看出含义。

1　一称“羊拐”。——译注

2　意为“丢骰子”。——译注

从距骨在考古记录里的出现频率来看，这个玩意儿显然很流行，既有骨头本身，还有其他材料专门制成相同形状的游戏道具。岁岁年年里，雕塑家和画家都捕捉到了距骨的用途。

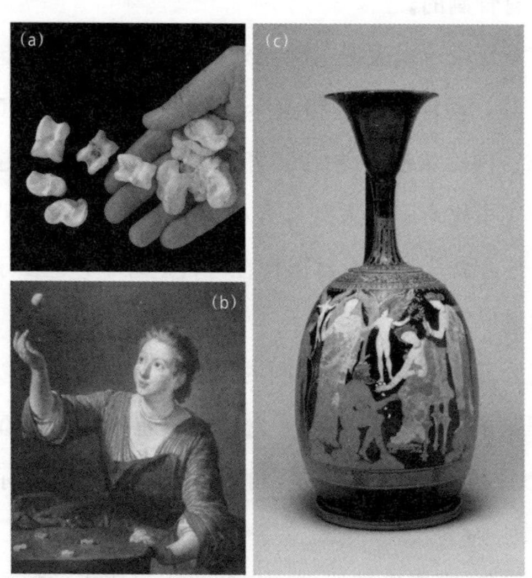

（a）山羊和绵羊的踝骨，称为距骨，在古代被人们广泛应用于赌博、算命和游戏中。（b）1734年的这幅画作中，这个女人正在用桌上的一个球和四个距骨玩“抓子”游戏。（c）这个公元前350年的希腊花瓶主题是关于爱的赌戏。要点是把距骨往上扔，然后用手背接住。这个水泽仙女正在与一个萨提尔（森林之神）赌博。（b）巴尔的摩艺术博物馆；（c）沃尔特斯艺术博物馆。

方形骰子起初是用骨头雕刻的，它让游戏道具各个面落地的概率一致了。其他形状的骰子也接踵而来，我小时候要是知道有四面骰（四面体）和20面骰（20面体），以及从4~20几乎所有数字都有自己的骰子，大概会觉得立体几何有意思得多。那些不想“滚骨头”的人可以转动四方陀螺或手转陀螺，这也很常见，可能起源于古代中国或日本，或者二者均有。早期“挑棒”、多米诺骨牌和麻将牌也常有骨制的。

游戏玩家可以丢骰子赚积分，不过视觉上更有趣的是棋盘游戏。西洋双陆棋和西洋棋都起源于至少5000年前的中东，国际象棋大约2000年前起源于印度，而起源于英国的克里比奇牌戏大概只有400年历史。这些游戏里用到的象牙和骨头道具经常出现在考古遗址中，但由于其相似性而难以定年。

到公元1400年，意大利的恩布里亚奇工坊（以生产精雕细刻的骨制祭坛和珠宝盒驰名）也开始生产双面游戏盘。骨质镶嵌的一面是双陆棋盘，一面是国际象棋棋盘。

盎格鲁-撒克逊游戏玩家用鲸骨雕刻粗犷的棋子。中世纪时，下棋不仅有趣，也被认为能表现绅士风度和骑士精神。它在规则和体育精神的框架里展现了双方的战略战术能力，以及胜败皆有风度。在此背景下，雕刻华丽的国际象棋出现了，由多种材料制成，其中也包括骨头。骨头本来的形状比较适合做成立方或圆盘形，匠人需要用一些聪明办法把它塑造成精工细作的棋子。他们用各段骨头分开制作平坦的底座、纤细的杆部和顶饰，以及厚实空心的中段，然后把它们连到一起。

美洲原住民有自己独特的骨头游戏，自己雕刻游戏道具，可能的话会用到美洲山狮的骨头。这种动物因其狡诈而受到尊敬，制作者希望这种特性也可以转移到他的游戏里。

原住民玩家的娱乐方式里，全世界都有的“杯子和球”以及套环游戏也用到骨头。这些游戏都需要手眼协调，要用一个杯子去接住用绳拴着的球，或者把一个环套上小棍。在木材难得的格陵兰岛，人们用有孔的兔子头骨代替了球，而在因纽特人的版本中，他们把空心的鹿趾骨用皮绳串在一起当作球或环。

在古代，用骨头雕刻的娃娃很常见。最简单的是“小棍娃娃”——细长无臂的玩偶。更复杂些的玩偶有手脚，用钉子固定在躯干上。它们都很小，毕竟原料是骨头。有一些博物馆收藏品贴了“小雕像”的标签，由于没有描述性标签的分类，现在只能靠想象去猜哪些是玩具、哪些是艺术品，哪些有着精神力量。

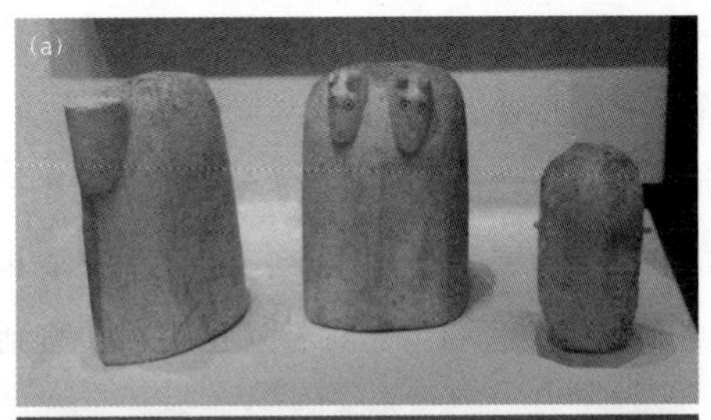

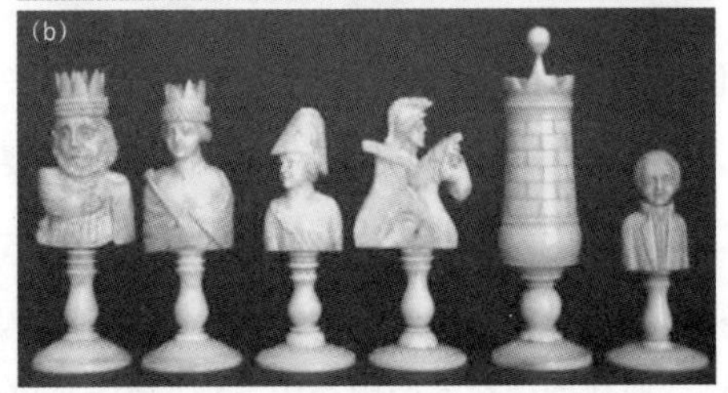

（a）雕刻过的鲸骨，是公元 900 年左右盎格鲁-撒克逊英格兰的一种棋类游戏的棋子。（b）这套更精致的骨质象棋，800 年后制作于法国迪耶普。（a）大英博物馆；（b）乔恩 · 克拉米勒藏品。

因纽特成年人用骨制雪刀制作冰屋，儿童则用小一点的“故事刀”在雪地上描绘他们的奇想，刮掉再重画。压根儿用不着创意画板。

世界各地的孩子们还有其他各种骨头玩具，由于材料限制，体积通常很小，但因制作者的聪明才智而各出机杼。久经使用仍然幸存的玩具们现在好好养在博物馆里，包括牙嚼器、玩偶屋家具、陀螺、拼字类的小方块，还有微型马车、雪橇和小船。

骨头的玩法也不都是那么平静。中世纪英国和瑞典的考古遗址里，发现了用纵向压扁的管骨制成的滑冰鞋。威廉·菲茨斯蒂芬记录了12世纪伦敦生活的大事记，描述滑冰者“有些人把牛腿骨安在脚上，绕脚踝绑好。他们手里拿着一根带铁钉的杖，不时在冰上拄一下，然后就像飞鸟或弹丸一样飞快冲出去。”

甚至在简单的游戏出现之前，原始人已经在吟唱、歌咏以及演奏乐器，最初的乐器可能是几根烧焦的乳齿象肋骨。有些洞穴居民将它们彼此相击，结果脸上浮现了笑容。器乐从此诞生。

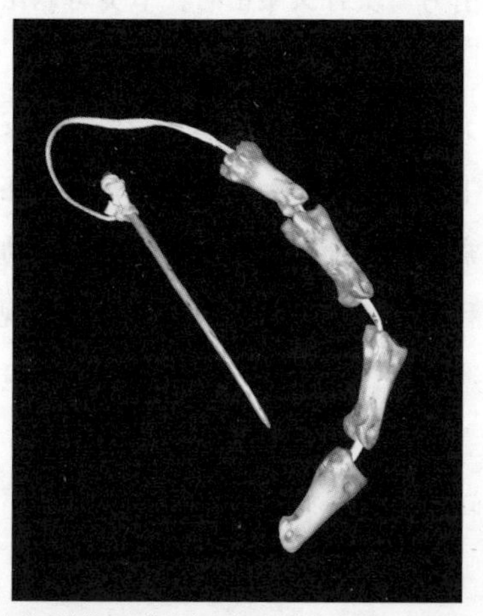

大平原上的阿拉帕霍印第安人有自己版本的套环游戏，用到一根骨针和四个鹿趾骨。洛杉矶自然历史博物馆。

骨头演奏古已有之。莎士比亚了解这种艺术，在《仲夏夜之梦》里，线团儿说："咱很懂得一点儿音乐。咱们来一段钳子敲骨头吧。"[1]视觉艺术界，以描绘日常生活闻名的威廉·西德尼·芒顿在1856年画了《骨头演奏者》。

民间音乐家仍然在用骨头演奏，木制套装也能买到。你如果自己想演奏一些光杆骨头，可以先来一份烤肋排，把吃剩下的洗干净之后，像4万年前祖先一样敲起来。

另一种极为古老的打击乐器，是一块长边上有横向缺口的骨头，用另一块骨头敲击时，节奏可以比两块肋骨相击更快。

接下来介绍有着古老渊源的乐器/噪声发生器/玩具/通信设备：牛吼器，这是一块扁平的骨板，连着一条长长的皮带或绳索，在头顶挥舞时会发出低音振动，随挥舞速度、摆动面和绳索长度而变化。这些东西出现在18000年历史的考古遗址中。中央钻孔的小动物管骨更多见些。上面没有绳索，但它们可能是一种"嗡嗡器"，通过拉扯穿过孔洞的扭转绳索造成旋转，发出嗡鸣。

1 依据朱生豪译本，有改动。——译注

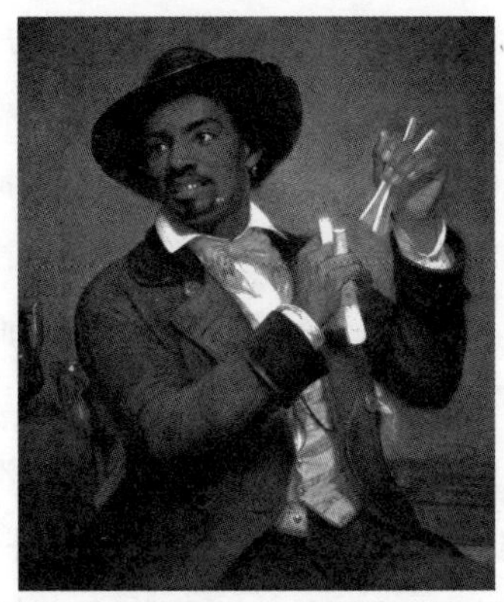

有节奏地敲击肋骨的起源已不可考，但威廉·西德尼·芒顿这幅 1856 年的画作中记录了这一艺术形式。波士顿美术馆。玛莎·C. 卡洛里克为 M. 和 M. 卡洛里克收藏的美国绘画作品，1815—1865。

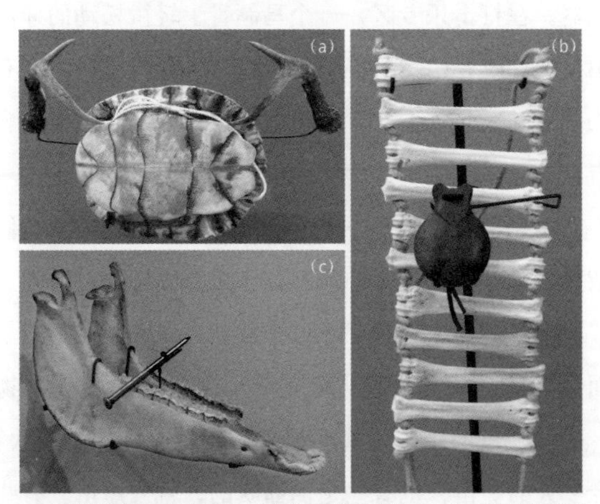

骨头到处都有，又很结实，它很适合制造乐器。(a) 马颌骨上的牙齿松动后可以发出响声，通过用钉子敲击牙齿，或拿着颌骨窄的一面，像打鼓一样拍打宽的那面，可以实现不同效果。(b) 音乐家用鹿角拍击这个墨西哥龟壳。(c) 管骨制作的西班牙“刮击器”，用响板敲打。乐器博物馆。

更多发达文明中还有用骨头制作乐器的无数种方式，想知道的话可以去乐器博物馆看看，我最近就去了这家位于菲尼克斯的博物馆。然后我发现它囊括了世上每个国家和几乎每个民族的作品。当然，这些乐器中许多主要材料是木头和金属，但骨头爱好者也不至于败兴而归。小巧完整的骨质构件有提琴的螺丝、琴码、琴桥和弓的尖梢；各种乐器的调音弦轴；还有吉他螺丝、拨片和滑轨。其他乐器中，骨质镶嵌与木头相映成趣。犰狳的外壳是骨质的，一些推陈出新的乐器制造者把这种生物的硬“壳”变成了类似尤克里里的乐器琴身。我最喜欢那些用骨头构成的整个乐器。在打击乐专区，一个马颌骨上轻微松动的牙齿会在拍打时作响。（我在礼品店里试了一下复制品。）还有一个山羊管骨制成的胸前挂板，可以像搓板一样用响板敲击。

也别忘了管乐器——世界各地有大量的骨笛。它们在复杂性、尺寸、艺术修饰和悠久历史方面都千差万别。有些“笛子”的历史可达35000年，不过专家还在争论一块上面有洞的骨头碎片是人造的还是某种强壮食肉动物咬的。更为晚近的中空骨头明显是乐器。有些在一头吹奏，就像今天的竖笛，也有些是侧面吹的，就像短笛。有些还有多根吹奏管。诚然，中空的骨头颇为满足了人们娱乐和精神充实的需求。

如果你在寻找骨质乐器的道路上没有遇到乐器博物馆，可以试试捕鲸博物馆。捕鲸者热爱音乐，也热爱雕刻骨头。新贝德福德捕鲸博物馆展出了一把几乎完全由骨头制成的班卓琴和一个有着骨质指板和琴尾的小提琴，南塔开特历史协会展示了一个类似的骨质谱架。

如果单靠音乐不足以安抚狂暴心灵，人们会转向烟草、鼻烟和鸦片，这些自然也需要骨制配件。骨质的烟斗、填烟塞、火柴盒、鼻烟盒和鸦片勺，往往精雕细琢，显示出这些癖好对人类的恒久吸引力，它们不仅出现在社会交流中，也常常现身于宗教活动。

除了出于精神性、实用或宗教目的所做的改造，人们还专门出于审美上的愉悦感塑造骨头。它冷硬苍白的表面总能吸引人们的目引指触。它硬度适中，介于木头和石头之间，易于雕刻但又能存留数百年。对其美学性质的赞美或许会让人探问："骨头是怎么从活着的状态——覆盖肌肉、承接软骨、充满脂肪——变成可以广为展示珍藏的，稳定、干燥又美好的状态?"

当一具遗体暴露于自然之力，需要一两年的时间让上面的软组织消失殆尽，微生物和小昆虫大快朵颐，完全清除掉骨头内部的脂肪。(这些微小的食腐者能通过生前的血管通道进出。)偶尔手艺人能在海滩、沙漠或森林地面遇到这种自然清理后的干燥骨头，这种可以马上重新利用。但在这个缓慢的转变过程中，食腐动物可能会把骨头带走或造成破坏。

工匠和博物馆员工怎样才能加速这个过程，确保骨头清理完以后还能用于改造和展示？有三个办法，和美国海军陆战队的思路一样：地、海、空。每一种都有自己的优缺点。初步去除皮肤、肌肉和内脏可以加速这个过程，但人们愿意的话，耐心也能取代这个阴森的步骤。

地：把遗体埋起来（要足够深以防备食腐动物），好处是不会臭。在埋葬之前我用尼龙网把宝贝裹起来，到时候回收就不会弄丢小骨头。这个过程通常需要6~12个月。目前我正在处理一只松鼠（被车撞死的）、一只驼鹿的管骨（来自阿拉斯加的猎人朋友），一只鸡（全食超市来的），还有一只小猪（夏威夷卢奥盛宴）。

海：把遗体放进一桶水里（或者一个巨桶里，如果你要处理的是个大象），这能极快加速从烂糟糟到美如画的转变。但是这个方法对鼻子极其酷烈，所以务必在远离住处的地方开展。最好每隔几周就换一次水，如果到时候有暴风雪或者完全鼻塞就好了。（捕鲸者解决这个问题的方式是把准备处理的鲸骨在船后面拖上几个月。）

空：这个方法没那么臭，但仍然需要在室外进行，而且绝不能放在打开的窗户下面。骨头要用窗帘或钢丝网包裹以防捕食者。（我们这些人都是把这种令人沮丧的准备工作放在房顶上做，通常配偶毫不知情。）

要加速空气的转化过程，大学和博物馆实验室以及商业处理人员经常会用上皮蠹。它们热爱腐肉，会很快把骨头清理干净，让最小的幼虫解决内部工作。如果你想的话，这些甲虫在网上能看也能买。在考虑养之前你需要知道它们需要定期喂食，所以不适用于一次性处理感恩节的火鸡骨架。

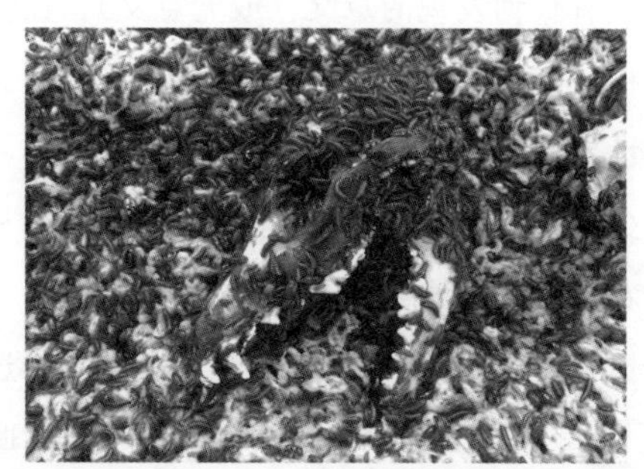

皮蠹食腐肉但完全不碰骨头，因此成了展览用骨头的工作人员的心头好。这是一只狐狸的头骨和颌骨。骨学博物馆。

无论用什么办法，清理完毕以后，用双氧水泡着可以把骨头漂成珍珠白。但有两种手段会完全毁掉来之不易的标本。家用漂白剂会让骨头永久软化、坑坑洼洼，变得不好处理，也不再适合雕刻或展示。煮沸也会让骨头无法雕刻。热量把骨髓里的脂肪逼进致密、通常无脂肪的外层。任何小动物都弄不走这些跑偏的脂肪，骨头会永远油腻腻。

自然，早期人类不会干燥漂白脂肪以备不时之需。他们一般都是捡起来就用，随手改造以满足各种生存所需，如住所、服装和准备食物。当他们终于有了余裕和可供雕刻的干燥骨头，人们开始出于审美和精神上的理由，重新利用它们解释自己的世界。因而，现代发现的这些史前雕刻品映照出人类的灵魂，并有助于建起关于抽象思维和灵性的起源发展时间轴。在此背景下，人类学家过上了一段好日子，阐释任何发现的意义（或无意义），在浮现的新发现里重构关于人类心灵发展和文化演化的概念。他们能通过拼凑世界各地遗址的考古记录信息追踪总体趋势，这些信息至少有四万年历史，这是我们的祖先开始从游牧狩猎过渡到农业驯化的时期。

但根据骨头的记录，抽象思维有可能开始得远比这个时间点更早，一处10万年前的墓葬即是明证：遗体有随葬品相伴，表明死者的家庭或部落理解死后世界的概念。但大约在6万年后才有普遍证据，表明存在高层次思维和走向文化意义上的现代的快速行为进展。另一些证据也可归功于骨头文物提供的信息：这些变化显然是在许多地方几乎同时发生。例如，韩国一个山洞就发现了该时期一块雕刻着鹿的骨头。大约在那个时候，欧洲早期人类开始以极具艺术性和想象力的方式在洞穴墙壁上作画；而这些发现，以及骨制打击器和笛子、鹿骨项链、坠饰以及其他类似的古老文物一起，说明在早期人类满足了生存需要以后，他们有了一些闲暇时光抚慰灵魂。

在北美的发现里，作为抽象思维标志的骨头工艺时间要晚近得多，仅有13000年的历史。在佛罗里达发现过一块描绘了猛犸象轮廓的骨头，大约就属于这一时期。俄克拉何马州发现过一个那之后一千年左右的野牛头骨，上面画着一个红色的转折图案。这是美洲已知最古老的绘画物品。

在接下来的一千年，人类在骨头上大量创作，以雕刻、绘画和铭刻方式记录下栩栩如生的形象和抽象的形状。它们是符咒、护身符或者生殖崇拜，或者仅仅是娱乐和装饰用品？很多我们永远无法知道。但这些物品确实标记出一条人类发展的时间线，生存从此不再需要竭尽全力。这段快速变化的时期中发现的骨制品有些普普通通（戒指、手镯），有些比较特别（钉子和长针，用于穿刺嘴唇、耳朵和鼻子），还有些堪称诡异（阴茎装饰物）。你来决定后者是文化的进步还是退步吧。

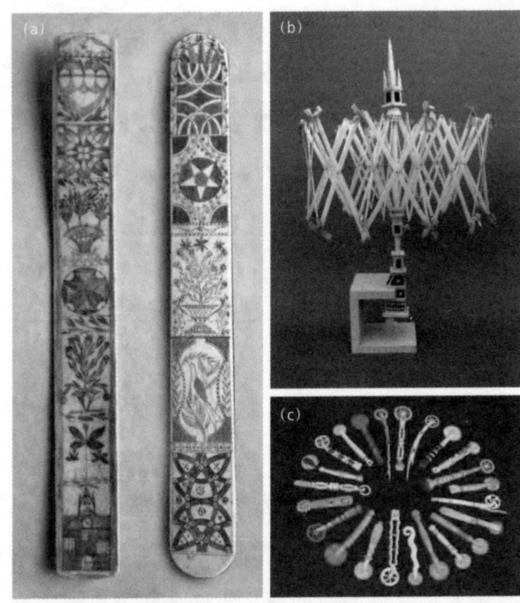

19 世纪的捕鲸者闲暇时制作了各种各样的鲸骨制品。(a) 胸衣用的骨条，上面描绘了爱恋符号，紧贴在那位幸运的女士的心脏附近。(b) 支撑纱线的绷架，用于将其绕成编织线团。(c) 馅饼卷边器，说明了鲸骨工匠高超的技能与创意。(a) 南希·罗辛藏品；(b) 新贝德福德捕鲸博物馆；(c) 新贝德福德捕鲸博物馆，摄影：理查德·唐纳利。

最近几个世纪以来，十九世纪捕鲸者的工艺体现了人们在骨头上雕刻作画的高超匠心。捕鲸者在多年航行中颇有大量富余时间，也有充足的鲸骨和牙齿供应。赫尔曼·梅尔维尔在《白鲸记》(1851) 里写道，“不过，一般说来，他们大都只用他们那种水手小刀来雕刻；他们用了那只可以说是水手的万能工具，凭水手所能想象得出的技巧，就可以给你做出你所喜爱的一切东西来。”[1]骨雕有多种形式，如今是一种极具收藏价值且常有仿冒的民间艺术，因为大多数艺术家没有在自己的作品上签名，也未经鉴定。这些没学过艺术的艺术家，在鲸鱼颌骨的平板和鲸齿的圆锥表面上描绘了自己的航海经验，以及对家乡的记忆。捕鲸者还将细长骨条加以雕饰，回家送给自己的爱人。这些东西被称为胸衣条——插在维多利亚时期紧身胸衣前侧袋里加固用的骨条。胸衣条上常有充满感情的绘画和铭文，它将紧贴着心脏，以舒缓爱人间的下一次分离之苦。另一件东西没那么浪漫：也许是捕鲸者想要件毛衣，他们把长长的骨条制成绷架，这是一种可折叠的罩子，装在一个中央转轴上，可用于绕纱线，让这些线易于取用编织。

捕鲸者还把骨头制成馅饼卷边器，有时也叫刻边花饰齿轮，用来给馅饼上层封边——不仅是甜点馅饼，也包括那些含有肉或肉馅的主菜。如今留存的大量卷边器说明要么真有许许多多饼皮需要卷边，或者这些工具主要是为了展示雕刻者的手艺。后一种讲法也很有道理，因为这些卷边器经常有着精致的花纹和异想天开的动物，远远超出功

1 曹庸译本，上海译文出版社。——译注

能所需。

匠人们不仅用骨头制作装饰品，也将扁平的碎骨片镶嵌在桌子、椅子和箱子上，将实用家具变成了功能艺术。白色的骨头与周围深色的树脂形成鲜明对比，构成了眼花缭乱的几何阵列，其复杂精细令人叹为观止。这种工艺可能起源于古埃及，或东亚及南亚，然后随中世纪商路朝西传播到了欧洲。除了家具，还有高端马鞍、枪托、珠宝盒——几乎所有木制品都可以这么做。在《坎特伯雷故事集》中，乔叟这般描述托帕斯爵士："他的黄铜头盔亮闪闪；他盔甲耀得人眼睛花；鲸骨做成他马鞍；在所有骑士里数他最帅。"

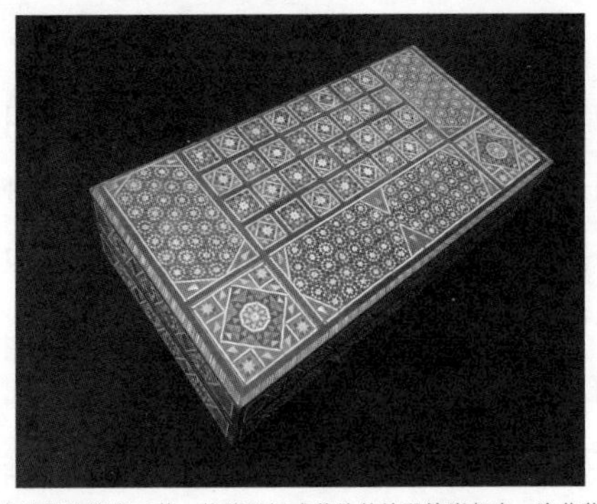

古代波斯的镶嵌工艺，将棒子切成薄片的片段镶嵌起来，这些薄片条由长条的骆驼骨、木头和金属丝组成，工匠将其胶粘后紧贴在一起。帕里瓦什·卡尚。

骨镶嵌技术在古老的波斯镶嵌工艺（khatamkari）中达到巅峰，这种技艺使用长条的骆驼骨、木头和金属，每根宽度都不到十六分之一英寸[1]，绑在一起粘成一根棒子。工匠并排堆叠这些棒子，然后从一端切下薄片，薄到可以贴在管道、乐器之类好东西的弯曲表面。一平方英寸[2]中可以包含多达400个微小的骨片和其他材质，排列成眼花缭乱的几何图案。珠宝大师勒内·拉里科也曾把骨片应用在他新艺术风格的华美胸针与吊坠之中。

到目前为止我们提到过的美学应用中，骨头都是艺术家传递信息的媒介，这些信息可能是对超自然存在的尊崇、对配偶的爱意，甚至是对精致馅饼的喜好。艺术家还使用多种本身不是骨头的媒介来表达骨头的含义（尤其是头骨）——通常是预告死亡。然而，艺术家们使用骨头的方式当中，最为意味深长且尊重的方式，是把它变成信息本身："看我，我很美。我来自一只同样美丽的动物。"例如，有些项链仅仅是用原汁原味的骨头串在一起——响尾蛇或鱼的脊椎、龟的腿骨或数百根红尾蚺肋骨。

1　约0.16厘米。——译注

2　约6.45平方厘米。——译注

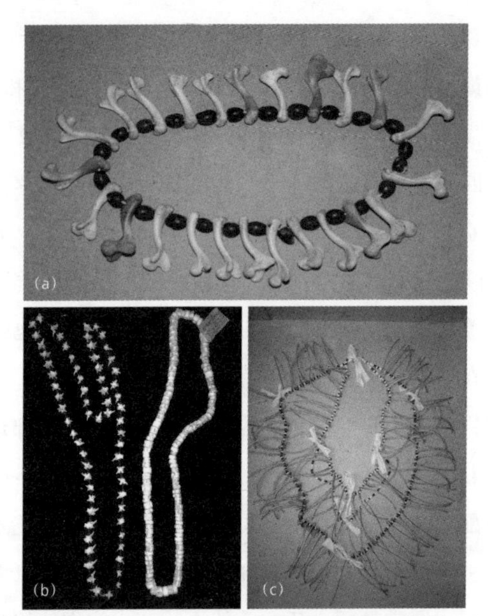

骨头光滑优美的流线型，满足了许多原住民的装饰需求：(a) 龟的腿骨，俄克拉何马州；(b) 响尾蛇脊椎（左）和鱼脊椎（右），都来自墨西哥；(c) 红尾蚺肋骨，南美洲。(a) 俄克拉荷马历史学会；(b，c) 洛杉矶自然历史博物馆。

再来看各种海岸社区用鲸鱼颌骨建造的纪念拱门。这些骨架自然形成的曲线纤长优美，模拟抛物线之形。建筑家们认识到了它的美。悉尼歌剧院、圣路易斯的大拱门、许多教堂和桥梁的支撑结构都在赞美这样的线条。但是鲸鱼是先来的。

西班牙人安东尼·高迪（1852—1926）不仅在各种惊世建筑作品中加入了抛物线形拱门，并且在他的奇妙作品——巴特罗公寓——外部大量应用骨头流线型的轮廓，当地巴塞罗那人给这个房子起了个绰号叫骨头之屋。

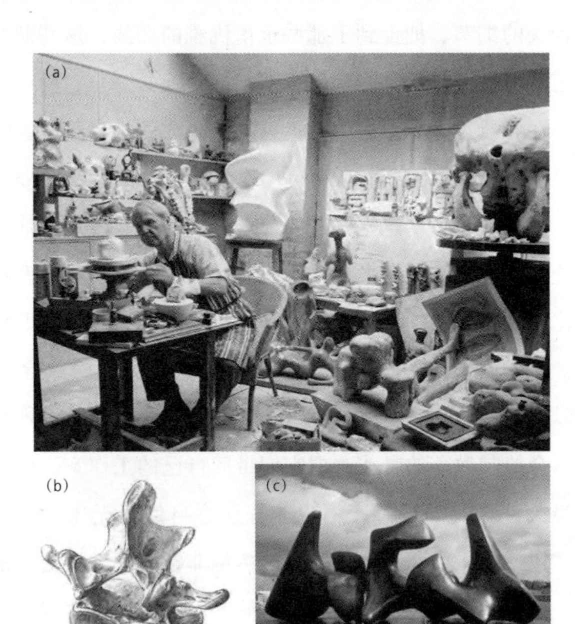

著名英国艺术家亨利·摩尔在自己农场里捡来骨头，放在工作室里激发灵感（a）。脊椎（b）和摩尔模仿自然的抽象雕塑（c）上都可以看到曲面优雅地彼此融合。（a）亨利·摩尔基金会，摄影：约翰·海杰科；（b）亨利·格雷，《人体解剖学》第 20 版。（费城：Lea & Febiger，1918）；（c）亨利·摩尔基金会，《三件式雕塑：椎骨》。

然后是美国人乔治娅·欧姬芙（1887—1986），高迪用石头表达的东西，她用画作表现。她花了许多时间探索新墨西哥州腹地，在那里喜欢上了被太阳晒得发白的头骨和骨盆，把它们融入了自己的画作中。她多少抽象掉了风化骨头的细节，捕捉到了那些永恒优雅的曲线，这些曲线使它们褪出阴影又复归阴影。

在我看来，用骨头培养灵感的至高成就出自英国雕塑家亨利·摩尔（1889—1986），他以半抽象的青铜卧姿女性作品闻名于世，这些优美的雕塑点缀着世界各地。他的不朽之作往往有着宏大曲线与空洞和开口，有些观赏者将之比作摩尔家乡约克郡的起伏地貌；这些人该好好看看骨头。1940 年，摩尔因轰炸离开伦敦，搬到了一个名叫“猪场”的农舍——它以前就位于一个养猪场。在散步时，摩尔会捡起散落的骨头，把它们带回自己的工作室。他说他最关注人类的形态，但也非常注意自然界无生命的形态，包括骨头、卵石和贝壳。显然他非常仔细地研究了椎骨，被它的圆润开口和柔曲融合的表面所吸引。这些东西给了他灵感创造出许多形状，这些形状独具特色，源自美丽、永恒的骨头。呃，几乎永恒。

第16章
“露骨”的未来

在最初所有者往生之后，骨头在其“来世”生涯里揭示了地球的5亿年历史——这个时长始于骨头最初现世的时刻。它还记录了10万年的人类发展和文化。往前看的话，未来的骨头能像迄今为止的过去一样揭示信息吗？其实就古老的骨头内含的深意来说，我们所知不过皮毛。有些骨头变成化石历经数百万年不朽，已然蔚为奇观。更有甚者，其中某些化石最终能显露人前，传授地球的历史，更是妙不可言。

迄今为止，变成化石的材料当中到底有多少已经出土并得到了研究？没有人知道，但这个比例一定非常、非常小。化石猎人发现古代生命踪迹只能靠偶然。没有足够的古生物学家、研究经费和巨型推土机可以系统彻底地剖析那些富含化石的地层（包括南极洲）。在某种意义上这是好事，因为这么大规模搜索化石的挖掘工作只会摧毁它们当中大多数。相反，化石猎人只能继续等待自然伟力，以及不相干的其他挖掘活动，让这些深埋的宝藏重见天日。

不管用什么方式，爱好者和专业人士之间关于谁能拥有这把老骨头的争议可能还将持续。有些人建议用国家公园或世界遗产来保护多产化石的土地。要是真能这样就能发现更多新物种、更完整的已知物种，最大程度上增加我们的对地球历史的了解。就像喜闻乐见的象牙贸易禁令，某天也许化石的商业贸易也会被禁止。

古生物学这个词诞生于200年前，这门学科在19世纪迅速发展。但发现、复原、记录和保存骨骼化石的方法并没有发生什么本质变化：偶然发现一块骨头，用探针和刷子把它小心清理出来，测量、描述、猜测它和以往发现的联系，然后把它藏进实验室或博物馆抽屉里。这个过程的某几个步骤正在发生变化，其他方面或许将来也会随之改变。

首先从发现讲起。未来的古生物学家也许会坐在SUV空调车里，让无人机扫过化石层，让人工智能帮助摄像头和计算机区分岩石和骨头化石。结合了红外线之类人类做不到的感知，无人机也许能比专业的双眼做得更好。这听起来遥不可及，但十几年前计算机面部识别不也是天方夜谭吗？

复原呢？我们都有了机器人辅助手术，也不要低估了辅助化石清理的可行性——至于古生物学家，还是可以坐在凉快地方监督。

化石的测量和描述正在发生巨大变化，并且日新月异。古生物学家都很不情愿破开化石，因此它的内部结构始终未知。传统的X射线无法很好地穿透化石或任何石头（1895年X射线刚发现没几个月的时候，古生物学家就试过了）。现在，研究者正在将极高强度的X射线（可以把活体组织瞬间烧焦）和计算机断层扫描相结合，给化石的内部轮廓进行非破坏性成像。从中获得的新信息，使科学家有可能对功能进行数学建模，揭晓恐龙的咬合力、是否使用后肢平衡之类的问题。高分辨率CT扫描现在能数字化区分化石并将其虚拟分离。一旦规模化，这种技术将来大概能让古生物学家的牙科探针退居博物馆了。

骨头表面的详细特征可以经受激光扫描。这种技术在一定距离外工作，扫描仪便携且相对便宜。因此，标本可以直接在发现现场扫描。另外，那些大型、不能移动的博物馆标本能提取空间和几何数据，将其输入3D打印机，咻地一下就能出来又轻又高分辨率的复制品，拿去世界各地用于研究和教学，对原物不会造成任何损害。

头骨在化石化过程中经常被压扁破碎，在恢复和处理过程中也可能受到进一步损坏。但准确的解剖学和功能性研究又依赖于对头骨原始形态的分析。过去，调查者通过拍照、草图和手工制作的填充物来猜测形状。如今，利用扫描数据作出的数字重建可以消除掉小碎块，替代缺口，重排分离，把压扁的样本重新展开。为了将操作者对样本的阐释和（可能无意识的）偏见影响减到最小，计算机可以毫无感情地自动使用可重复的数学技术，产生一系列重建结果，以利检查和讨论。

现在，研究者和机构正在上传过去200年里收集的标本的扫描数据。长此以往，研究者可以用这些“大数据”生成更完整的大规模演化模式，不光靠骨骼形态参考，也涉及其组成部分的功能和化学成分。我们对生命历史的理解再也不是盲人摸象的状态了。人工智能在此亦有用武之地，在人类研究者看起来只是一堆乱糟糟的海量数据中，它可以识别出模式。

古生物学的这些进展同样适用于人类学——在实验室里多花点时间，用高科技分析工具检查已有的文物。比如，可以重新检查石器边缘，因为现在的放大工具比以前裸眼评估厉害上千倍。在显微镜下发现的骨头碎片，从中能提取出DNA来研究。照着这些思路，很快就会有各种更广泛的研究。再比如，使用古代骨头中复原的DNA，还能发现古代灭绝物种之间过去未知或搞错了的关系。过去它们只能进行粗略的外在比较。灭绝和现存生命间也可以做这样的详细化学比较，例如尼安德特人和现代人。

有朝一日，能不能拿灭绝动物的DNA克隆或重新引入古代物种？不说伦理和实用性，答案取决于这些动物消失了多久。是的，研究人员正在从古老的骨头里恢复DNA，包括至少4000年前的猛犸象，它们在那之后没多久就灭绝了。到目前为止，最古老的完整基因来自70万年前灭绝的一种马的管骨，发现于育空地区的永久冻土。考虑到DNA分子在死亡时即开始降解，这可真了不起。一般认为化石过程无法保留DNA，但研究者正在从恐龙化石中恢复小片段的DNA，它们可比育空的马古老一百倍。但专业人士目前还很怀疑能否从恐龙骨头中提取长度足以携带遗传信息的DNA链。我们拭目以待。

不过，放到某些蛋白质身上，情形大有不同。调查人员已经成功提取并分析了350万年历史的哺乳动物化石中的胶原蛋白氨基酸序列。由于蛋白质是DNA编码的，分析蛋白质的氨基酸序列可以间接了解到早已消失的DNA情况。打个比方，这就像拿着一张施乐打印老照片，可以从中推断原始底片的模样。这么一来，调查人员就能研究古代胶原蛋白，并对控制胶原蛋白生产的一小段DNA进行逆向工程。因为骨头和牙齿是仅有的能历经时光保存下来的组织，没有软组织的蛋白质，这种技术造不出古代猛兽，因为它无法产生所需的完整DNA序列。

近些年，由于全球变暖，冰人奥兹、各种猛犸象还有育空的马管骨纷纷从冰冻的墓穴之中现身。将来，还会有其他动物从深冻棺椁中出现，增加我们对地球生命的了解。现代人类的骨头会在几千万年以后现身，以利彼时的发现和研究吗？目前，火葬在全球的接受度急剧上升，倒是对此毫无助益；不过就算是土葬，出于文化上的敏感性和对死者的尊重，将其发掘出来进行研究和保存也可能面临更多的限制。当然了，就算不考虑传统的墓地，还有一种可怕但现实的可能：泥石流、雪崩和火山爆发，仍会为未来研究者带来工作机会。尽管说起来吓人，显露在外的骨头未来仍光明可期，让人们对地球历史的了解日益增进。

显露在外的骨头的另一种才能——记录人类文化——的未来如何？首先简单讲讲它不会是什么。除了业余爱好者，长期以来（有些已有数万年历史），骨头作为制作针、笛、鱼钩、篦子、勺子、梳子和骰子的便利材料的历史已经结束了。博物馆可能还精心保存和展示着这些人类文化的符号。在这方面，各机构都在快速把完整藏品上传，供世界各地的人们欣赏和研究。眼见为实，你可以去互联网找找你最喜欢的人类学、古生物学、自然历史、科学、医学、兽医学、乐器、装饰艺术或美术博物馆，点击搜索藏品，选择类型“骨”，然后就尽情观赏吧。我就经常这么做，并且从中学到很多。还有一个额外的好处：电子访问藏品避免了反复接触，后者难免对物品造成损伤。

尽管未来科学家没得研究新近制造的骨质纽扣和箭头，骨头的文化标记作用仍然会出现得越来越频繁。前沿建筑师、工程师和产品设计者的灵感，会越来越多地受益自骨头的优美轮廓。经过大自然5亿年的完善，这些形式反映出骨头活着时候的功能——有效地支撑骨头外面套着的那个生物。计算机设计和3D打印技术不断扩张的能力将加速这一趋势，这些工具已经能轻松仿制过去不可能用传统工艺仿效的生命形态。深谙骨头之美的雕塑家和画家正在设定门槛，以供后人渐次开发。在遥远的未来，以千万种形式，骨头的美、高效和永恒将不时显现，值得人们为之惊叹赞美。

这些是不朽之骨的伟大故事。钙晶体包裹相连蛋白质链所形成的独特物质，支撑着高级形态的动物。活着的时候，少有骨头能显露自身。而在其第二次生命里，骨头们揭晓了地球历史和人类行为的诸多细节。它既是遗产，也是传奇。骨头是世界上最好的建筑材料，它一直都是，它将始终都是。

致　谢

对我写一本兼收并蓄的骨头书这个点子，代理人吉利恩·麦肯齐给予了热切的赞同。她与艾莉森·德弗罗一起塑造了我的提案，指导我提交给出版商W.W.诺顿公司，而编辑琼·多和她才华横溢的团队，最终把这部作品打磨成了所有作者都梦想看到的样子。平面设计师勒妮·普尔维的工作同样不可或缺，她保证了所有图像的清晰简练。更早些时候，洛杉矶SCORE的商业和辅导导师彼得·奥内伊，为我改进博客的社交媒体呈现和对本书可能情况的认识方面，提供了宝贵的见解。

读者看不到的是，在我职业生涯中数千位患者对本书作出的贡献，他们信任我来着手解决他们的肌肉骨骼问题。我们之间的交流，至为充实了我对骨头的理解和尊敬，如今我以愉悦之心与读者共享。然后是许许多多医学生、住院医和同事们，他们看起来是我的学生，实则堪为吾师。他们的精力和热情，使学习成为一项激动人心的共同事业。然后是我从初中开始的真正老师们，感谢他们对科学的热爱和教会了我的好奇心。

从蛋白质化学到流行文化，一本涉猎如此之广的书，有赖于各行各业的专家知识。我深深感激那些同事、好友和圣贤（往往是同一个人）们给我的智慧、建议、批评和热情支持。在此我特别感谢：华盛顿大学地理学教授斯坦利·切尔尼科夫；洛杉矶自然历史博物馆人类学藏品经理K.T.海杰伊恩；加州大学洛杉矶分校图书馆特别收藏馆策展人拉塞尔·约翰逊；加州州立大学北岭分校机械工程系荣誉教授J·迈克尔·卡博；Bone Clones，Inc总经理大卫·克罗嫩；妙佑医疗解剖学高级助理顾问娜塔莉·兰利；“骨头屋”所有者黛安娜·曼斯菲尔德；新贝德福德捕鲸博物馆图书馆长马克·普罗克尼克；医学博士、华盛顿大学放射学退休教授、圣路易斯动物园顾问放射学家，大卫·A.鲁宾；得克萨斯脊椎动物古生物学馆藏藏品经理克里斯·扎格比尔；菲尔德自然历史博物馆地质学藏品主管威廉·F.辛普森；伯克博物馆执行馆长朱莉·K.斯坦；俄克拉荷马大学人类学教授丹尼尔·C.斯旺；Bone

Clones，Inc 骨科学家米凯莱 · 塔边基；以及骨学博物馆所有人杰伊 · 维耶勒马雷特。

如果没有互联网和全球可快速获取的资源，本书将不可能完成。百余家人类学、古生物、自然历史、科学、乐器、捕鲸和工艺博物馆的数万件骨制品文档在线图像和描述，是无价的研究材料。我对提供本书中各种图片的博物馆和私人收藏者深怀感激；而得以全面访问当代与历史书刊的电子文档既愉快又充满启发，为此我深为感谢加州大学洛杉矶分校图书馆。

参考书目

第 1 章　骨头的独特成分与多样结构

Alexander, R. McNeill. *Bones. The Unity of Form and Function.* New York: Nevraumont, 1994.

Alexander, R. McNeill. *Human Bones. A Scientific and Pictorial Investigation.* New York: evraumont, 2005.

Ashby, Michael. *Materials Selection in Mechanical Design.* 4th ed. Burlington, MA: Butterworth-Heinemann, 2011.

Associated Press. "Walrus Penis Sells for $8,000 at Beverly Hills Action[sic]." Accessed September 21, 2019. https://web.archive.org/web/20071106050910/http:/www.sfgate.com/cgi-bin/article.cgi?f=/n/a/2007/08/26/state/n154935D40.DTL

Burt, William. *Bacula of North American Mammals.* Ann Arbor: University of Michigan Press, 1960.

Currey, John. *Bones, Structure and Mechanics.* Princeton, NJ: Princeton University Press, 2006.

Duncker, Hans-Rainer. "Structure of the Avian Respiratory Tract." *Respiration Physiology* 22, no. 1-2 (1974): 1-19.

Farmer, C. G. "On the Origin of Avian Air Sacs." *Respiratory Physiology and Neurobiology* 154, no. 1- 2 (2006): 89-106.

Goodsir, John. "The Structure and Economy of Bone." In *Classics of Orthopaedics*, 79-81. Edited by Edgar Bick. Philadelphia: Lippincott, 1976.

"A History of the Skeleton." Accessed September 21, 2019. https://web. stanford. edu/class/history13/earlysciencelab/body/skeletonpages/skeleton.html

Jellison, W. L. "A Suggested Homolog of the Os Penis or Baculum of Mammals." *Journal of Mammalogy* 26, no. 2 (1945): 146-47.

Johnson, Robert Jr. "A Physiological Study of the Blood Supply of the Diaphysis." *Journal of Bone and Joint Surgery* 9, no. 1 (1927): 153-84.

Lambe, Lawrence. "The Cretaceous Theropodous Dinosaur *Gorgosaurus*." *Canada Department of Mines Geological Survey Memoir* 100, no. 83 Geological Series (1917): 1-84.

Lambe, Lawrence. "On the Fore-Limb of a Carnivorous Dinosaur from the Belly River Formation of Alberta, and a New Genus of Ceratopsia from the Same Horizon, with Remarks on the Integument of Some Cretaceous Herbivorous Dinosaurs." *Ottawa Naturalist* 27, no. 10 (1914): 129-35.

Layne, James. "The Os Clitoridis of Some North American Sciuridae." *Journal of Mammalogy* 35, no. 3 (1954): 357-66.

O'Connor, Jingmai, Xiao-Ting Zheng, Xiao-Li Wang, Xiao-Mei Zhang, and Zhou Zhong-He. "The Gastral Basket in Basal Birds and Their Close Relatives: Size and Possible Function." *Vertebrata PalAsiatica* 53, no. 2 (2015): 133-52.

Parry, David, and John Squire. *Fibrous Proteins: Structures and Mechanisms*. Cham, Switzerland: Springer, 2017.

Ramm, Steven. "Sexual Selection and Genital Evolution in Mammals: A Phylogenetic Analysis of Baculum Length." *American Naturalist* 169, no. 3 (2007):360-69.

Roycroft, Patrick D, and Martine Cuypers. "The Etymology of the Mineral Name 'Apatite': A Clarification." *Irish Journal of Earth Sciences* 33 (2015): 71-75.

Schmitz, Lars, and Ryosuke Motani. "Nocturnality in Dinosaurs Inferred from Scleral Ring and Orbit Morphology." *Science* 332, no. 6030 (2011): 705-8.

Singer, Charles. "Galen's Elementary Course on Bones." *Proceedings of the Royal Society of Medicine* 45, no. 11 (1952): 767-76.

Steele, Gentry, and Claud Bramblett. *The Anatomy and Biology of the Human Skeleton*. College Station: Texas A and M University Press, 2008.

Weishampel, D. B. "Acoustic Analysis of Vocalization of Lambeosaurine Dinosaurs (Reptilia: Ornithischia)." *Paleobiology* 7, no. 2 (1981):

252-61.

Yamashita, Momo, Takuya Konisi, and Tamaki Sato: "Sclerotic Rings in Mosasaurs (Squamata: Mosasauridae): Structures and Taxonomic Diversity." *PloS One* (February 18, 2015). Accessed September 21, 2019. http://dx.doi.org/10.1371/journal.pone.0117079.

Young, Barbara, and John Heath. *Wheater's Functional Histology*. Edinburgh: Churchill Livingstone, 2000.

第 2 章　骨头的一生与友邻

Alexander, Robert. *Bones. The Utility of Form and Function*. New York: Nevraumont Publishing Company, 1994.

Alexander, Robert. *Human Bones, A Scientific and Pictorial Investigation*. New York: Pearson Education, 2005.

Blount, Walter, and George Clarke. "Control of Bone Growth by Epiphyseal Stapling." In *Classics of Orthopaedics*, 371-84. Edited by Edgar Bick. Philadelphia: Lippincott, 1976.

Bronikowski, Anne. "The Evolution of Aging Phenotypes in Snakes: A Review and Synthesis with New Data." *Age* 30, no. 2-3 (2008): 169-76.

Dobson, Jessie. "Pioneers of Osteogeny: Clopton Havers." *Journal of Bone and Joint Surgery* 34 B, no. 1 (1952) 702-7.

Dykens, Margaret, and Lynett Gillette. "Giant Sloth." Accessed September 21, 2019. https://www.sdnhm.org/exhibitions/fossil-mysteries/fossil-field-guide-a-z/giant-sloth/

Feagans, Carl. "Artificial Cranial Modification in the Ancient World." Accessed September 22, 2019. http://www.academia.edu/278283/

Foerster, Brien. *Elongated Skulls of Peru and Bolivia: The Path of Viracocha*. San Bernadino: Brien Foerster, 2015.

Halliday, T. R., and P. A. Verrell. "Body Size and Age in Amphibians and Reptiles." *Journal of Herpetology* 22, no. 3 (1988): 253-65.

Hariharan, Iswar, David Wake, and Marvalee Wake. "Indeterminate Growth: Could It Represent the Ancestral Condition?" *Cold Spring Harbor Perspectives in Biology* 8, no. 2 (2016): 1-17.

Jones, H. H., J. D. Priest, W. C. Hayes, C. C. Tichenor, and D. A. Nagel. "Humeral Hypertrophy in Response to Exercise." *Journal of Bone and Joint Surgery, American* 59, no. 2 (1977): 204-8.

Kontulainen, Saiji, Harri, Sievanen, Pekka Kannus, Matti Pasanen, and Vuori Ilkka. "Effect of Long-Term Impact-Loading on Mass, Size, and Estimated Strength of Humerus and Radius of Female Racquet- Sports Players: A Peripheral Quantitative Computed Tomography Study between Young and Old Starters and Controls." *Journal of Bone Mineral Research* 18, no. 2 (2003): 352-59.

Madsen, Thomas, and Richard Shine. "Silver Spoons and Snake Body Sizes: Prey Availability Early in Life Influences Long-Term Growth Rates of Free-Ranging Pythons." *Journal of Animal Ecology* 69, no. 6 (2000): 952-58.

McLean, Franklin, and A. Baird Hastings. "The State of Calcium in the Fluids of the Body." In *Classics of Orthopaedics*, 292-315. Edited by Edgar Bick. Philadelphia: Lippincott, 1976.

Reynolds, Gretchen. "How Our Bones Might Help Keep Our Weight in Check." *New York Times*, January 17, 2018. Accessed September 21, 2019. https://www. nytimes. com/2018/01/17/well/move/how-our-bones-might-help-keep-our-weight-stable.html

Shine, Richard, and Eric Charnov. "Patterns of Survival, Growth, and Maturation in Snakes and Lizards." *American Naturalist* 139, no. 6 (1992): 1257-69.

Tiesler, Vera. "Studying Cranial Vault Modifications in Ancient Moamerica." *Journal of Anthropological Sciences* 90 (2012): 33-58.

Trinkaus, Erik. "Artificial Cranial Deformation in the Shanidar 1 and 5 Neandertals." *Current Anthropology* 23, no. 2 (1982): 198-99.

第3章　骨头断了

Amstutz, Harlan, Eric Johnson, Gerald Finerman, Roy Meals, John Moreland, William Kim, and Marshall Urist. "New Advances in Bone Research." *Western Journal of Medicine* 141, no. 1 (1984): 71-87.

Court-Brown, Charles, James Heckman, Margaret McQueen, William Ricci, Paul Tornetta III, and Michael McKee, eds. *Rockwood and Green's Fractures in Adults*. 8th ed. Philadelphia: Lippincott Williams &

Wilkins/Wolters Kluwer Health, 2015.

Flynn, John, David Skaggs, and Peter Waters, eds. *Rockwood and Wilkins' Fractures in Children*. 8th ed. Philadelphia: Lippincott Williams & Wilkins/Wolters Kluwer Health, 2015.

Jones, Robert. "An Orthopaedic View of the Treatment of Fractures." In *Classics of Orthopaedics*, 348-60. Edited by Edgar Bick. Philadelphia: Lippincott, 1976.

Miller, Timothy, and Christopher Kaeding, eds. *Stress Fractures in Athletes: Diagnosis and Management*. Cham, Switzerland: Springer, 2014.

Peltier, Leonard. *Fractures. A History and Iconography of Their Treatment*. San Francisco: Norman Publishing, 1990.

Thomas, Hugh. "Diseases of the Hip, Knee and Ankle Joint with Their Deformities Treated by a New and Efficient Method." In *Classics of Orthopaedics*, 469-74. Edited by Edgar Bick. Philadelphia: Lippincott, 1976.

第4章　骨头的其他故障，以及找谁帮忙

"Abaloparatide (Tymlos) for Postmenopausal Osteoporosis." *The Medical Letter on Drugs and Therapeutics* 59, issue 1523 (2017): 97-98.

Aegeter, Ernest, and John Kirkpatrick Jr. *Orthopedic Diseases: Physiology, Pathology, Radiology*. Philadelphia: W. B. Saunders, 1975.

Blount, Walter, and George Clarke. "Control of Bone Growth by Epiphyseal Stapling. A Preliminary Report." *Journal of Bone and Joint Surgery* 31A, no. 3 (1949): 464-78.

Doherty, Alison, Cameron Ghalambor, and Seth Donahue. "Evolutionary Physiology of Bone: Bone Metabolism in Changing Environments." *Physiology* 30, no. 1 (2015): 17-29.

Doherty, Alison, Danielle Roteliuk, Sara Gookin, Ashley McGrew, Carolyn Broccardo, Keith Condon, Jessica Prenni, et al. "Exploring the Bone Proteome to Help Explain Altered Bone Remodeling and Preservation of Bone Architecture and Strength in Hibernating Marmots." *Physiological and Biochemical Zoology* 89, no.5 (2016): 364-76.

Everett, E. T. "Fluoride's Effects on the Formation of Teeth and Bones, and the Influence of Genetics." *Journal of Dental Research* 90, no.

5 (2011): 552-60.

Freese, Barbara. *Coal: A Human History*. New York: Perseus, 2003.

Hillier S., H. Inskip, D. Coggon, and C. Cooper. "Water Fluoridation and Osteoporotic Fracture." *Community Dental Health*, Supplement 2 (1996): 63-68.

Kanavel, Allen. *Infections of the Hand. A Guide to the Surgical Treatment of Acute and Chronic Suppurative Processes in the Fingers, Hand, and Forearm*. Philadelphia: Lea and Febiger, 1912.

Kohlstadt, Ingrid, and Kenneth Cintron, eds. *Metabolic Therapies in Orthopedics*. 2nd ed. Boca Raton, FL: CRC Press, an imprint of Taylor and Francis Group, 2019.

McGee-Lawrence, Meghan, Patricia Buckendahl, Caren Carpenter, Kim Henriksen, Michael Vaughan, and Seth Donahue. "Suppressed Bone Remodeling in Black Bears Conserves Energy and Bone Mass during Hibernation." *Journal of Experimental Biology* 218 (2015): 2067-74.

Meals, Roy. *The Hand Owner's Manual. A Hand Surgeon's Thirty-Year Collection of Important Information and Fascinating Facts*. College Station, TX: Virtualbook worm.com, 2008.

Meals, Roy, and Scott Mitchell. *One Hundred Orthopedic Conditions Every Doctor Should Understand*. 2nd ed. St. Louis, MO: Quality Medical Publishing, 2006.

Møller, P. Flemming, and Sk V. Gudjonsson. "Massive Fluorosis of Bones and Ligaments." *Acta Radiologica* 13, no. 3-4 (1932): 269-94.

Olson, Steven, and Farshi Guilak, eds. *Post-traumatic Arthritis: Pathogenesis, Diagnosis and Management*. New York: Springer, 2015.

Pandya, Nirav, Keith Baldwin, Atul Kamath, Dennis Wenger, and Harish Hosalkar. "Unexplained Fractures: Child Abuse or Bone Disease? A Systematic Review." *Clinical Orthopaedics and Related Research* 469, no. 3 (2011): 805-12.

Paschos, Nikolaos, and George Bentley, eds. *General Orthopaedics and Basic Science*. Cham, Switzerland: Springer, 2019.

Petrone, Pierpaolo, Michele Giordano, Stefano Giustino, and Fabio Guarino. "Enduring Fluoride Health Hazard for the Vesuvius Area Population: The Case of AD 79 Herculaneum." *PLoS One* (June 16, 2011).

https://doi.org/10.1371/journal.pone.0021085

Phipps, Kathy, Eric Orwoll, Jill Mason, and Jane Cauley. "Community Water Fluoridation, Bone Mineral Density, and Fractures: Prospective Study of Effects in Older Women." *British Medical Journal* 321, no. 7255 (2000): 860-64.

Picci, Piero, Marco Manfrini, Nicola Fabbi, Marco Gammbarotti, and Daniel Vanel, eds. *Atlas of Musculoskeletal Tumors and Tumorlike Lesions: The Rizolli Case Archive.* Cham, Switzerland: Springer, 2015.

Prada, Diddier, Elena Colicino, Antonella Zanobetti, Joel Schwartz, Nicholas Dagincourt, Shona Fang, Itai Kloog, et al. "Association of Air Particulate Pollution with Bone Loss over Time and Bone Fracture Risk: Analysis of Data from Two Independent Studies." *Lancet Planetary Health* 1, no. 8 (2017): PE 337-E347.

Rozbruch, Robert, and Reggie Hamdy, eds. *Limb Lengthening and Reconstruction Surgery Case Atlas.* Cham, Switzerland: Springer, 2015.

Shapiro, Frederic. *Pediatric Orthopedic Deformities. Volume 1, Pathobiology and Treatment of Dysplasias, Physeal Fractures, Length Discrepancies, and Epiphyseal and Joint Disorders.* Cham, Switzerland: Springer, 2015.

Staheli, Lynn. *Fundamentals of Pediatric Orthopedics.* Philadelphia: Wolters Kluwer, 2016.

Taylor, Robert Tunstall. *Orthopaedic Surgery for Students and General Practitioners: Preliminary Considerations and Diseases of the Spine; 114 Original Illustrations.* Baltimore: Williams & Wilkins, 1907.

Whitney, William. Bulletin of the Warren Anatomical Museum, no. 1, *Pathological Anatomy, Bones, Joints, Synovial Membranes, Tendons.* Boston: Harvard Medical School, 1910.

Wojda, Samantha, Richard Gridley, Meghan McGee-Lawrence, Thomas Drummer, Ann Hess, Franziska Kohl, Brian Barnes, and Seth Donahue. "Arctic Ground Squirrels Limit Bone Loss during the Prolonged Physical Inactivity Associated with Hibernation." *Physiological and Biochemical Zoology* 89, no. 1(2016): 72-80.

第 5 章　历代骨科手术

Andry, Nicholas. *Orthopédie.* Paris: La Veuve Alix, 1741.

"A. T. Still: A Profile of the Founder of Osteopathy." Accessed September 25, 2019. https://web.archive.org/web/20120426232748/http://www.osteohome.com/Sub Pages/Still.html

Chambers, Caitlin, Stephanie Ihnow, Emily Monroe, and Linda Suleiman. "Women in Orthopaedic Surgery: Population Trends in Trainees and Practicing Surgeons." *Journal of Bone and Joint Surgery, American* 100, no. 17 (2018): e116.

Duncan, Gregory, and Roy Meals. "One Hundred Years of Automobile- Induced Orthopaedic Injuries." *Orthopedics* 18, no. 2 (1995): 165-70.

Dydra, Laura. "8 Orthopedic Surgeons Who Are Famous Outside of Orthopedics." Accessed October 3, 2019. https://www.beckersspine.com/spine-lists/item/24430-8-orthopedic-surgeons-who-are-famous-outside-of-orthopedics

Freedman, Eric, Marc Safran, and Roy Meals. "Automobile Air Bag-related Upper Extremity Injuries. A Report of Three Cases." *Journal of Trauma* 38, no. 4 (1995):577-81.

Harness, Neil, and Roy Meals. "The History of Fracture Fixation of the Hand and Wrist." *Clinical Orthopaedics and Related Research* 445 (2006): 19-29.

Jones, Robert. "An Orthopaedic View of the Treatment of Fractures." *Clinical Orthopaedics and Related Research* 75 (March-April 1971): 4-16.

LeVay, David. *The History of Orthopaedics.* Carnforth, UK: Parthenon, 1990.

Lyons, Albert, and R. Joseph Petrucelli II. *Medicine. An Illustrated History.* New York: Harry N. Abrams, 1978.

Manjo, Guido. *The Healing Hand: Man and Wound in the Ancient World.* Cambridge, MA: Harvard University Press, 1975.

Meals, Clifton, and Roy Meals. "Hand Fractures: A Review of Current Treatment Strategies." *Journal of Hand Surgery, American* 38, no. 5 (2013): 1021-31.

Meals, Roy. "Surgical Teaching vs. Surgical Learning." *Loyola Uni-*

versity Orthopaedic Journal 2 (1993): 35-38.

Meals, Roy. "Teaching Clinical Judgement. Teaching the Choice of Surgical Procedures in the Treatment of Arthritis of the Hip." *British Journal of Medical Education* 7, no. 2 (1973): 100-102.

Meals, Roy, and Christof Meuli. "Carpenter's Nails, Phonograph Needles, Piano Wire and Safety Pins: The History of Operative Fixation of Metacarpal and Phalangeal Fractures." *Journal of Hand Surgery, American* 10, no. 1 (1985): 144-50.

Meals, Roy, and Hugh Watts. "Clinicians Teaching Orthopaedics: Effective Strategies." *Instructional Course Lectures* 47 (1997): 583-94.

Melchior, Julie, and Roy Meals. "The Journal Club and Its Role in Hand Surgery Education." *Journal of Hand Surgery, American* 23: no. 6 (1998): 972-76.

Paré, Ambroise. *The Apoligie and Treatise of Ambroise Paré Containing the Voyages Made into Divers Places with Many of His Writings Upon Surgery.* Edited by Geoffrey Keynes. New York: Dover Publications, 1968.

Peltier, Leonard. *Orthopedics. A History and Iconography.* San Francisco: Norman Publishing, 1993.

Singer, Charles. "Galen's Elementary Course on Bones." *Proceedings of the Royal Society of Medicine* 45, no. 11 (1952): 767-76.

Smith, G. Elliot. "The Most Ancient Splints." *British Medical Journal* 1, no. 2465 (March 28, 1908): 732-34.

Thomas, Hugh. *Diseases of the Hip, Knee and Ankle Joint with Their Deformities Treated by a New and Efficient Method.* 3rd ed. London: H. K. Lewis, 1878.

Yang, Paul, and Roy Meals. "How to Establish an Interactive eConference and eJournal Club." *Journal of Hand Surgery, American* 39, no. 1 (2014): 129-33.

第 6 章　骨科学巨人

American Academy of Orthopaedic Surgeons. "Arresting Development. Paul Harrington, MD." Accessed December 1, 2019. http://www.aaos75.org/stories/physician_story.htm?id=8

Bagnoli, Gianfanco. *The Ilizarov Method.* Philadelphia: B. C. Decker, 1990.

Born, Christopher, Tyler Pidgeon, and Gilbert Taglang. "75 Years of Contemporary Intramedullary Nailing." *Journal of Orthopaedic Trauma* 28, Supplement 8(2014): S1-S2.

Brand, Richard. "Marshall R. Urist, 1914-2001." *Clinical Orthopaedics and Related Research* 467, no. 12 (2009): 3049-50.

Charnley, John. "Arthroplasty of the Hip: A New Operation." In *Classics of Orthopaedics*, 447-51. Edited by Edgar Bick. Philadelphia: Lippincott, 1976.

Charnley, John. *Low Friction Arthroplasty of the Hip: Theory and Practice.* Berlin: Springer-Verlag, 1979.

Douglas, Martin. "Dr. Jacquelin Perry, Surgeon Who Aided Polio Victims, Dies at 94." *New York Times.* Accessed September 23, 2019. https://www.nytimes.com/2013/03/24/health/dr-jacquelin-perry-who-aided-polio-victims-dies-at-94.html

Elliot, Carol, and Joan Headley. "Paul Randall Harrington, MD." Polio Place. Accessed September 24, 2019. https://www.polioplace.org/people/paul-r-harrington-md

Festino, Jennifer. "Giants in Orthopaedic Surgery: Jacquelin Perry MD, DSc (Hon)." *Clinical Orthopaedics and Related Research* 472, no. 3 (2014): 796-801.

Finerman, Gerald. "Marshall R. Urist, MD, 1914-2001." *Journal of Bone and Joint Surgery, American* 83, no. 10 (2001): 1611.

Huggins, Charles. "The Formation of Bone under the Influence of Epithelium of the Urinary Tract." *Archives of Surgery,* 22, no. 3 (1931): 377-408.

Ilizarov, Svetlana. "The Ilizarov Method: History and Scope." In *Limb Lengthening and Reconstructive Surgery.* Edited by S. Robert Rozbruch and Svetlana Ilizarov. Boca Raton: CRC Press, 2007.

Jackson, John: "Father of the Modern Hip Replacement: Professor Sir John Charnley (1911-82)." *Journal of Medical Biography* 19, no. 4 (2011): 151-56.

Jackson, Robert. "A History of Arthroscopy." *Arthroscopy* 26, no.

1 (2010): 91-103.

Lindholm, Ralf. *The Bone- Nailing Surgeon G. B. G. Kuentscher and the Finns*. Oulu, Finland: University of Oulu, 1982.

Özyener, Fadil. "Gait Analysis: Normal and Pathological Function." *Journal of Sports Science and Medicine* 9, no. 2 (2010): 353.

Peltier, Leonard. *Orthopedics. A History and Iconography*. San Francisco: Norman Publishing, 1993.

Perry, Jacquelin. *Gait Analysis. Normal and Pathological Function*. Thorofare NJ:SLACK, 1992.

Reynolds L. A., and E. M. Tansey, eds. "Early Development of Total Hip Replacement." *Wellcome Witnesses to Twentieth Century Medicine*, 29 (2007): 1-167.

Ridlon, John, Hugh Thomas, and Robert Jones. *Lectures on Orthopedic Surgery*. Philadelphia: E. Stern, 1899.

Saxon, Wolfgang. "Dr. Marshall Raymond Urist, 85; Identified Bone-Mending Protein." *New York Times*. Accessed September 24, 2019. https://www. nytimes. com/2001/02/12/us/dr-marshall-raymond-urist-85-identified-bone-mending-protein.html

"Spines of Steel." *Time* 76, no. 20 (1960): 56.

Watts, Geoff. "Jacquelin Perry." *Lancet* 381, no. 9876 (2013): 1454.

Whitman, Royal. *A Treatise on Orthopedic Surgery*. Philadelphia: Lea Brothers, 1903.

第7章　骨科学创新

Ackman, J., H. Altiok, A. Flanagan, M. Peer, A. Graf, J. Krzak, S. Hassani, et al. "Long-Term Follow-Up of Van Nes Rotationplasty in Patients with Congenital Proximal Focal Femoral Deficiency." *Bone and Joint Journal* 95B, no. 2 (2013):192-98.

Bong, Matthew, Kenneth Koval, and Kenneth Egol. "The History of Intramedullary Nailing." *Bulletin of the NYU Hospital for Joint Diseases* 64, no. 3-4 (2006):94-97.

Çkmak, Mehmet, Cengiz Şen, Levent Erlap Halik Balci, and Melih Civan. *Basic Techniques for Extremity Reconstruction: External Fixator Applications According to Ilizarov Principles*. Cham, Switzerland: Springer,

2018.

Dahman, Yaser. *Biomaterials Science and Technology: Fundamentals and Developments*. Boca Raton, FL: CRC Press, 2019.

Degryse, Patrick, David De Muynk, Steve Delporte, Sara Boyen, Laure Jadoul, Joan De Winne, Tatiana Ivaneanu, and Frank Vanhaecke. "Strontium Isotope Analysis as an Experimental Auxiliary Technique in Forensic Identification of Human Remains." *Analytical Methods* 4, no. 9 (2012): 2674-79.

Hung, Ben, Bilal Naved, Ethan Nyberg, Miguel Dias, Christina Holmes, Jennifer Elisseeff, Amir Dorafshar, and Warren Grayson. "Three-Dimensional Printing of Bone Extracellular Matrix for Craniofacial Regeneration." *ACS Biomaterials Science & Engineering* 2, no. 10 (2016): 1806-16.

Li, Bingyun, and Thomas Webster: *Orthopedic Biomaterials: Advances and Applications*. Cham, Switzerland: Springer, 2017.

Meals, Roy. "Thumb Reconstruction Following Major Loss. A Review of Treatment Alternatives." *Journal of Trauma* 28, no. 6 (1988): 746-50.

National Heart, Lung, and Blood Institute. "Bone Marrow Transplantation." Accessed September 24, 2019. https://medlineplus.gov/bonemarrowtransplantation.html

Petersen, Traci. "Facts about Strontium." Live Science. Accessed September 24, 2019. https://www.livescience.com/34522-strontium.html

Schoch, Bradley, Michael Hast, Samir Mehta, and Surena Namdari. "Not All Polyaxial Locking Screw Technologies Are Created Equal: A Systematic Review of the Literature." *Journal of Bone and Joint Surgery Reviews* 6, no. 1(2018): e6.

Wendell, Emely. "Why Strontium Is Not Advised for Bone Health." American Bone Health. Accessed December 1, 2019. https://americanbonehealth. org/medications-bone-health/why-strontium-is-not-advised-for-bone-health/

Wheeless, Cliford III. "Stress Shielding from Femoral Components." Accessed September 24, 2019. http://www. wheelessonline. com/ortho/stress_shielding_from_femoral_components

Wilson, June, and Larry Hench, eds. *Clinical Performance of Skeletal Prostheses*. Boca Raton, FL: Chapman and Hall, 1996.

第 8 章　骨的成像

"Airport X Ray Scanners." Accessed September 22, 2019. https://www.radiation answers.org/radiation-blog/airport_xray_scanners.html

Armstrong, April, and Mark Hubbard. *Essentials of Musculoskeletal Care*. Enhanced 5th ed. Burlington, MA: American Academy of Orthopaedic Surgeons, 2018.

Bradley, William. "History of Medical Imaging." *Proceedings of the American Philosophical Society* 152, no. 3 (2008): 349-61.

Chandra, Ramesh, and Arman Rahmin. *Nuclear Medicine Physics. The Basics*. 8th ed. Philadelphia: Lippincott Williams & Wilkins, 2017.

Cheselden, William. *Osteographia, or the Anatomy of the Bones*. London: W Bowyer, 1733.

Cope, Zachary. *William Cheselden 1688-1752*. Edinburgh: E & S Livingstone, 1953.

DeLint, J. G. *Atlas of the History of Medicine*. New York: Hoeber, 1926.

Elgazzar, Abdelhamid. *Orthopedic Nuclear Medicine*. 2nd ed. Berlin: Springer Verlag, 2004.

Glazar, Ed. "How Many Bones Did Evel Knievel Break?" Magic Valley. Accessed October 3, 2019. https://magicvalley.com/news/local/how-many-bones-did-evel-knievel-break/article_a64def32-2d63-11e4-bfc7-0019bb2963f4.html

Greenspan, Adam. *Orthopedic Imaging: A Practical Approach*. 6th ed. Philadelphia: Wolters Kluwer, 2015.

Helms, Clyde. *Fundamentals of Skeletal Radiology*. 5th ed. Amsterdam: Elsevier, 2019.

Illés, Tamás, and Szabolcs Somoskeöy. "The EOS™ Imaging System and Its Uses in Daily Orthopaedic Practice." *International Orthopaedics* 36, no. 7 (2012): 1325-31.

Lin- Watson, TerriAnn. *Radiographic Pathology*. 2nd ed. Philadelphia: Lippincott Williams & Wilkins: 2014.

Love, Charito, Anabella Din, Maria Tomas, Tomy Kalapparambath, and Christopher Palestro. "Radionuclide Bone Imaging: An Illustrative Review." *Radiographics* 23, no. 2 (2003): 341-58.

Malakhova, Olga. "Nikolay Ivanovich Pirogoff (1810-1881)." *Clinical Anatomy* 17,no. 5 (2004): 369-72.

Meals, Roy, and J. Michael Kabo. "Computerized Anatomy Instruction." *Clinics in Plastic Surgery* 13, no. 3 (1986): 379-88.

Meals, Roy, and Leanne Seeger. *An Atlas of Forearm and Hand Cross-sectional Anatomy with Computed Tomography and Resonance Imaging Correlation.* London: Martin Dunitz, 1991.

Neher, Allister. "The Truth about Our Bones: William Cheselden's *Osteographia.*" *Medical History* 54, no. 4 (2010): 517-28.

Peterson, Jeffrey. *Berquist's Musculoskeletal Imaging Companion.* 3rd ed. Phladelphia: Lippincott Williams & Wilkins, 2017.

Pirogov, Nikolai. *An Illustrated Topographic Anatomy of Saw Cuts Made in Three Dimensions across the Frozen Human Body (Atlas, Part 4)* (*Anatome topographica: sectionibus per corpus humanum congelatum: triplici directione ductis illustrata*). St. Petersburg: Typis Jacobi Trey, 1852-1859.

"Radiation Doses in X- Ray and CT Exams." Accessed October 1, 2019. https://www.radiologyinfo.org/en/pdf/safety-xray.pdf

"Radiation Risk from Medical Imaging." Accessed October 1, 2019. https://www. health. harvard. edu/cancer/radiation-risk-from-medical-imaging

Rifkin, Benjamin, Michael Ackerman, and Judith Folkenberg. *Human Anatomy: Depicting the Body from the Renaissance to Today.* London: Thames and Hudson, 2006.

Rötgen, William. "Ueber eine neue Art von Strahlen. (On a New Kind of Rays.)" In *Classics of Orthopaedics.* Edited by Edgar Bick, 278-84. Philadelphia: Lippincott, 1976.

"Safety for Security Screening Using Devices That Expose Individuals to Ionizing Radiation." Accessed September 25, 2019. http://hps.org/publicinformation/ate/faqs/backscatterfaq .html

Sanders, Mark. "Historical Perspective: William Cheselden: Anatomist, Surgeon, and Medical Illustrator." *Spine* 24, no. 21 (1999): 2282-89.

Schultz, Kathryn, and Jennifer Wolf. "Emerging Technologies in Osteoporosis Diagnosis." *Journal of Hand Surgery, American* 44, no. 3

(2019): 240-43.

Shin, Eon, and Roy Meals. "The Historical Importance of the Hand in Advancing the Study of Human Anatomy." *Journal of Hand Surgery, American* 30, no. 2(2005): 209-21.

Tehranzadeh, Jamshid. *Basic Musculoskeletal Imaging*. New York: McGraw-Hill Education, 2013.

Thomas, K. Bryn. "The Great Anatomical Atlases." *Proceedings of the Royal Society of Medicine* 67, no. 3 (1974): 223-32.

Webb, W. Richard, William Brant, and Nancy Major. *Fundamentals of Body CT*. 5th ed. Philadelphia: Elsevier, 2019.

Woodward, Paula. *Imaging Anatomy Ultrasound*. 2nd ed. Philadelphia: Elsevier, 2018.

Xing, Lida, Michael Caldwell, Rui Chen, Randall Nydam, Alessandro Palci, Tiago Simoes, and Ryan McLellar. "A Mid-Cretaceous Embryonic-to-Neonate Snake in Amber from Myanmar." *Science Advances* 4, no. 7 (2018): eaat5042.

第 9 章 隐蔽骨头的未来

Antoniac, Julian, ed. *Bioceramics and Biocomposites: From Research to Clinical Practice*. Hoboken: John Wiley and Sons, 2019.

Ding, Zhen, Chao Yuan, Xirui Peng, Tiejun Wang, Jerry Qu, and Martin Dunn. "Direct 4D Printing via Active Composite Materials." *Science Advances* 3, no. 4(2017): e1602890.

Inimuddin, Abdullah Asiri, and Ali Mohammad, eds. *Applications of Nanocomposite Materials in Orthopedics*. Duxford, UK: Woodhead Printing, 2019.

Kang, Hyun-Wook, Sang Jin Lee, In Kap Ko, Carlow Kengla, James Yoo, and Anthony Atala. "A 3D Bioprinting System to Produce Human-Scale Tissue Constructs with Structural Integrity." *Nature Biotechnology* 34, no. 3 (2016): 312-19.

Li, Bingyun, and Thomas Webster, eds. *Orthopedic Biomaterials: Progress in Biology, Manufacturing, and Industry Perspectives*. Cham, Switzerland: Springer, 2018.

Liu, Huinan, ed. *Nanocomposites for Musculoskeletal Tissue Re-*

generation. Duxford, UK: Woodhead Publishing, 2016.

Maniruzzaman, Mohammed, ed. *3D and 4D Printing in Biomedical Applications: Process Engineering and Additive Manufacturing*. Weinheim, Germany: Wiley-VCH, 2019.

Meals, Roy. "A Vision of Hand Surgery over the Next 25 Years." *Journal of Hand Surgery, American* 26, no. 1 (2001): 3-7.

Scudera, Giles, and Alfred Tria, eds. *Minimally Invasive Surgery in Orthopedics*. 2nd ed. Berlin: Springer Verlag, 2019.

Zheng, Guoyan, Wei Tian, and Xiahai Zhuang, eds. *Intelligent Orthopaedics: Artificial Intelligence and Smart Image-Guided Technology for Orthopaedics*. Singapore: Springer, 2018.

第 10 章　只留下骨头

Arnaud, G., S. Arnaud, A. Ascenzia, E. Bonucci, and G. Graziani. "On the Problem of Preservation of Human Bone in Sea-Water." *Journal of Human Evolution* 7, no.5 (1978): 409-14.

Bennike, Pia. "The Early Neolithic Danish Bog Finds: A Strange Group of People!" In *Bog Bodies, Sacred Sites and Wetland Archaeology*, 27-32. Edited by Bryony Coles, John Coles, and Mogens Jorgensen. Exeter, UK: University of Exeter, 1999.

Briggs, C. S. "Did They Fall or Were They Pushed? Some Unresolved Questions about Bog Bodies." In *Bog Bodies: New Discoveries and New Perspectives*, 168-82. Edited by R. C. Turner and R. G. Scaife. London: British Museum Press, 1995.

Callaway, Ewen. "Skeleton Plundered from Mexican Cave Was One of the Americas' Oldest." *Nature* 549, no. 7670 (2017): 14-15.

Capasso, Luigi. "Herculaneum Victims of the Volcanic Eruptions of Vesuvius in 79 AD." *Lancet* 356, no. 9238 (2000): 1344-46.

Chamberlain, Andrew, and Michael Pearson. *Earthly Remains, The History and Science of Preserved Human Bodies*. London: British Museum Press, 2001.

Chatters, James, Douglas Kennett, Yemane Asmerom, Brian Kemp, Victor Polyak, Alberto Blank, Patricia Beddows, et al. "Late Pleistocene Human Skeleton and mtDNA Link Paleoamericans and Modern Native

Americans." *Science* 344, no.6185 (2014): 750-54.

Fischer, Christian. "Bog Bodies of Denmark and North- West Europe." In *Mummies, Disease & Ancient Cultures*, 237-62. 2nd ed. Edited by Aidan Cockburn, Eve Cockburn, and Theodore Reyman. Cambridge, UK: Cambridge University Press, 1998.

Hodges, Glen. "Most Complete Ice Age Skeleton Helps Solve Mystery of First Americans." *National Geographic*. Accessed September 22, 2019. https://www.nationalgeographic.com/news/2014/5/140515-skeleton-ice-age-mexico-cave-hoyo-negro-archaeology/

Kappelman, John, Richard Ketcham, Stephen Pearce, Lawrence Todd, Wiley Akins, Matthew Colbert, Mulugeta Feseha, Jessica Maisano, and Adrienne Witzel. "Perimortem Fractures in Lucy Suggest Mortality from Fall Out of Tree." *Nature* 537,no. 7621 (2016): 503-507.

Lahr, M. Mirazon, F. Rivera, R. Power, A. Mounier, B. Copsey, F. Crivellaro, et al. "Inter-Group Violence among Early Holocene Hunter-Gatherers of West Turkana, Kenya." *Nature* 529, no. 7586 (2016): 394-98.

Lanham, Url. *The Bone Hunters: The Heroic Age of Paleontology in the American West*. Mineola, NY: Dover, 2011.

LePage, Michael. "Bird Caught in Amber 100 Million Years Ago Is Best Ever Found." New Scientist. Accessed September 22, 2019. https://www.newscientist.com/article/2133981-bird-caught-in-amber-100-million-years-ago-is-best-ever-found/

Levine, Joshua. "Europe's Famed Bog Bodies Are Starting to Reveal Their Secrets." *Smithsonian Magazine*. Accessed September 22, 2019. https://www. smithsonianmag. com/science-nature/europe-bog-bodies-reveal-secrets-180962770/

Lyman, R. Lee. *Vertebrate Taphonomy*. Cambridge, UK: Cambridge University Press, 1994.

Mastrolorenzo, Guiseppe, Pier Petrone, Mario Pagano, Alberto Incoronato, Peter Baxter, Antonio Canzanella, and Luciano Fattore. "Herculaneum Victims of Vesuvius in AD 79." *Nature* 410 (2001): 769-70.

Petrone, Pierpaolo, Piero Pucci, Alessandro Vergara, Angela Amoresano, Leila Birolo, Francesca Pane, Francesco Sirano, et al. "A Hypothesis of Sudden Body Fluid Vaporization in the 79 AD Victims of Vesuvius."

PLoS One 13, no. 9 (2018):e0203210, 1-27.

Pickering, Travis, and Kristian Carlson. "Baboon Taphonomy and Its Relevance to the Investigation of Large Felid Involvement in Human Forensic Cases." *Forensic Science International* 11, no. 1 (2004): 37-44.

Raymunt, Monica. "Down on the Body Farm: Inside the Dirty World of Forensic Science." *The Atlantic*. Accessed September 22, 2019. https://www.theatlantic.com/technology/archive/2010/12/down-on-the-body-farm-inside-the-dirty-world-of-forensic-science/67241/

Ritche, Carson. *Bone and Horn Carving, A Pictorial History*. South Brunswick, NJ: A. S. Barnes, 1975.

Roberts, David. *Limits of the Known*. New York: W. W. Norton, 2018.

Sarvesvaran, R., and Bernard Knight. "The Examination of Skeletal Remains." *Malaysian Journal of Pathology* 16, no. 2 (1994): 117-26.

Sherratt, Emma, Maria Castaneda, Russell Garwood, D. Luke Mahler, Thomas Sanger, Anthony Herrel, Kevin de Queiroz, and Jonathan Losos. "Amber Fossils Demonstrate Deep-Time Stability of Caribbean Lizard Communities." *Proceedings of the National Academy of Sciences USA* 112, no. 32 (2015): 9961-66.

University of Heidelberg. "Human Bones in South Mexico: Stalagmite Reveals Their Age as 13,000 Years Old: Researchers Date Prehistoric Skeleton Found in Cave in Yucatán." Science Daily. Accessed September 22, 2019. https://www.sciencedaily.com/releases/2017/08/170831131259.htm

Wilford, John. "Mammal Bones Found in Amber for First Time." *New York Times*. Accessed September 22, 2019. https://www.nytimes.com/1996/04/16/science/mammal-bones-found-in-amber-for-first-time.html

Xing, Lida, Michael Caldwell, Rui Chen, Randall Nydam, Alessandro Palci, Tiago Simoes, Ryan McKellar, et al. "A mid-Cretaceous Embryonic-to-Neonate Snake in Amber from Myanmar." *Science Advances* 4, no. 7 (2018): eaat 5042, 1-8.

Xing, Lida, Edward Stanley, Bai Ming, and David Blackburn. "The Earliest Direct Evidence of Frogs in Wet Tropical Forests from Cretaceous Burmese Amber." *Scientific Reports* 8, no. 8770 (2018): 1-8.

第 11 章　敬畏骨头

Brenner, Erich. "Human Body Preservation— Old and New Techniques." *Journal of Anatomy* 2014, no. 3 (2014): 316-44.

Chinese Buddhist Encyclopedia. "The Practices and Rituals of Tibetan Kapala Skull Caps." Accessed September 22, 2019. http://www.chinabuddhismencyclopedia. com/en/index. php? title=The_practices_and_rituals_of_Tibetan_Kapala_skull_caps

Chou, Hung-Hsiang. *Oracle Bone Collections in the United States.* Berkeley: University of California Press, 1976.

clutterbuck12. "Wesley Figures See the Light! " Accessed September 22, 2019. https://rylandscollections.wordpress.com/2014/10/13/wesley-figures-see-the-light/

Dean, Carolina. "Traditional Bone Reading with Chicken Bones." Carolina Conjure. Accessed September 22, 2019. https://www.carolinaconjure.com/traditional-bone-reading.html

Dhwty. "The Origins of Voodoo, the Misunderstood Religion." Ancient Origins. Accessed September 22, 2019. https://www.ancient-origins.net/history-ancient-traditions/origins-voodoo-misunderstood-religion-002933

Dibble, Harold, Vera Aldeias, Paul Goldberg, Shannon McPherron, Dennis Sandgathe, and Teresa Steele. "A Critical Look at Evidence from La Chapelle-aux-Saints Supporting an Intentional Neanderthal Burial." *Journal of Archaeological Science* 53, no. 1 (2015): 649-57.

Doughty, Caitlin. *From Here to Eternity. Traveling the World to Find a Good Death.* New York: W. W. Norton, 2017.

entheology.org. "The Taino World." Accessed September 22, 2019. http://www.entheology.org/edoto/anmviewer.asp?a=140

Ferlisi, Ani. "Bone Deep with Meaning: History and Symbolism of the Calvera." Accessed September 22, 2019. https://blog.alexandani.com/history-and-symbolism-of-the-calavera/

Gaudette, Emily. "What Is the Day of the Dead? How to Celebrate Dia de los Muertos without Being Offensive." *Newsweek.* Accessed September 22, 2019. https://www. newsweek. com/day-dead-dia-de-los-muertos-sugar-skulls-696811

Handa, O. C. *Buddhist Monasteries of Himachal*. New Delhi: Indus Publishing Company, 2005.

Hessler, Peter. *Oracle Bones: A Journey between China's Past and Present*. New York: HarperCollins, 2006.

Hunt, Katie. "Hanging Coffins: China's Mysterious Sky Graveyards." CNN. Accessed September 22, 2019. https://www.cnn.com/travel/article/china-hanging-coffins/index.html

Johnston, Franklin. *The Lost Field Notes of Franklin R. Johnston's Life and Work Among the American Indians*. St. Louis: First Glance Books, 1997.

Koudounaris, Paul. *The Empire of Death. A Cultural History of Ossuaries and Charnel Houses*. London: Thames and Hudson, 2011.

Koudounaris, Paul. *Heavenly Bodies. Cult Treasures and Spectacular Saints from the Catacombs*. London: Thames and Hudson, 2013.

Koudounaris, Paul. *Memento Mori. The Dead among Us*. London: Thames and Hudson, 2015.

Lasseteria. "Pointing the Bone." Accessed September 22, 2019. http://www.lasseteria.com/CYCLOPEDIA/215.htm

Lieberman, Philip. *Uniquely Human: The Evolution of Speech, Thought, and Selfless Behavior*. Cambridge, MA: Harvard University Press, 1991.

Lipke, Ian. "Curses and Cures: Superstitions." Unusual Historicals. Accessed September 22, 2019. http://unusualhistoricals. blogspot.com/2014/11/curses-and-cures-superstitions.html

Loseries-Leick, Andrea. *Tibetan Mahayoga Tantra: An Ethno-Historical Study of Skulls, Bones, and Relics*. Dehli: B. R. Publishing, 2008.

Madison, Paige. "Who First Buried the Dead?" Aeon. Accessed September 22, 2019. https://aeon. co/essays/why-we-should-bury-the-idea-that-human-rituals-are-unique

Metropolitan Museum of Art. "Rkangling." Accessed September 22, 2019. https://www. metmuseum. org/art/collection/search/505032?&searchField=All&sortBy=Relevance&ft=bone+trumpet&offset=0&rpp=80&pos=24

Murphy, Eileen, ed. *Deviant Burial in the Archaeological Record*.

Oxford, UK: Oxbow Press, 2008.

mysafetysign.com. "History of the Skull & Crossbones and Poison Symbol." Accessed September 22, 2019. https://www.mysafetysign.com/poison-symbol-history

NaNations. "Tree and Scaffold Burial." Accessed September 22, 2019. http://www.nanations.com/burialcustoms/scaffold_burial.htm

Romey, Kristin. "Ancient Shark Fishermen Found Buried with Extra Limbs." *National Geographic*. Accessed September 22, 2019. https://www.nationalgeographic.com/news/2018/04/peru-viru-ancient-shark-fishermen-archaeology/

Shafik, Vervat, Ashraf Selim, Isam Seikh, and Zahi Hawass. "Computed Tomography of King Tut-Ankh-Amen." The Ambassadors. Accessed September 22, 2019. https://ambassadors. net/archives/issue23/selectedstudy3.htm

Spiegel. "Roll Over Dracula: 'Vampire Cemetery' Found in Poland." ABC News. Accessed September 22, 2019. https://abcnews.go.com/International/roll-dracula-vampire-cemetery-found-poland/story?id=19739673

Surname Database. "Last Name: Brisbane." Accessed September 22, 2019. http://www.surnamedb.com/Surname/Brisbane

Taino Museum. "Double Vomiting Stick Made of Bone." Accessed September 22, 2019. https://tainomuseum. org/portfolio-view/double-vomiting-stick-made-bone/

Tayanin, Damrong. "Divination by Chicken Bones. A Tradition among the Kammu in Northern Lao People's Democratic Republic." Accessed September 22, 2019. https://person2.sol.lu.se/DamrongTayanin/divination.html

Trimble, Marshall. "An Old Photograph Depicts an Indian Burial Scaffold with a Dead Horse in the Foreground. Was That Normal?" True West. Accessed September 21, 2019. https://truewestmagazine.com/an-old-photograph-depicts-an-indian-burial-scaffold-with-a-dead-horse-in-the-foreground-was-that-normal/

University of Cambridge. "World First as 3,000-Year-Old Chinese Oracle Bones Go 3D." Accessed September 22, 2019. https://www.cam.ac.uk/research/news/world-first-as-3000-year-old-chinese-oracle-bones-go-3d

Vatican. "Catacombs of Rome." Accessed September 22, 2019. http://www. vatican. va/roman_curia/pontifical_commissions/archeo/inglese/documents/rc_com_archeo_doc_20011010_catacroma_en.html

wikipedia.com. "Totenkopf." Accessed September 22, 2019. https://en.wikipedia.org/wiki/Totenkopf

Zimmerman, Fritz. "Native American Burials: Trees and Scaffolds Illustrated." Accessed September 22, 2019. https://americanindianshistory.blogspot.com/2011/07/native-american-burials-trees-and.html

第 12 章　授课之骨

Alden, Andrew. "Potassium-Argon Dating Methods." Accessed September 22,2019. https://www.thoughtco.com/potassium-argon-dating-methods-1440803

Bahn, Paul, ed. *The Archaeology Detectives*. Pleasantville, NY: Reader's Digest, 2001.

Bello, Silvia, Rosalind Wallduck, Simon Parfitt, and Chris Stringer. "An Upper Palaeolithic Engraved Human Bone Associated with Ritualistic Cannibalism." *PLoS One* 12, no. 8 (2017): e0182127, 1-18.

Bryson, Bill. *A Short History of Nearly Everything*. New York: Broadway Books, 2003.

Dirkmaat, Dennis, and Luis L. Cabo. "Forensic Anthropology: Embracing the New Paradigm." In *A Companion to Forensic Anthropology*, 3-40. Edited by Dennis Dirkmaat. Malden, MA: Wiley-Blackwell, 2012.

Gibbons, Ann. "The Human Family's Earliest Ancestors." *Smithsonian Magazine*. Accessed September 23, 2019. https://www.smithsonianmag.com/science-nature/the-human-familys-earliest-ancestors-7372974/

Goodrum, Matthew, and Cora Olson. "The Quest for an Absolute Chronology in Human Prehistory: Anthropologists, Chemists and the Fluorine Dating Method in Paleoanthropology." *British Journal of the History of Science* 42, no. 1 (2009): 95-114.

Gould, Stephen. *The Mismeasure of Man*. New York: W. W. Norton, 1996.

Gresky, Julia, Juliane Haelm, and Lee Clare. "Modified Human Crania from Göbekli Tepe Provide Evidence for a New Form of Neolithic

Skull Cult." *Science Advances* 3, no. 6 (2017): e1700564, 1-10.

Harrison, Simon. "Bones in the Rebel Lady's Boudoir: Ethnology, Race and Trophy-Hunting in the American Civil War." *Journal of Material Culture* 15, no. 4 (2010): 385-401.

Haslam, Michael, ed. *Archaeological Science Under a Microscope. Studies in Ancient Residue and Ancient DNA Analysis in Honour of Thomas H. Loy.* Canberra: ANU Press, 2009.

Henke, Winfried, and Ian Tattersall. *Handbook of Paleoanthropology.* Berlin: Springer-Verlag, 2007.

Hirst, Kris. "Archaeological Dating: Stratigraphy and Seriation." Accessed September 22, 2019. https://www.thoughtco.com/archaeological-dating-stratigraphy-and-seriation-167119

Hirst, Kris. "Midden: An Archaeological Garbage Dump." Accessed September 22, 2019. https://www.thoughtco.com/midden-an-archaeological-garbage-dump-171806

Kappelman, John, Richard Ketcham, Stephen Pearce, Lawrence Todd, Wiley Akins, Matthew Colbert, Mulugeta Feseha, Jessica Maisano, and Adrienne Witzel. "Perimortum Fractures in Lucy Suggest Mortality from Fall Out of a Tree." *Nature* 537, no. 7621 (2016): 503-7.

Kilgrove, Kristina. "Is That Skeleton Gay? The Problem With Projecting Modern Ideas onto the Past." Forbes. Accessed September 23, 2019. https://www. forbes. com/sites/kristinakillgrove/2017/04/08/is-that-skeleton-gay-the-problem-with-projecting-modern-ideas-onto-the-past/#598db1ef30e7

Lanham, Uri. *The Bone Hunters.* New York: Columbia University Press, 1973.

Mays, Simon. *The Archaeology of Human Bones.* 2nd ed. London: Routledge, 2010.

McNish, James. "Carved Bone Reveals Rituals of Prehistoric Cannibals." Natural History Museum. Accessed September 22, 2019. https://www.nhm.ac.uk/discover/news/2017/august/carved-bone-reveals-rituals-of-prehistoric-cannibals.html

Meyer, Christian, Christian Lohr, Detlef Gronenborn, and Kurt Alt. "The Massacre Mass Grave of Schöneck- Kilianstädten Reveals New Insights into Collective Violence in Early Neolithic Central Europe." *Proceedings of the National Academy of Sciences USA* 112, no. 36 (2015): 11217-22.

Price, Michael. "Study Reveals Culprit Behind Piltdown Man, One of Science's Most Famous Hoaxes." Science Magazine. Accessed September 23, 2019. https://www.sciencemag.org/news/2016/08/study-reveals-culprit-behind-piltdown-man-one-science-s-most-famous-hoaxes

Price, T. Douglas, Robert Frei, Ute Brinker, Gundula Lidke, Thomas Terberger, Karin Frei, and Detlef Jantzen. "Multi-Isotope Proviencing of Human Remains from a Bronze Age Battlefield in the Tollense Valley in Northeast Germany." *Archaeological and Anthropological Sciences* 11, no. 1 (2019): 33-49.

Pyne, Lydia. *Seven Skeletons. The Evolution of the World's Most Famous Human Fossils.* New York: Viking, 2016.

Redman, Samuel. *Bone Rooms: From Scientific Racism to Human Prehistory in Museums.* Cambridge, MA: Harvard University Press, 2016.

Richter, Daniel, Rainer Gruen, Renaud Joannes-Boyau, Teresa Steel, Fethi Amani, Mathiew Rue, Paul Fernandes, et al. "The Age of the Hominin Fossils from Jebel Irhoud, Morocco, and the Origins of the Middle Stone Age." *Nature* 546 (2017): 293-96.

Russell, Miles. *The Piltdown Man Hoax. Case Closed.* Stroud, UK: History Press, 2012.

Shorto, Russell. *Descartes' Bones. A Skeletal History of the Conflict Between Faith and Reason.* New York: Vintage, 2008.

Swisher, C. III, Garniss Curtis, and Roger Lewin. *How Two Geologists' Dramatic Discoveries Changed Our Understanding of the Evolutionary Path to Modern Humans.* New York: Scribner, 2000.

Trinkhaus, Erik, and Pat Shipman. *The Neanterthals: Changing the Image of Mankind.* New York: Knopf, 1993.

UC Museum of Paleontology. "Othneil Charles Marsh." Accessed September 22, 2019. https://ucmp.berkeley.edu/history/marsh.html

Von Koenigswald, Gustav. *Meeting Prehistoric Man.* Translated by Michael Bullock. New York: Harper, 1956.

Walker, Alan, and Pat Shipman. *The Wisdom of the Bones, in Search of Human Origins*. New York: Vintage, 1997.

Wesch, Michael. *The Art of Being Human: A Textbook for Cultural Anthropology*. Manhattan, KS: New Prairie Press, 2018.

Winchester, Simon. *Skulls. An Exploration of Alan Dudley's Curious Collection*. New York: Black Dog and Leventhal, 2012.

Zupancich, Andrea, Stella Nunziante-Cesaro, Ruth Blasco, Jordi Rosell, Emanuella Cristiani, Flava Vendetti, Cristina Lemorini, Ran Barkai, and Avi Gopher. "Early Evidence of Stone Tool Use in Bone Working Activities at Qesem Cave, Israel." *Scientific Reports* 6, no. 37686 (2016): 1-7.

第 13 章　骨头生意

Barnett, LeRoy. "How Buffalo Bones Became Big Business." *North Dakota History* 39, no. 1 (1972): 20-24.

Ewers, John C. "Hair Pipes in Plains Indian Adornment: A Study in Indian and White Ingenuity." *Bulletin/Smithsonian Institution, Bureau of American Ethnology* no. 164. Anthropological Papers no. 50 (1957): 29-85.

Frugoni, Chiara. *Books, Banks, Buttons, and Other Inventions from the Middle Ages*. New York: Columbia University Press, 2003.

Lessem, Don. "Don't Believe the Anti-Government Tale Spun by This New Dinosaur Documentary." Slate. Accessed September 23, 2019. https://slate. com/culture/2014/08/dinosaur-13-review-movie-about-peter-larson-spins-a-bogus-tale.html

"Minot North Dakota and the Buffalo Bone Trade." *North Dakota History* 39, no.1 (1972): 23-42.

Mould, Quita, Ian Carliske, and Esther Cameron. *Craft, Industry and Everyday Life: Leather and Leatherworking in Anglo-Scandinavian and Medieval York*. Micklegate, UK: York Archaeological Trust, 2004.

Rare Historical Photos. "Bison Skulls to Be Used for Fertilizer, 1870." Accessed September 25, 2019. https://rarehistoricalphotos. com/bison-skulls-pile-used-fertilizer-1870/

Ritche, Carson. *Bone and Horn Carving, A Pictorial History*. South Brunswick, NJ: A. S. Barnes, 1975.

Smith, Stacy Vanek, host. "Planet Money, Episode 660: The T- Rex in My Backyard." NPR. Accessed September 23, 2019. https://www.npr.org/sections/money/2015/10/30/453257199/the-t-rex-in-my-backyard

Tomasi, Michele. *La Botegga degli Embriachi.* Florence, Italy: The National Museum of the Bargello, 2001.

Williamson, Paul. *Medieval Ivory Carvings: 1200-1550.* London: V & A Publishing, 2014.

第 14 章　家用之骨

Bahn, Paul, ed. *The Archaeology Detectives.* Pleasantville, NY: Reader's Digest, 2001.

Bandi, Hans-Georg. "A Yupiget (St. Lawrence Island Yupik) Figurine as a Historical Record." *Alaska Journal Anthropology* 4, no. 1-2 (2006): 148-54.

Bunn, Henry, and Alia Gurtov. "Prey Mortality Profiles Indicate That Early Pleistocene Homo at Olduvai Was an Ambush Predator." *Quaternary International* 322-323 (2014): 44-53.

Corbett, Debra. "Two Chiefs' Houses from the Western Aleutian Islands." *Arctic Anthropology* 48, no. 2 (2011): 3-16.

Dawson, Peter. "Interpreting Variability in Thule Inuit Architecture: A Case Study from the Canadian High Arctic." *American Antiquity* 66, no. 3 (2001): 453-70.

Dominy, Nathaniel, Samuel Mills, Christopher Yakacki, Paul Roscoe, and Dana Carpenter. "New Guinea Bone Daggers Were Engineered to Preserve Social Prestige." *Royal Society Open Science* 5, no. 172067 (2018): 1-12.

Ferraro, Joseph, Thomas Plummer, Briana Pobiner, James Oliver, Laura Bishop, David Braun, Peter Ditchfield, et al. "Earliest Archaeological Evidence of Persistent Hominin Carnivory." *PLoS One* 8, no. 4 (2013): e62174, 1-10.

Geggel, Laura. "Iron Age People in Scotland Really Knew How to Party, Ancient Trash Heap Reveals." Live Science. Accessed September 23, 2019. https://www.livescience.com/62138-iron-age-meat-feast-with-jewelry.html

Hirst, Kris. "Arctic Architecture—Paleo-Eskimo and Neo-Eskimo

Houses." Accessed September 23, 2019. https://www.thoughtco.com/paleo-and-neo-eskimo-houses-169871? utm_source=pinterest&utm_medium=social&utm_campaign=mobilesharebutton2

Hirst, Kris. "Midden: An Archaeological Garbage Dump." Accessed September 23, 2019. https://www.thoughtco.com/midden-an-archaeological-garbage-dump-171806

Jeater, Meriel. "How Did Medieval Londoners Celebrate Christmas?" Museum of London. Accessed September 23, 2019. https://www.museumoflondon.org.uk/discover/how-did-medieval-londoners-celebrate-christmas

Jones, Fancesca, Lauren Gilmour, and Martin Henig. *Treasures of Oxfordshire*. Oxford, UK: Friends of Archives, Museums and Oxfordshire Studies, 2004.

Klopfer, J. E. "The Nutmeg Grater: A Kitchen Collectible, and So Much More." *Journal of Antiques and Collectibles*. Accessed September 23, 2019. http://journalofantiques.com/features/nutmeg-grater-kitchen-collectible-much/

Lowe, Stephanie. "The World's Oldest Building: The Fossil Cabin at Como Bluff." Accessed September 23, 2019. https://www.wyohistory.org/encyclopedia/fossil-cabin

MacGregor, Arthur. *Bone, Antler, Ivory and Horn. The Technology of Skeletal Materials Since the Roman Period*. New York: Routledge, 2015.

MacGregor, Elizabeth. *Craft, Industry and Everyday Life: Bone, Antler, Ivory and Horn from Anglo-Scandinavian and Medieval York*. Micklegate, UK: Council for British Archaeology, 1999.

Magnusson, Halldor. "Cannon Bones: The Dark Age Boneworker's Best Source." Halldor the Viking. Accessed September 23, 2019. https://halldorviking.wordpress.com/2013/04/03/cannon-bones-the-dark-age-boneworkers-best-resource/

McLagan, Jennifer. *Bones. Recipes, History, and Lore*. New York: William Morrow, 2005.

Nelson, Edward. *The Eskimo about Bering Strait*. Washington, DC: Government Printing Office, 1900.

North, S. N. Dexter. "The Development of American Industries since Columbus. V. The Manufacture of Wool." *Popular Science Monthly* 39 (May-October 1891): 176-95.

Office of the State Archaeologist. "Bone Tools." University of Iowa. Accessed September 23, 2019. https://archaeology. uiowa. edu/bone-tools-0

Rhodes, Michael. "A Pair of Fifteenth-Century Spectacle Frames from the City of London." *Antiquaries Journal* 62, no. 1 (1982): 57-73.

Roberts, Phil. "The Builder of the 'World's Oldest Cabin.' " University of Wyoming. Accessed September 23, 2019. https://web.archive.org/web/20090427155026/http://uwacadweb. uwyo. edu/ROBERTSHISTORY/worlds_oldest_cabin_fossil.htm

Schwatka, Frederick. "The Igloo of the Inuit.—III." *Science* 2, no. 30 (1883): 259-62.

第 15 章　娱情之骨

Gardner, Jane. *Henry Moore. From Bones and Stones to Sketches and Sculptures.* New York: Four Winds Press, 1993.

Gray, Henry. *Anatomy of the Human Body.* 20th ed. Edited by Warren Lewis. Philadelphia: Lea and Febiger, 1918.

Henry Moore Foundation. "Biography." Accessed September 25, 2019. https://www.henry-moore.org/about-henry-moore/biography

Jansen, Jan, and Wouter van Gestel. "Cleaning Skulls and Skeletons by Maceration." Accessed September 23, 2019. https://skullsite.com/skull-cleaning-tutorial/

Mortensen, Jenna. "Astragaloi: Greco-Roman Dice Oracles." Accessed September 23, 2019. https://ladyofbones. files. wordpress. com/2013/06/astragaloi-handout.pdf

Museum of London. "Bone Skates: 12th Century." Accessed December 2, 2019. https://www.museumoflondonprints.com/image/61275/bone-skates-12th-century

Neves, Rogerio, Gregory Saggers, and Ernest Manders. "Lizard's Leg and Howlet's Wing: Laboratory Preparation of Skeletal Specimens." *Plastic and Reconstructive Surgery* 96, no. 4 (1995): 992-94.

Ritche, Carson. *Bone and Horn Carving, A Pictorial History.* South

Brunswick, NJ: A. S. Barnes, 1975.

Scott, Heather. "Understanding Bow Tip Plates." Strings. Accessed September 23, 2019. http://stringsmagazine.com/understanding-bow-tip-plates/

Spitzers, Thomas. "Die Konstanzer Paternosterleisten—Analyse zur Technik und Wirtschaft im spätmittelalterlichen Handwerk der Knochenperlenbohrer." *Findings from Baden-Württemberg* 33 (2013): 661-940.

Verrill, A. Hyatt. *The Real Story of the Whaler: Whaling, Past and Present.* New York: Appleton, 1923.

第 16 章 “露骨”的未来

Cunningham, John, Imran Rahman, Stephan Lautenschlaager, Emily Rayfield, and Philip Donoghue. "A Virtual World of Paleontology." *Trends in Ecology and Evolution* 29, no. 6 (2014): 347-57.

Fages, Antoine, Kristian Hanghøj, Naveet Khan, Charleen Gaunitz, Andaine Seguin-Orlando, Micheela Leonardi, Christian Constanz, et al. "Tracking Five Millennia of Horse Management with Extensive Ancient Genome Time Series." *Cell* 177, no. 6 (2019): 1419-35. e31.

Geggel, Laura. "Mammoth DNA Briefly 'Woke Up' Inside Mouse Eggs. But Cloning Mammoths Is Still a Pipe Dream." Live Science. Accessed September 26, 2019. https://www.livescience.com/64998-mammoth-cells-inserted-in-mouse-eggs.html

Hanson, Joe. "700,000-Year-Old Horse Genome Shatters Record for Sequencing of Ancient DNA." Wired. Accessed September 26, 2019. https://www .wired.com/2013/06/ancient-horse-genome/

Haslam, Michael, ed. *Archaeological Science under a Microscope: Studies in Ancient Residue and Ancient DNA Analysis in Honour of Thomas H. Loy.* Canberra: ANU Press, 2009.

Heintzman, Peter, Grant Zazula, Ross MacPhee, Eric Scott, James Cahill, Brianna McHorse, Joshua Kapp, et al. "A New Genus of Horse from Pleistocene North America." *eLife* 6 (2017): e29944.

Henke, Winfried, and Ian Tattersall. *Handbook of Paleoanthropology.* Berlin: Springer-Verlag, 2007.

Leake, Jonathan: "Science Close to Creating A Mammoth." The

Times. Accessed September 26, 2019. https://www.thetimes.co.uk/article/science-close-to-creating-a-mammoth-z8zlvbgr9fl

Plotnick, Roy. "Beyond the Hammer and Whisk Broom: The Technology of Paleontology." Accessed September 23, 2019. https://medium.com/@plotnick/beyond-the-hammer-and-whisk-broom-the-technology-of-paleontology-c81088e2164d

Presslee, Samantha, Graham J. Slater, François Pujos, Analía M. Forasiepi, Roman Fischer, Kelly Molloy, Meaghan Mackie, et al. "Palaeoproteomics Resolves Sloth Relationships." *Nature Ecology and Evolution* 3, no. 7 (2019): 1121-30.

Yamagata, Kazuo, Kouhei Nagai, Hiroshi Miyamoto, Masayuki Anzai, Hiromi Kato, Key Miyamoto, Satoshi Kurosaka, et al. "Signs of Biological Activities of 28,000-Year-Old Mammoth Nuclei in Mouse Oocytes Visualized by Live-cell Imaging." *Scientific Reports* 9, no. 4050 (2019): 1-12.

图书在版编目(CIP)数据

识骨:隐秘与露骨的人体传奇 / (美)罗伊·米尔斯(Roy Meals)著; 钟与氏译. —重庆:重庆大学出版社, 2023.8

(认识你自己)

书名原文:Bones:Inside and Out

ISBN 978-7-5689-3918-8

Ⅰ.①识… Ⅱ.①罗… ②钟… Ⅲ.①骨-普及读物 Ⅳ.①R322.7-49

中国国家版本馆 CIP 数据核字(2023)第 093460 号

识骨:隐秘与露骨的人体传奇

SHIGU:YINMI YU LUGU DE RENTI CHUANQI

[美]罗伊·米尔斯　著

钟与氏　译

策划编辑: 姚　颖

责任编辑: 姚　颖　　书籍设计: Moo Design

责任校对: 刘志刚　　责任印刷: 张　策

重庆大学出版社出版发行

出版人: 饶帮华

社址: (401331) 重庆市沙坪坝区大学城西路 21 号

网址: http: //www.cqup.com.cn

印刷: 天津图文方嘉印刷有限公司

开本: 787mm×1092mm　1/32　印张: 11.125　字数: 206 千

2023 年 8 月第 1 版　　2023 年 8 月第 1 次印刷

ISBN 978-7-5689-3918-8　定价: 59.00 元

版贸核渝字（2021）第 074 号